SECOND EDITION

근력강화를 위한 세라밴드 운동법

STRENGTH BAND TRAINING

SECOND EDITION

근력강화를 위한 세라밴드 운동법

STRENGTH BAND TRAINING

Phil Page, Todd Ellenbecker 지음

이제훈 · 강　준 옮김

한상완 · 박일봉 감수

대성의학사

역자 서문

전문적인 운동선수들과 레크레이션 운동을 하는 사람들은 훈련이 거듭되거나 경기 시간이 길어질수록 부상의 위험에 더 자주 노출됩니다. 부상이 발생하였을 경우에도 올바른 치료를 받으면 재발의 우려 없이 운동에 복귀할 수 있습니다. 부상을 예방하거나 회복하기 위하여 근력을 보강하고 운동기능을 정상화하는 방법 중 가장 효과적인 방법이 운동치료와 재활훈련입니다. 특히 이 책에서 소개하는 세라밴드를 이용한 탄력 저항운동은 그 목적에 가장 걸맞은 운동이며 여러 장점을 보유하고 있습니다. 기구를 활용하는 대부분의 운동에서는 나이와 성별, 몸무게에 따라 매번 무게와 장비위치를 조절해야 하는 불편이 있습니다. 하지만 이 세라밴드는 그러한 수고를 필요로 하지 않으며 간편하고 저렴한 운동기구입니다.

그래서 많은 엘리트 스포츠선수들이 세라밴드를 늘 가방에 넣어 가지고 다니며, 여러 나라의 국제대회에 참가하면서 숙소나 경기장에서 보강훈련과 재활훈련을 할 때 손쉽게 사용합니다. 그런데 탄력저항 밴드 운동법을 정확하게 수행하지 못하는 일부 선수들의 경우를 보기도 하는데, 그때마다 "좀 더 정확하게 사용하면 훨씬 큰 효과를 낼 수 있을 텐데" 하는 아쉬움이 있었습니다.

『근력강화를 위한 세라밴드 운동법』의 저자 Pill Page, Told S. Ellenbecker는 이 책에서 탄력적 저항 트레이닝의 기초와 스트레칭 운동법, 안정성 · 근력 · 파워를 위한 탄력적 저항 트레이닝을 소개합니다. 근육과 관절별 운동법, 전신 운동, 파워와 스피드 운동뿐 아니라 각종 스포츠에 맞춰진 프로그램을 진행할 수 있도록 자세히 설명합니다.

이 책은 병원에서 환자를 보는 치료사와 전문 운동선수를 관리하는 트레이너, 운동센터에서 운동을 지도하는 운동지도자 등 여러 분야에서 운동을 통하여 건강을 증진시키는 사람들에게 쉽고 자세한 탄력 저항운동 방법을 안내하는 좋은 교재가 될 것입니다. 운동선수나 레크레이션 스포츠인뿐만 아니라 학생들에게도 올바른 운동방법을 습득하여 부상을 예방하고 적절한 재활훈련을 할 수 있도록 해주는 최고의 가이드가 될 것입니다.

2014. 5.

대한체육회 태릉선수촌 물리치료 실장 이제훈

역자 서문

일반인이든 운동선수든 대부분 사람들은 목적에 맞게 근력강화 운동을 해야 한다는 사실을 잘 알고 있다. 다이어트를 하거나 몸짱이 되거나 건강을 위해서, 또는 선수라면 좋은 경기력을 보여주기 위해서 목적별 근력강화 운동을 한다. 또한 인체는 3차원적인 입체이다. 앞뒤(전두면), 좌우(측면), 회전(수평면)으로 나뉘어 움직임을 진행한다. 그러므로 운동 역시 3차원적인 움직임을 통한 운동을 해야 기능적이며, 다양한 운동 수행능력이 좋아진다.

하지만 잘못된 방식과 종류의 운동을 함으로써 효과를 제대로 얻지 못하는 경우는 물론이고 부상을 입거나 좌절감을 겪기도 한다. 더욱이 웨이트트레이닝에 지나치게 치중하는 경향이 있다. 아직도 덤벨 들기, 앉았다 일어나기, 머신운동 같은 운동들만 진행하고 있다. 각자 체형과 체질, 체력 등 많은 부분을 고려하지 않고 운동을 진행하는 것이다. 이는 아직도 근육의 크기에만 관심이 많고 기능적인 인체에는 관심이 없기 때문이다. 이처럼 한쪽 면에 대한 운동이 과해지면 많은 문제가 발생한다. 따라서 운동의 핵심은 "올바른 체형, 움직임을 이해하고 정확한 방법으로 개인별 강도에 맞게 해야 한다"는 것이다.

미국스포츠의학대학(ACSM)과 미국보건복지부는 주요 근육군 전부를 사용하는 근력강화 운동을 최소한 일주일에 이틀 정도는 시행할 것을 권장한다. 하지만 우리 현실을 한번 들여다보자. 늘 시간에 쫓기며 살아가고 있지 않은가. 그래서 운동을 해야겠다는 생각은 가지고 있지만 '바빠서 못 한다' 는 핑계를 입에 달고 산다. 어렵게 시작한 사람조차 몇 달 지속하지 못하고 어느 틈에 슬그머니 그만두고 만다. 역시나 바빠서 그렇다는 핑계를 대면서.

미국스포츠의학회(NASM)의 조사 결과를 보면 성인의 신체활동 수준은 30분 이상 활동하는 인구비율 46%, 전혀 활동을 하지 않는 비율 25%, 10분 이하로 활동하는 비율 10%라고 한다. 그만큼 미국인의 신체활동 수준이 낮다는 얘기다. 대한민국이라고 이보다 나을 건 없다. 웰빙, 건강이 사회적 이슈가 되기에 운동을 하려고는 하지만 헬스클럽에 등록하거나 야외에서 걷기 정도의 수준으로 운동을 한다. 혼자서 하는 운동을 하기 때문에 재미도 떨어지고, 정확한 방법이 아니기에 부상을 입기도 쉽다.

미국에서는 65세 이상 사람들의 80%는 적어도 하나의 만성질환 요건을 가지고 있고, 50%는 적어도 두 개를 가지고 있다고 한다. NASM에 따르면 성인의 80%가 요통을 경험하고 있으며, 약 70%가 무릎손상을, 약 21% 어깨손상을 가지고 있다고 한다.

우리나라 사람들도 편안한 생활과 식습관, 잘못된 자세, 생활습관으로 만성질환은 물론 근육의 기능장애와 손상이 늘어나고 있는 추세이다.

현재 현장에서 근무를 하고 있는 나 또한 많은 회원들에게 움직임 기능장애가 있다는 것을 느끼고 있다. 교정운동을 통하여 많은 부분이 개선되지만 그중에서도 세라밴드를 이용하여 하는 운동을 주로 하고 있다. 세라밴드 운동은 일상생활에서도 실천할 수 있으며, 강도 조절도 가능하며 쉽게 접할 수 있기에 남녀노소 구분 없이 누구나 할 수 있다.

저자 Pill Page, Told S. Ellenbecker는 이 책에서 세라밴드를 이용한 다양한 운동방법을 제시하고 있다. 제Ⅰ부에서는 탄력적 저항 트레이닝의 기초와 스트레칭 운동을 설명하고 제Ⅱ부에서는 안정성, 근력, 파워를 위한 탄력적 저항 트레이닝을 제시하였으며 제Ⅲ부에서는 기능적, 스포츠 등에 맞춰진 프로그램을 설정하여 진행할 수 있게 하였다. 그 외에도 운동을 하면서 알아야 할 것들을 자세히 소개하였다. 스트레칭부터 근육 · 관절별 운동법, 전신 운동, 파워&스피드 운동까지 알기 쉽게 설명하였다.

실제 현장에서, 그리고 일반인들이 정확한 운동법으로 보다 높은 운동 효과를 얻을 수 있도록 많은 부분에서 세심한 배려를 하였다는 점이 느껴진다. Pill Page와 Told S. Ellenbecker는 인체의 움직임을 자세히 알리고, 어디서든 손쉽게 활용할 수 있는 세라밴드 운동법을 소개함으로써 책을 읽는 모두가 건강한 삶을 살 수 있도록 안내한다. 현장의 치료사, 운동지도자 등에게 좀 더 구체적인 운동법을 제시하기 위해 꼼꼼히 노력한 점도 많이 보인다.

이 책을 읽고 나면 당신은 세라밴드뿐만 아니라 다른 도구를 통해서도 응용할 수 있으며, 어떤 강도와 단계로 어떻게 운동을 할 것인지에 대한 운동계획을 세울 수 있다. 대한민국의 모든 분들이 이 책을 통하여 신체의 움직임을 제대로 알고, 이를 토대로 부상 없고 건강한 운동을 생활화할 수 있기를 기대한다.

『근력강화를 위한 세라밴드 운동법』의 번역 작업을 진행하면서 다시 한 번 공부를 하게 되었다. 부족한 나에게 이런 기회가 닿았다는 점을 영광으로 생각하며 대성의학사 관계자분들에게 감사의 마음을 전한다.

2014. 5.

다듬체 퍼스널트레이닝 스튜디오 CEO 강 준

감수의 글

현대의 많은 대사질환과 근골격 질환들이 운동부족에 의해 발생하며, 이러한 질환들, 특히 근골격계 질환은 운동을 통해 치료되고 있습니다. 현재 세계 의학은 비침습적이고 비약물적인 보존적 치료 방식에 더욱 큰 비중을 두는 추세입니다. 이러한 보존적 치료 방법 중에서 질환의 치료뿐만 아니라 예방적인 차원에서도 큰 도움을 줄 수 있는 방법이 재활운동입니다. 그리고 재활운동 방법 중에서도 탄력저항 밴드 운동은 이동성이 좋고 저렴할 뿐 아니라 편리하고 효율적인 방법으로 운동을 실시할 수 있습니다. 좌식생활을 하는 어르신부터 어린이, 스포츠 동호인, 엘리트 선수들까지 연령과 운동 종목에 상관없이 탄력저항 밴드 운동을 실시할 수 있습니다.

이 책은 전체 Ⅲ부로 구성되어 있습니다. Ⅰ부에서는 탄력밴드에 대한 이론적 내용과 스트레칭에 대한 내용을 안내하고, Ⅱ부에서는 안정성 · 근력 · 파워에 대한 운동 방법을 자세하게 설명하며, Ⅲ부에서는 탄력밴드의 가장 큰 장점인 기능적 운동 방법 프로그램을 제시합니다. 이론적 내용과 사진을 곁들여서 매우 알기 쉽게 소개하여 임상 실무에 곧바로 적용할 수 있도록 하였습니다. 재활운동 분야에 관심을 가지고 있는 분들에게 추천하는 바입니다.

2014. 5.

광주보건대학교 물리치료학과 교수 한상완

저항운동이라 하면 대부분 사람은 헬스클럽이나 휘트니스센터에서 흔히 접하게 되는 커다란 기구들을 떠올립니다. 덤벨이나 바벨 같은 중량기구들도 그중 하나겠지요. 그런데 이러한 운동기구들은 설치된 장소 외에서 운동을 실시하기에는 한계가 있습니다. 또한 잘못 조작했다가 다치는 이들도 종종 볼 수 있습니다.

탄성밴드는 여러 분야에서 다양한 형태로 실시되고 있는, 대표적인 저항 및 컨디셔닝을 위한 트레이닝 도구입니다. 스포츠 현장에서는 선수 트레이닝에 사용되고 있으며 병원의 물리치료실이나 재활치료실에서는 재활운동의 한 도구로 사용되고 있습니다. 이러한 탄성밴드는 남녀노소 누구나 쉽게 그 강도를 적용할 수 있다는 장점이 있습니다. 그리고 이동성 또한 탁월하여 일반인들이 언제 어디서든 사용할 수 있는 운동도구로서 전혀 손색이 없습니다.

이처럼 쉽고 간편하게 활용할 수 있다는 점을 곡해하여, 탄성밴드가 일반적인 헬스기구에 비해 운동효과가 떨어진다고 생각하는 사람들이 간혹 있습니다. 하지만 탄성밴드 트레이닝을 제대로 이해한다면 이것이 얼마나 큰 오해인지를 곧 알게 됩니다. 보디빌딩을 전문적으로 실시하는 선수들을 제외하고 일반인들의 저항운동에서는, 중량을 이용한 다른 운동과 탄성밴드 운동이 운동효과와 관련된 다양한 부분에서 유의한 차이가 없음을 많은 연구결과에서 보고하고 있습니다. 오히려 재활운동에 있어서는 탄성밴드 운동이 더욱 안전하면서도 적용하기 쉬운 저항운동으로 소개되고 있습니다.

본서는 탄성밴드 이용에 관하여 이제껏 소개된 책들 중 가장 디테일하면서도 다양한 현장에서 바로 적용할 수 있도록 잘 설명된 책입니다. 마치 백과사전 또는 바이블과 같은 책이라고 생각됩니다. 누구나 쉽게 이해할 수 있도록 운동방법이 사진으로 표현되어 있으며 운동효과와 관련된 설명 또한 간단하면서도 명료하게 제시되어 있습니다. 남녀노소 누구나 자신의 목적에 맞게 체력을 향상시킴은 물론 다이어트 및 재활운동에도 쉽게 적용할 수 있는 장점을 가지고 있습니다.

이 책으로 다양한 현장에서 많은 효과를 거둘 수 있기를 기대해봅니다.

2014년 5월

박일봉 박사(NASM-CPT, CES, PES, PT, Ph.D)

머리말

근력강화 트레이닝은 완벽한 운동 프로그램의 한 가지 중대한 요소이다. 사실, 미국 스포츠의학대학(ACSM)과 미국 보건복지부는 주요 근육군 전부를 사용하는, 근육 근력강화 운동을 최소한 일주일에 이틀 정도는 시행할 것을 권장한다. 탄력성 저항 밴드는 어떠한 운동에서든 저항 운동을 더해주는 값싸고, 편리하며 효율적인 방법을 제공한다. 좌식생활을 하는 사람들부터 엘리트 운동선수는 물론 어린이부터 노인들까지 연령에 상관없이 탄력적 저항 트레이닝(ERT)의 효과는 연구를 통해서 증명되었다.

탄력 저항은 피트니스 프로그램에서 100년이 넘게 사용되었고 최근에는 재활치료에서도 이용된다. 물리치료사들에 의해 치료실에서 그리고 가정 프로그램 모두를 위한 저항 트레이닝에서 가장 많이 사용되는 방식이다. 여러 목적에 사용될 수 있으므로 탄력 저항은 다양한 환자와 상황에 대하여 이상적이다. 최근의 연구에서 탄력 저항이 전통적인 등장성 저항의 결과에 유사한 결과를 제공함을 보여주었으며, 모든 사람이 사용하기에 이상적인 방법임이 밝혀졌다.

이 책은 『근력강화를 위한 세라밴드 운동법(Strength Band Training)』의 두 번째 판으로 새로운 사진들이 추가되었으며, 더 많은 운동 방법을 소개하였고 수행력 강화 단락도 개선하였다. 제I부는 힘 발생과 밴드의 일반적 사용과 같은 탄력적 저항 트레이닝의 기초를 다루는 장을 포함한다. 탄력적 저항을 이용한 스트레칭 운동(2장)도 소개된다.

제II부는 안정성, 근력 그리고 파워를 위한 탄력적 저항 밴드의 이용을 소개한다. 3장의 개별 관절 운동으로 시작해서 운동으로 가득한 여섯 장으로 이루어진다. 여기 소개하는 운동은 피트니스나 재활치료 등에서 단일한 관절 움직임을 위하여 사용될 수 있다. 이어서 부위별, 다중 관절 운동은 상체, 코어 그리고 하체(4~6장) 순으로 제공된다. 그리고 파워, 스피드, 민첩성(8장)을 위한 운동과 함께 보다 기능적인 움직임(7장)을 포함하는 전신 운동으로 갈무리한다.

탄력적 저항 트레이닝의 주된 이점과 적용법은 사실상 모든 트레이닝 움직임을 수행하기 위한 그리고 다양한 장소와 상황에서 그 움직임을 수행할 수 있는 능력이다. 이것은 피트니스, 재활치료 그리고 특정-스포츠 운동이 필요한 사람들에게 ERT를 하나의 이상적인 트레이닝 방법으로 만들어준다. 제III부는 피트니스와 스포츠 적용을 위한 샘플 프로그램 선택권을 제공한다.

9장에서 제시하는 프로그램은 정상적인 상황은 물론이고 시간이 없을 때 또는 표준적인 운동장비를 갖추기 어렵거나 불가능할 때도 사용될 수 있다. 상체, 코어, 하체 등 신체의 세 가지 주된 부위 각각에 대한 고도로 효율적인 ERT 서킷 프로그램의 긴(30분) 그리고 짧은(15분) 형태를 모두 제시하였다. 이것은 개별적인 목표와 상황에 가장 적합하도록 홀로 또는 다양한 조합에서 시행할 수 있다.

운동선수가 참여하는 스포츠에 맞춰 설계한 ERT 프로그램은 10장(회전의 스포츠), 11장(근력과 파워 스포츠) 그리고 12장(지구력 스포츠)에서 찾아볼 수 있다. 이 프로그램들에서는 기본 운동을 바탕으로 손상을 줄여주거나 최소화하는 한편 수행력을 강화시킬 스포츠 가상의 운동을 이용한다.

기본 운동은 두 가지 주된 이유에서 운동선수들에게 권장된다. 첫째 스포츠에서 반복적으로 또는 높은 빈도로 사용되는 선수의 근육들을 활성화시키며 발달시키기 위하여, 둘째 특정-스포츠 적응의 결과로서 개발되지 못한 근육들을 운동시켜 근육의 균형을 성취하기 위하여이다. 예를 들어, 런지 운동류가 하체 움직임 중 운동선수들에 의하여 사용되는 사두근, 둔부근 그리고 종아리 근육을 운동시키기 때문에 점프하거나 폭발적이고 강력한 방식에서 도약하는 선수들에게 적합할 것이다. 공을 때려내거나 던지기 위한 파워를 제공하는 외회전근들을 발달시키는 것이 아닌, 스포츠 참가자에 의하여 만들어지는 보다 강력한 내회전근들에서 적응에 대립작용을 하도록 균형과 안정성을 강화시키므로 견관절 외회전 운동은 회전의 스포츠 운동선수에게 적합하다.

탄력적 저항에 의하여 제공된 과부하와 함께 스포츠 가상의 움직임을 시행함은 그 스포츠 안에서 성공을 성취하도록 요구된 움직임을 수행하도록 신체를 특정적으로 훈련시킴과 함께, 특정한 스포츠 움직임 패턴들 중 사용되는 주요 근육들을 개발하도록 작용한다.

CONTENTS

운동 찾아보기

운동 종류	주된 영향을 받는 근육	주된 적용 스포츠	부착장비 필요성	관련 쪽
제3장				
옆으로 올리기	삼각근	농구, 미식축구, 하키	없음	32
앞으로 올리기	삼각근	농구, 미식축구, 하키	없음	33
스캡션	회선근개, 삼각근	모든 스포츠	없음	34
0도에서 견관절 내회전	회선근개	야구, 골프, 소프트볼, 수영, 테니스 배구	있음	35
0도에서 견관절 외회전	회선근개	야구, 골프, 소프트볼, 수영, 테니스 배구	있음	36
전거근 펀치	전거근	야구, 골프, 소프트볼, 수영, 테니스 배구	있음	37
이두근 컬	이두근	모든 스포츠	없음	38
주관절 신전	삼두근	모든 스포츠	있음	39
손목의 굴전	손목 굴전근	야구, 골프, 소프트볼, 테니스, 배구	없음	40
손목의 신전	손목 신전근	야구, 골프, 소프트볼, 테니스, 배구	없음	41
전완의 회외	회외근, 이두근	야구, 골프, 소프트볼, 테니스, 배구	없음	42
전완의 회내	원회내근	야구, 골프, 소프트볼, 테니스, 배구	없음	43
척측 편위	전완 굴전근과 신전근	야구, 골프, 소프트볼, 테니스, 배구	없음	44
요측 편위	전완 굴전근과 신전근	야구, 골프, 소프트볼, 테니스, 배구	없음	45
고관절 내회전	고관절 회전근	모든 스포츠	있음	46
고관절 외회전	고관절 회전근	모든 스포츠	있음	47
고관절 굴전	장요근	모든 스포츠	있음	48
고관절 신전	대둔근	모든 스포츠	있음	49
고관절 외전	중둔근	모든 스포츠	있음	50
고관절 내전	고관절 내전근	모든 스포츠	있음	51
슬관절 굴전	슬괵근	모든 스포츠	있음	52
슬관절 신전	사두근	모든 스포츠	있음	53
최종부위 슬관절 신전	사두근, 내측광근	모든 스포츠	있음	54
족배 굴전	전경근	모든 스포츠	없음	55
족척 굴전	비복근과 가자미근	모든 스포츠	없음	56
내반	후경근	모든 스포츠	없음	57
외반	비골근	모든 스포츠	없음	58
제4장				
가슴 프레스	대흉근, 전방 삼각근	야구, 미식축구, 하키	있음	61
가슴 플라이	대흉근, 전방 삼각근	야구, 미식축구, 하키	있음	62
팔굽혀펴기	흉근, 삼두근	야구, 미식축구, 하키	없음	63
앙와위 풀오버	흉근, 광배근	야구, 미식축구, 하키	있음	64

운동 종류	주된 영향을 받는 근육	주된 적용 스포츠	부착장비 필요성	관련 쪽
네발기기 고정운동	요추 고정근	모든 스포츠		95
앙와위 고정운동	요추 고정근	모든 스포츠		96
제6장				
고관절 들기	장요근	농구, 미식축구, 하키, 축구		99
브리지	대둔근	농구, 미식축구, 하키, 축구		100
편측 브리지	대둔근	농구, 미식축구, 하키, 축구		101
고관절 신전(망아지 뒷차기)	대둔근	농구, 미식축구, 하키, 축구		102
측와위 고관절 들기	중둔근	모든 스포츠		103
클램	고관절 회전근	모든 스포츠		104
역 클램	고관절 회전근	모든 스포츠		105
굿모닝	대둔근, 슬괵근	농구, 미식축구, 하키, 축구		106
막힌 체인의 고관절 회전	고관절 회전근, 대둔근, 족관절 고정근	모든 스포츠		107
런지	대둔근, 사두근	모든 스포츠		108
옆으로 런지	중둔근, 대둔근, 사두근	모든 스포츠		109
쪼그리기	대둔근, 사두근	모든 스포츠		110
바벨 쪼그리기	대둔근, 사두근	농구, 미식축구, 하키, 축구		111
한발 쪼그리기	대둔근, 사두근, 족관절 고정근	모든 스포츠		112
몬스터 걷기	중둔근, 대둔근, 사두근	모든 스포츠		113
쪼그리고 걷기	중둔근, 대둔근, 사두근	모든 스포츠		114
레그 프레스	대둔근, 사두근	모든 스포츠		115
선 자세에서 다리 당기기	슬괵근, 대둔근	농구, 미식축구, 하키, 축구		116
세라밴드 킥	대둔근, 중둔근, 장요근, 사두근, 족관절 고정근	모든 스포츠		117
제7장				
대각선 굴전과 함께 쪼그리기	삼각근, 요추 고정근, 사두근	모든 스포츠		120
대각선 굴전과 함께 런지	삼각근, 요추 고정근, 사두근	모든 스포츠		121
양측성 내리치기	전방 체간, 견관절	농구, 미식축구, 하키		122
양측성 들어 올리기	후방 체간근, 견관절	농구, 미식축구, 하키		123
사이드 브리지 자세에서 편측성 노젓기	능형근, 요방형근	야구, 소프트볼, 수영, 테니스, 배구		124
스텝 밀기	대흉근, 삼두근	농구, 미식축구, 하키		125
들기 흉내내기	대둔근, 사두근, 요추 고정근	농구, 미식축구, 하키		126
스텝 리프트	대둔근, 사두근, 요추 고정근	농구, 미식축구, 하키		127
스텝 인클라인 프레스	대흉근, 삼두근, 삼각근	농구, 미식축구, 하키		128
역방향 스텝 당기기	능형근, 광배근	농구, 미식축구, 하키		129

운동 종류	주된 영향을 받는 근육	주된 적용 스포츠	부착장비 필요성	관련 쪽
제자리뛰기 착지하기	사두근, 고관절 신전근, 중둔근, 코어 근육들	축구, 농구, 배구		155
아래로 뛰어내리기	사두근, 고관절 신전근, 중둔근, 코어 근육들	축구, 농구, 배구		156
옆으로 점프하기	하지 근육군, 코어 근육들	축구, 농구, 배구		157
저항 중 플리오메트릭 옆으로 점프 발판	사두근, 고관절 신전근, 비복근, 코어 근육들	축구, 농구, 배구		158
발판 점프	하지 근육군	축구, 농구, 배구		159
저항 중 옆으로 끌고 가기	하지 근육군, 코어 근육들	테니스, 농구, 축구, 미식축구		160
옆으로 걷기	중둔근, 사두근, 비복근, 코어 근육들	농구, 미식축구, 축구, 테니스		161
양쪽 옆으로 측방 민첩성	하지 근육군, 코어 근육들	테니스, 농구, 축구, 미식축구		162
저항 준 카리오카	하지 근육군, 코어 근육들	야구, 미식축구, 축구		163
옆으로 뛰기	하지 근육군, 코어 근육들	테니스, 농구, 축구, 미식축구		164
수비 흉내내기	모든 근육군	야구, 소프트볼		165
스케이팅 흉내내기	하지 근육군, 코어 근육들	하키		166
제10장				
배팅 흉내내기	체간 회전근, 둔부근, 사두근, 종아리 근	야구, 소프트볼		177
글러브 끼고 옆으로 런지	모든 근육군	야구, 소프트볼		177
공을 쥐고 던지기 흉내내기	모든 근육군	야구, 소프트볼		178
언더핸드 풍차 흉내내기	모든 근육군	소프트볼		178
라켓 잡고 직각 자세의 포핸드 저항 준 움직임	모든 근육군	테니스		181
라켓 잡고 회전	복사근, 코어 근육들	테니스		181
라켓 잡고 수평 외전(높은 백핸드)	후방 삼각근, 회선근개, 견갑골 근육들	테니스		182
서브 흉내내기	모든 근육군	배구		184
머리 위로 블로킹 흉내내기	모든 근육군	배구		184
범핑과 함께 몬스터 보행	모든 근육군	배구		185
클럽 잡고 골프 스윙 가속 동작	모든 근육군	골프		187
클럽 잡고 저항 준 테이크 백 골프 스윙	모든 근육군	골프		187
제11장				
세 지점 자세의 폭발적 출발	모든 근육군	미식축구		191
전신 신전	모든 근육군	미식축구		191
립 컬	모든 근육군	미식축구		192
스틱 잡고 스케이팅 걸음	모든 하지 근육군	하키		195
스틱 잡고 저항 준 미끄러짐과 걸음	고관절 외전근, 고관절 내전근	하키		195

운동 종류	주된 영향을 받는 근육	주된 적용 스포츠	부착장비 필요성	관련 쪽
스틱 잡고 저항 준 슬랩 샷 테이크 백	모든 근육군	하키		196
스틱 잡고 저항 준 슬랩 샷 폴로우-뜨로우	모든 근육군	하키		196
스틱 잡고 손목 샷	모든 근육군	하키		197
턱(Turk) 쪼그리기	고관절 신전근, 사두근, 종아리근육들	스키		199
벤치에서 균형 잡고 쪼그리기	모든 근육군	스키		199
양발 저항 준 쪼그리기	고관절 신전근, 사두근, 종아리 근육들	스키		200
농구공 잡고 스텝-미끄러짐	코어 근육들, 고관절 굴전근, 고관절 외전근, 사두근	농구		202
제12장				
축구공과 함께 고관절 외전	고관절 외전근, 굴전근	축구	없음	206
축구공과 함께 고관절 내전	코어 근육들, 고관절 내전근	축구	있음	206
축구공과 함께 대각선 킥	모든 근육군	축구	있음	207
조절된 공차기 안정동작	둔부근, 슬괵근	축구	있음	207
축구공과 함께 드로인 흉내내기와 머리 위 패스하기	견관절 신전근, 광배근, 코어 근육들, 고관절 굴전근	축구	있음	208

PART I

탄력적 저항
트레이닝의 기초사항

1

탄력적 저항을 통한 근력강화 트레이닝

탄력적 저항 운동(ERT)에 대한 비밀은 단순하다. 당신이 탄력 밴드를 늘이면, 저항은 증가한다. 이러한 저항은 근육에 근력을 강화시키도록 그리고 근육량을 증가시키도록 도와주는 일종의 점진적인 저항을 제공한다. 탄력적 저항 운동은 단일한 또는 다중의 관절을 동시에 운동하도록 허용하며, 그 운동을 보다 기능적이고 효율적이게 만든다. 통상적인 운동장비와 덤벨은 무게만큼의 중력을 이용하며(등장성 운동) 종종 그 장비에 대한 한 가지 특정한 운동으로 제한한다. 이에 비해 탄력적 저항은 중력에 의지하지 않으며, 그 저항은 사용하는 밴드나 튜브가 얼마나 늘어날 수 있는가에 달린다.

단일한 밴드나 튜브를 이용해서 수많은 운동이 시행될 수 있으며, 더 높은 저항을 나타내는 색깔의 밴드나 튜브로 바꿈으로써 저항을 증가시킬 수 있다. 밴드마다 색깔이 다른데, 이는 밴드의 두께를 나타낸다. 밴드가 두꺼워질수록 당연히 저항이 증가한다. 그림 1.1은 색깔별 밴드의 힘(파운드)를 나타낸 것이다. 노란색에서 검정색까지 단계별로 색상이 바뀔때에는 25%씩 균일하게 저항강도가 강해지며, 은색과 금색은 어드밴스적 활용범위로 40%씩 강도가 증가한다.

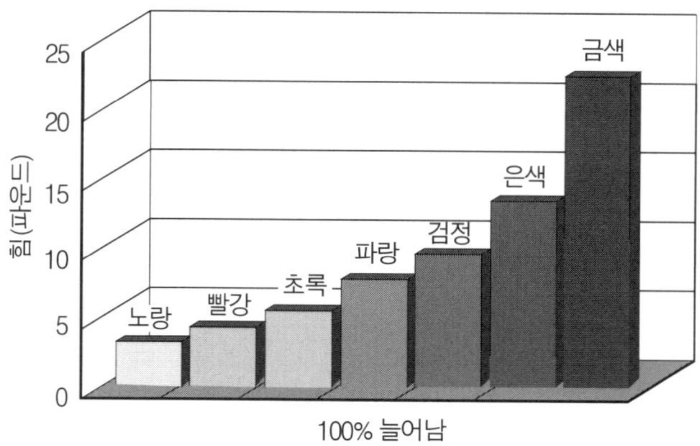

그림 1.1 100% 늘어났을 때 탄력적 밴드인 세라밴드의 힘

힘 발생

탄력적 밴드나 튜브에서 발생된 힘은 다음의 공식에 의해 결정된다: 힘 = 단면적×길어진 비율. 단면적은 당연히 탄력적 재질의 총합(폭×높이)인 반면, 길어진 비율은 안정길이로부터 길이의 변화율이 된다. 예를 들어, 당겨지지 않은 밴드(즉, 안정길이)의 3피트 길이가 최종적으로 6피트로 늘여진다면, 이것은 100퍼센트 길어진 것이다. 표 1.1은 길어짐의 다양한 비율에서 발생된 힘을 보여준다.

표 1.1 탄력 밴드인 세라밴드의 힘 발생

	100% 신장시 단계별 저항차	pounds 단위		kilograms 단위	
		100% 신장시	200% 신장시	100% 신장시	200% 신장시
노랑	–	3.0	4.3	1.3	2.0
빨강	25%	3.7	5.5	1.7	2.5
초록	25%	4.6	6.7	2.1	3.0
파랑	25%	5.8	8.6	2.6	3.9
검정	25%	7.3	10.2	3.3	4.6
은색	40%	10.2	15.3	4.6	6.9
금색	40%	14.2	21.3	6.5	9.5

Beginner → Advanced

**Represents trpical values. All products not available in all colors.*

자료: P. Page, A. Labbe, R. Topp의 "탄력 밴드인 세라밴드에서 임상적인 힘 발생"(2000), 정형외과와 스포츠 물리치료의 학술지 30(1): A47–48.

하나의 운동 밴드가 벤치프레스, 앉은 자세의 노젓기, 서서 노젓기, 광배근 하방 당기기, 레그 프레스, 슬관절 신전 또는 슬괵근 컬 등과 같은 운동과 함께 모든 주요 근육을 강화시키도록 이용될 수 있다. 탄력적 밴드는 아마도 회선근개와 장비골근(발의 회내동작에서 중요한 근육)과 같이 선택된(특정 근육의) 장비와 함께 활성화될 수 없는 특정한 근육들을 강화시키도록 이용될 수 있다. 추가로, 밴드들은 유연성이나 균형 운동을 수행하도록 사용될 수 있다. 표 1.2는 탄력성 저항과 등장성 저항을 비교한다.

표 1.2 등장성 저항과 탄력성 저항의 비교

특징	등장성 저항	탄력성 저항
저항의 근원	중력과 질량	신장률(%)
힘의 특징	직선적이며 일정함	직선적이며 상승적
근력발생 커브	종 모양	종 모양
움직임 패턴	고정됨	가변적

미국 스포츠의학대학(ACSM)에 따르면, 근력강화 트레이닝은 노인을 포함하는 모든 성인에 대한 모든 완벽한 운동 프로그램의 한 가지 중요한 부분이다. 2008년에, 미국 보건복지부는 전국적인 신체활동 지침서에 근력강화 트레이닝을 포함시켰으며, 성인들은 일주일에 이틀이나 그 이상 모든 주요 근육군의 중등도에서 고강도 근육-근력강화 활동을 시행할 것을 권고했다.

연구에서 ERT가 보다 값비싸고 덩치 큰 웨이트 트레이닝 장비들을 이용한 것만큼 근력에서 많은 이점을 제공한다는 것을 설명한다. Colado와 Tiplett에 의한 2008년의 연구에서는 10주에 걸친 동일한 강도에서 탄력적 운동과 장비 기반의 운동을 비교했다(좌식 생활의 중년 여성에게서 탄력 밴드 대 웨이트 장비를 이용한 단기 저항 운동 프로그램의 영향. J Strength Cond Res. 22(5): 1441-1448). 연구자들은 두 그룹 사이에서 아무런 의미 있는 차이를 발견하지 못했다: 탄력적 기반 및 장비 기반 그룹 모두 근력과 근육량이 상당하게 증가했다. 더욱이, 그 연구자들은 장비 기반 운동과 비교해서 탄력적 저항 운동이 훨씬 저렴하고 적은 트레이닝 공간을 차지하는 장점이 있음을 지적했다.

탄력적 저항과 함께 6주 정도 간단한 운동 프로그램을 시행했을 때에도 젊은 사람과 노인들 모두에서 근력을 10에서 30퍼센트 증가시킬 수 있었다. ERT의 부가적 이점은 근육양 증가, 체지방 감소 그리고 파워와 지구력 증가를 포함한다. 탄력적 저항을 활용한 하지의 근력강화 트레이닝은 균형, 보행, 가동성 개선을 도와주기도 한다.

탄력적 저항 트레이닝은 다양한 트레이닝 방법을 제공한다. 근력강화 트레이닝에 더해서, 탄력적 저항은 골프 스윙이나 야구의 던지기와 같은 특정 스포츠 동작 중 저항의 벡터를 만들어주므로 움직임 패턴을 다시 트레이닝하는 데도 사용된다. 또한 전신 운동을 통한 코어 근육 강화를 목표로 할 때 안정작용의 트레이닝을 위하여도 이용될 수 있다.

탄력적 밴드는 특히 벤치프레스나 쪼그리기 등과 짝을 이룰 때, 고도의 수행력 트레이닝을 위하여 등장성 저항과 조합되어왔다. 이론적으로, 탄력적 저항과 등장성 저항이 조합을 이루는 것은 그 초기 움직임에서 더 큰 가속을 제공하기 위한 중심성과 이심성 움직임 시기 모두를 보완하며, 아마도 파워를 강화시킬 것이다. 그렇지만 문헌상에서는 논란의 여지가 일부 있다; 일부 연구는 조합된 탄력적 그리고 등장성 저항에서 근력과 파워에서의 호전을 보고한 반면, 다른 연구는 그렇지 않았다. 그 이론을 확증하기 위해서는 더 많은 연구가 필요하다.

장점과 단점

근력강화 트레이닝의 모든 방법에서처럼, 탄력적 저항도 여러 장점과 단점을 보유한다. 자신의 트레이닝 전략으로 ERT를 병행하길 고려하는 운동선수는 반드시 이러한 문제를 주의 깊이 읽어야 한다.

장점

탄력적 저항의 최대 장점은 휴대성, 낮은 비용 그리고 다재다능함이다. 등장성 저항과는 다르게 탄력적 저항은 중력의 당김(자체 웨이트, 장비 그리고 도르레)보다는 밴드 내부의 긴장력에 의존한다. 등장성 저항 운동이 중력이 저항을 제공하는 움직임의 방향(중력에 대항하는 위로 올라가는 움직임과 같은)에서 제한되는 반면, 탄력적 저항은 운동을 위한 더 많은 움직임과 동작의 방향(옆으로 움직이는 것과 같은)을 제공한다. 이것은 선별된 장비와 비교할 때 신경근육의 조절력을 더 높은 수준으로 전해준다. 탄력적 저항은 우리에게 기립한 자세(장비에 앉아 있는 것보다)에서 다중의 관절과 평면들을 운동시킬 수 있도록 허용한다. 그러므로 동일한 장비 기반의 운동으로 더 많은 코어 근육 활성화를 가져온다. 또한 그 자세로는 하중을 갑작스럽게 움직이도록 탄력을 이용할 수 없기 때문에 탄력적 저항에서는 속임수를 쓰기가 훨씬 어려워진다. 도르레나 장비를 이용한 저항과는 반대로, 탄력적 저항은 움직임의 복귀 시기 중 자체적이고 보다 매끄러운 이심적 저항을 제공하며, 이에 따라 근육들의 항중력 기능을 자극하게 된다. 마지막으로, 탄력적 저항은 또한 훨씬 빠른 움직임과 플리오메트릭(plyometric) 운동을 허용하는 반면, 등장성 저항과 장비는 그렇지 못하다.

단점

탄력적 저항 트레이닝은 여러 장점을 보유한 한편, 몇 가지 단점도 보유한다. 불행스럽게도, 탄력성 밴드와 튜브는 가끔 끊어진다. 등장성 웨이트 장비들보다 더 쉽게 마모된다는 얘기다. 하지만 탄력적 저항 생산물의 제조기술이 발달함에 따라 밴드의 수명도 더 늘어났다. 밴드를 사용할 때는 잘 살펴보고 날카로운 물건은 반드시 피하도록 주의를 기울여야 한다. 밴드가 끊어져서 다치는 일이 발생하지 않도록 밴드가 단단하게 부착되었는지를 확인하라. 등장성 웨이트와 비교해서 탄력성 밴드는 저항의 특정한 양을 정량화하는 것 역시 어렵다. 예를 들어, 우리는 덤벨에서처럼 어떤 특정한 밴드가 저항의 어떤 특정한 양에 상당한다고 말할 수 없다; 각각의 밴드에 의하여 만들어진 힘은 밴드가 얼마나 늘여졌는가에 달린다.

대부분의 탄력성 밴드와 튜브는 일부 사람들에게 피부 접촉 면에서 발적이나 부종, 부푼 자국으로 표시되는 알러지를 야기할 수 있는 자연의 라텍스 고무를 함유한다. 라텍스에 민감한 사람들은 알러지 반응을 피하도록 반드시 라텍스 성분이 함유되지 않은 밴드나 튜브를 사용해야 한다. 이와 같은 몇 가지 단점이 있음에도 장점이 단점을 압도한다고 말하는 것은 타당할 것이다.

ERT가 기능적 트레이닝인가?

일부 사람들은 밴드의 증가하는 힘이 종 모양의 근육 근력강화 곡선에 반하고 있다는 것을 논쟁하며, 밴드를 이용한 트레이닝이 기능적이지 않음을 이야기했다. 이러한 논쟁의 요지는 근육이 적어도 최종범위까지 이르러야 그 밴드가 자체의 최대 힘에 도달한다는 것이다. 그렇지만 연구에서 탄력적 저항에 의하여 만들어진 근력 곡선은 사실 등장성 저항의 근력 곡선과 유사하다는 것을 보여주었다: 두 가지 모두는 종 모양의 곡선을 만든다(그림 1.2). 추가로, 탄력적 저항 운동은 전형적인 등장성 저항이 제공하듯이 움직임의 단일한 평면으로 제한되지 않는다. 탄력적 저항은 저항의 다중 평면을 제공한다. 전액면, 시상면 그리고 횡단면(전후방, 좌우측 그리고 중간에서 위쪽과 아래쪽)에서 저항을 제공하며, 개별화되거나 통합된 움직임 모두에 저항을 제공한다. 탄력적 저항은 가상의 던지기, 들기 또는 달리기 등과 같은 기능적인 동작의 전신, 다중 관절의 움직임을 복제하기에 특히 적합하다. 생체역학적 그리고 임상적 증거를 통해 볼 때 탄력적 저항은 기능적인 트레이닝에 대하여 분명히 이상적이다.

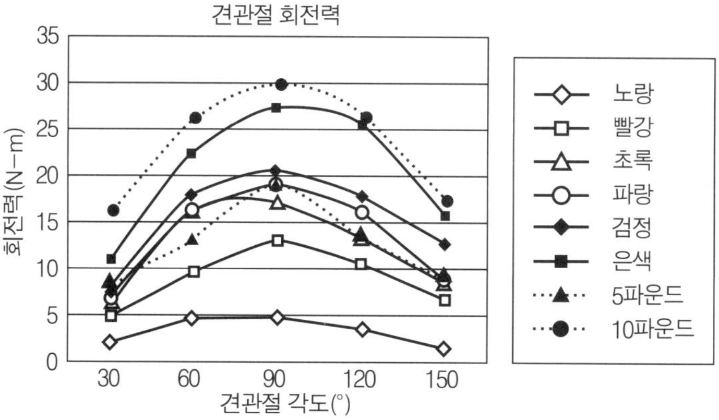

그림 1.2 등장성(덤벨) 및 탄력성 저항(다양한 색의 세라밴드)의 근력발생 커브

출처: 1999년 정형의학 & 스포츠 물리치료 학술지 29(7):413−420, C.J Hughes, K. Hurd, A. Jones, S. Sprigle의 "견관절 외전 운동 중 세라밴드 튜브의 저항 특성"에서 인용. JOSPT의 허가하에.

탄력적 저항 장치의 유형

탄력적 저항은 다양한 장치에서 이용될 수 있다. 탄력성 밴드는 가장 대중적인 유형이며, 종종 3에서 6인치 폭으로 감아서 공급된다. 탄력성 밴드 고리(그림 1.3)도 이용할 수 있다. 밴드 고리는 그 밴드를 함께 묶을 필요가 없이 운동을 편리하게 할 수 있도록 해준다. 이러한 고리는 다양한 두께와 길이로 나와 있으며 재활치료와 피트니스에서 이용된다. 손잡이가 달려 있거나 없는 운동 튜브 역시 이용할 수 있다. 손잡이가 달린 튜브는 그룹 피트니스 트레이닝에서 인기가 있다.

밴드와 튜브 간 차이는 거의 없다. 일반적으로, 같은 회사에서 만든 동일한 색깔의 밴드와 튜브는 길어짐의 비율에서 동일한 저항 수준을 나타내는 경향이 있다. 이것은 일반적으로 제조사들이 같은 색의 밴드와 튜브가 같은 양의 저항을 나타내도록 제조하기 때문이다. 그렇지만 저항 수준은 제조사마다 달라짐에 유념해야 한다. 생리학적으로 그리고 생체역학적으로, 저항 트레이닝의 자극이란 의미에서 밴드와 튜브 간에는 아무런 차이도 없다. 밴드와 튜브 중 어떤 것을 선택하는가는 개인적 선호도의 문제이다. 다만, 튜브는 상지 운동에서 선호되며, 밴드는 하지 운동에서 선호되는 성향이 있다.

밴드를 이용한 운동의 이점은 자신의 손으로 밴드를 간단하게 감아 잡거나 무언가로 묶어 고정시키는 것보다 자신의 몸에 밴드를 고정할 수 있다는 것이다(그림 1.4). 밴드에 손잡이를 부착하는 것을 선호하는 이들도 있다. 손으로 감아 잡을 때 튜브가 피부를 파고들거나 움직임 중 골성 부위를 벗어나 밀려가는 경우가 있기 때문이다. 운동 튜브에 손잡이를 달면 이러한 문제가 줄어들 것이다(그림 1.5). 비록 필수적이진 않지만, 밴드와 튜브에 대한 부속물과 부착물들이(10쪽 그림 1.6을 참조) 당신이 할 수 있는 운동의 가짓수를 증가시킬 수 있다. 탄력성 밴드에 어떤 부착물을 어떻게 부착시켰는가는 중요하지 않지만, 연결이 단단히 되었는지는 반드시 확인해야 한다. 그래야 밴드

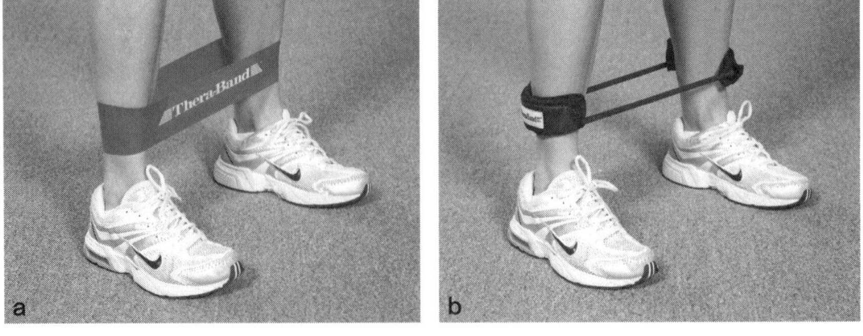

그림 1.3 세라밴드의 탄력성 고리

가 손상되거나 운동 중 다치는 일을 예방할 수 있다. 일반적으로 손잡이, 카라비너(등산할 때 사용하는 타원 또는 D자 형의 강철 고리), 문틀 고정기, 말단 스트렙 등이 권장된다. 튜브 운동을 할 때 손의 불편함을 덜어주기 때문이다. 가정에서 운동하는 사람은 문틀 고정기를 이용하는 경우가 많은데, 여러 위치에서 운동할 수 있도록 밴드 시작부를 이동시키기에 편리하기 때문이다.

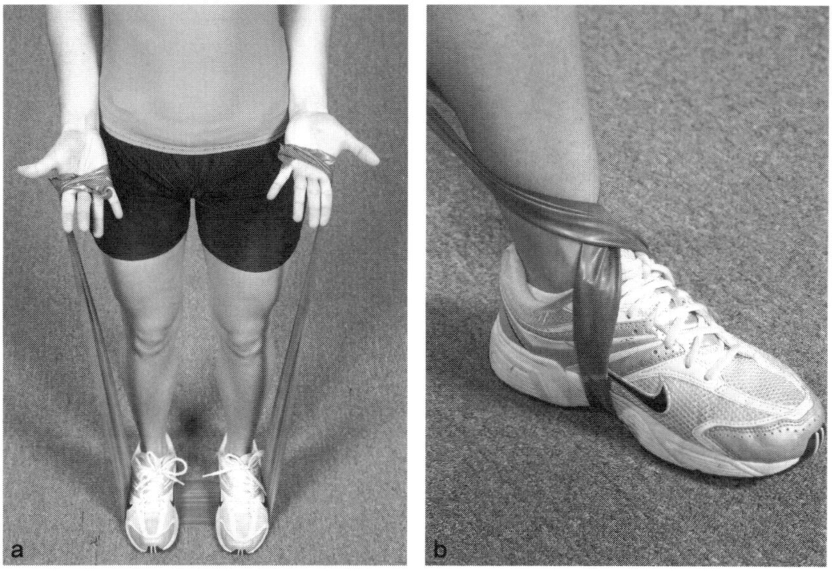

그림 1.4 세라밴드의 손 고정(a)과 발목 고정(b)

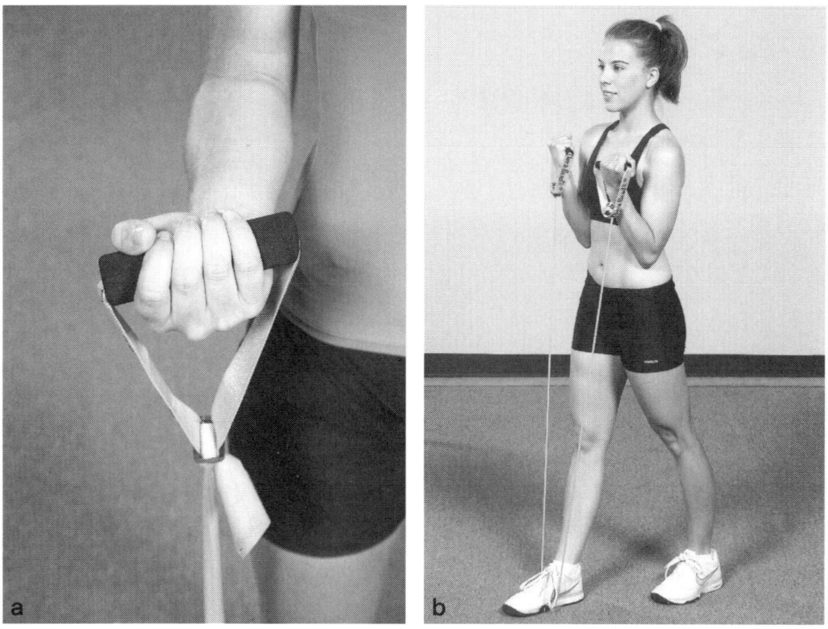

그림 1.5 세라밴드의 손잡이가 부착된 운동용 밴드(a)와 튜브(b)

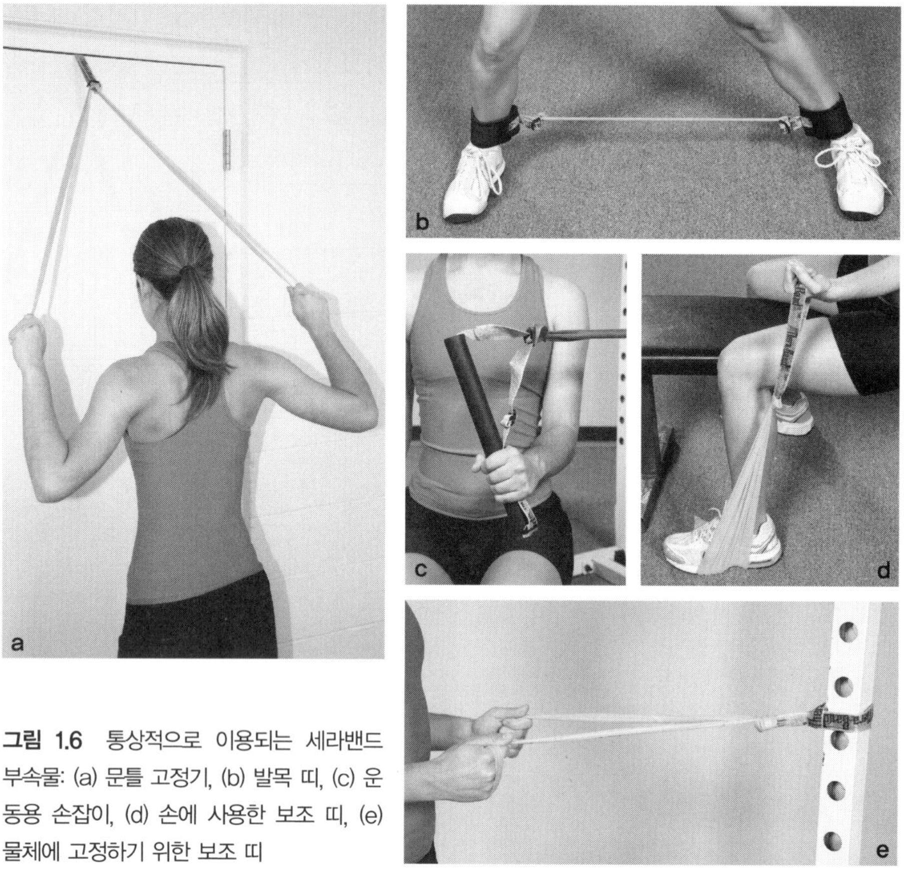

그림 1.6 통상적으로 이용되는 세라밴드 부속물: (a) 문틀 고정기, (b) 발목 띠, (c) 운동용 손잡이, (d) 손에 사용한 보조 띠, (e) 물체에 고정하기 위한 보조 띠

안전이 제일 중요해요!

- 밴드나 튜브를 사용하기에 앞서 각각의 부착 지점을 관찰하고, 만약 어떤 자국이 나 찢어짐을 보게 된다면 교체한다.
- 탄력 밴드나 튜브가 부착 지점에 단단히 고정되었는지를 확인하다. 예를 들어 확실하게 닫힌 문을 사용하고, 그림 1.b의 a에서와 같이 문이 닫히는 방향에서 운동한다.
- 충분히 조절해가면서 천천히 동작을 시행한다. 절대로 밴드나 튜브가 빠르게 반동하도 록 만들지 않는다.
- 밴드나 튜브를 사용할 때는 보석류나 손톱을 포함한 날카로운 물건은 몸에서 떼어놓는다.
- 밴드나 튜브를 절대 직접적으로 당신의 얼굴을 향해서 당기지 않는다.
- 혹시라도 밴드나 튜브가 당신의 얼굴을 향해서 끊어질 수 있는 운동을 시행할 때는 반드시 눈을 최우선으로 보호하라.
- 절대로 튜브나 밴드를 안정상태보다 3배 이상으로 늘이지 않는다(예를 들어 2피트 밴드인 경우 6피트 이상으로 늘이지 않는다).
- 라텍스 알러지가 있는 사람은 반드시 라텍스 성분이 포함되지 않은 튜브나 밴드를 이용한다.

트레이닝과 운동

탄력적 저항 운동은 당신이 값비싼 체육관 장비에서 시행하는 동일한 형태의 운동을 할 수 있도록 만들어주며, 그러한 운동이 가정에서 또는 여행 중에도 시행될 수 있게 도와준다. 앞서 언급한 듯, 탄력적 저항 운동이 장비를 이용한 운동과 동일한 생리학적 이점과 결과를 제공한다는 것은 연구에서도 확인되었다. 추가로, ERT를 이용하는 것은 당신을 중력의 제약에서 벗어나게 만들며, 당신이 근육들을 선별하고 아마도 보다 기능적으로 특수하게 만들 수 있는 것과 함께 동일한 움직임을 전혀 상이한 방식에서 수행할 수 있도록 허용한다.

간단하게 저항의 수준, 반복횟수 그리고 그 운동의 속력을 변화시킴으로, 당신은 체중 감소, 신체강화(toning), 전신적 근력강화, 그리고 컨디셔닝 등에 대한 당신의 요구에 맞도록 또는 운동경기를 위해서 스피드, 파워 그리고 민첩함을 향상시키도록 하나의 근력강화 프로그램을 개별적으로 맞춰줄 수 있다.

예를 들어, 적은 반복횟수와 높은 저항을 이용함은 근육 크기와 파워를 증가시킬 것이다. 반면, 더 많은 반복과 낮은 저항을 이용함은 당신이 날씬함을 유지하도록 도와줄 것이다. 자신의 목표에 맞춰 용량(세트와 반복횟수)과 강도(저항 수준 또는 밴드의 색)를 선택한다. 표 1.3의 용량표를 참조하면 운동 수준을 선별하는 데 도움이 될 것이다. 정리된 각각의 목표에 대하여, 두 번째 항목은 1회 반복 최대의 근력(1RM)을 기반으로 권장된 강도를 보여주며, 세 번째 항목은 여러 번의 RM 강도를 이용해서 시행되어야 하는 반복횟수를 보여준다. 여러 차례의 RM 강도는 반복의 어떤 특정한 횟수를 허용하는 저항의 양이 된다.

표 1.3 세라밴드 용량표

목표	강도(% 1RM)	운동량(다중 RM)
근력과 파워	85~90	3~6
높은 강도의 지구력과 스피드	70~75	10~12
낮은 강도의 지구력	55~60	20~25

탄력성 밴드나 튜브로 운동할 때 자신의 강도를 살펴보도록 감지된 힘 발휘의 등급화(rating of perceived exertion: RPE) 척도를 반드시 사용해야 한다. Borg 단위와 OMNI 단위(그림 1.7)가 통상적으로 이용되는 RPE 단위이다. 중등도의 강도(Borg 단위에서 12-14, 그리고 OMNI 단위에서는 5-7)를 유지하기 위하여 이러한 또는 기타 RPE 단위를 이용하라. 앞서 인용된 2008년 연구에서, Colado와 Triplett은 등장성 하중부하에 유사한 근력강화를 획득하기 위하여 OMNI 단위가 ERT와 함께 사용될 수 있음

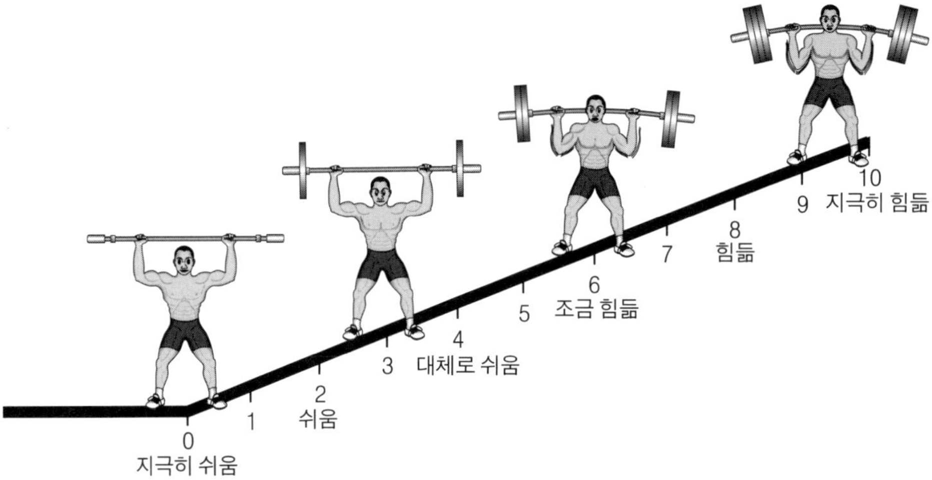
0
지극히 쉬움
1
2
쉬움
3
4
대체로 쉬움
5
6
조금 힘듦
7
8
힘듦
9
10
지극히 힘듦

그림 1.7 감지된 노력의 OMNI 단위

출처: 2004년 R.J. Robertson의 치료사를 위한 감지된 노력발휘: OMNI 그림 체계에서 등급화의 시도(Champaign, IL: Human Kinetics), 144쪽. 저자의 허락하에 인용.

을 보여주었다.

적합한 형태와 움직임 강도를 찾기 위하여 보다 가벼운 저항으로 프로그램을 시작하라. 움직임을 천천히 그리고 조절해가면서 시행하며 그 움직임의 음성적인(이심적인 또는 복귀하는) 부분에 유의하라. 절대로 그 밴드가 안정 자세로 빠르게 되튀도록 하지 않는다. 잘못된 움직임은 종종 관절의 손상과 통증으로 이어진다. 몸의 뒤쪽과 함께 신체 전면의 근육들에 대한 운동을 시행함으로써 운동에 균형을 이루는 것을 잊지 말아라. 예를 들어 당신이 벤치프레스를 한다면, 견관절 근육의 균형을 위하여 앉은 자세의 노젓기(seated row)도 반드시 시행해야 한다. 저항 운동 중 올바르게 호흡하는 것 역시 필수적이다. 저항 운동을 하는 동안 절대로 호흡을 멈추지 않는다. 모든 운동 프로그램에서처럼, 올바른 웜업과 쿨다운이 권장된다. 마지막으로, 이러한 운동을 시행할 때 올바른 자세가 지극히 중요하다.

근력강화 트레이닝 프로그램에서는 단계적 진행이 핵심이다. 탄력성 밴드와 튜브는 다양한 강도를 보유하며 당신의 근력 발전 단계에 맞춰 쉽게 바꿀 수 있다. 세라밴드 운동 밴드와 튜브는 저항을 점진적으로 증가시킬 수 있도록 색깔별로 되어 있다(그림 1.8). 근력과 조절력을 확보하면서 다음 단계 색깔의 밴드와 튜브로 진행함으로써 자신이 사용하는 저항의 수준과 운동의 횟수를 점진적으로 증가시킨다. 당신은 또한 견관절 측면 올리기(side raise)와 같이 개별화된 움직임(3장 참조)으로부터 좀 더 기능적인 움직임을 흉내내는 대각선 및 회전 던지기 동작(10장)과 같은 보다 통합된 움직임으로도 진행해갈 수 있다.

운동 프로그램에 착수하기 전에 주의해야 할 사항

- 저항 운동을 위하여 주치의의 승낙을 받아야 한다.
- 당신이 만성적인 근골격계 통증을 보유한다면, 운동을 시작하기에 앞서 물리 치료사나 작업치료사와 면담해야 한다.
- 모든 익숙지 않은 운동 프로그램에서는 시작 단계에서 반드시 근육의 쑤심이 예견됨을 기억해야 하며, 그 증상이 반드시 며칠 이내에 가라앉아야 한다.
- 운동 후 2, 3일 이상까지 심한 쑤심을 경험한다면 반드시 건강관리 전문가와 상담해야 한다.

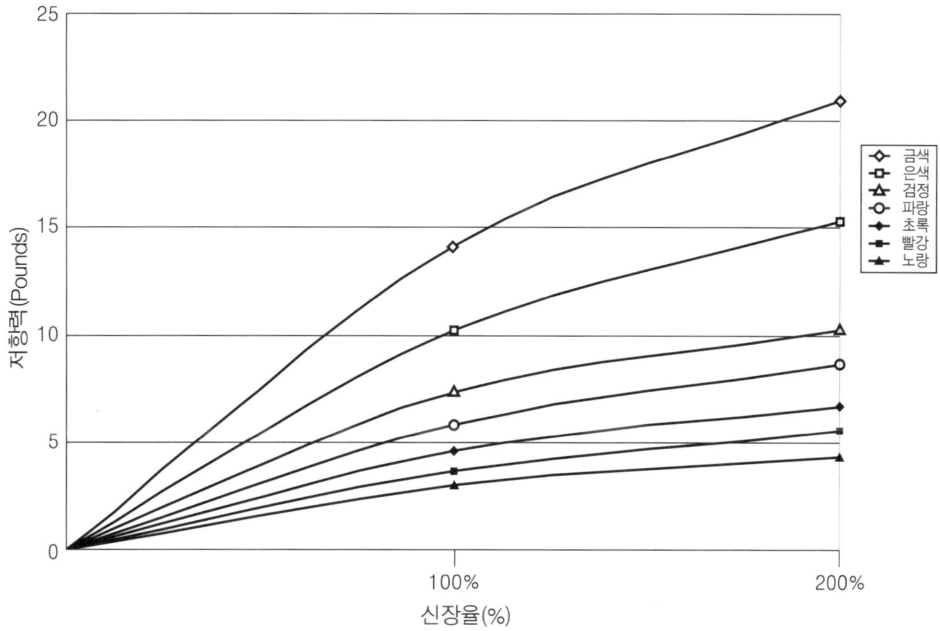

그림 1.8 색깔과 신장율의 비율에 따른 저항

출처: www.thera-bandacademy.com

자세의 중요성

당신이 스스로의 근력, 안정성 그리고 협조성을 발달시켜감에 따라 당신의 운동 프로그램 또한 발전되어야 한다. 근육의 안정성과 근력의 바탕을 확보하도록 이두근 컬과 하퇴 신전(3장) 같은 단일 관절의 근육군에 대한 개별화된 움직임에 집중하는 데서 프로그램을 시작한다. 이어서 벤치프레스와 레그 프레스(4장에서 6장까지)와 같은 다중의 관절을 포함하는 복합적인 움직임으로 진행해간다. 다음으로, 던지기 동작이나 사이드 점프(7에서 8장)와 같은 기능적인 움직임을 참여시킨다. 마지막으로, 당신의 수행력(10장에서 12장에 걸쳐)을 강화시키도록 특정한 스포츠의 운동을 통합시킨다. 이러한 프로그램을 도식화한 것이 그림 1.9의 ERT 피라미드이다.

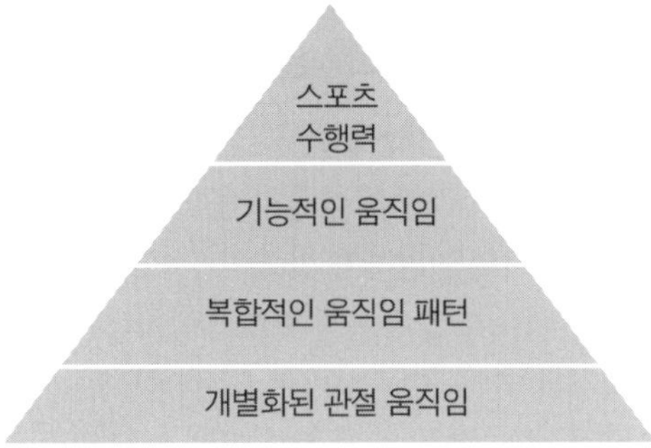

그림 1.9 탄력적 저항의 트레이닝 피라미드

특히 올바른 척추 자세를 강조하며, 각 움직임의 이전, 도중 그리고 이후에 올바른 전반적인 자세를 유지하는 것이 중요하다. 단지 견관절 움직임만 시행할 때에도, 허리와 고관절의 올바른 정렬을 반드시 유지해야 한다. 이 책에서 모든 운동은 코어 고정근들의 활성화를 증가시키도록 돕기 위하여 그리고 균형을 증진시키기 위하여 서 있는 동안 시행되지만, 어떤 다른 효과를 위하여 동일한 움직임에서 상이한 자세가 사용될 수 있다. 예를 들어, 기립한 동안 또는 운동 볼 위에 앉은 동안 동일한 운동을 시행할 때보다 벤치 위에 누워서 벤치프레스를 시행하면 보다 낮은 코어 활성화를 보유할 것이다. 우리는 이 책에서 운동들과 함께 바르게 균형 잡힌 기립 자세를 사용하는 것을 선호한다(그림 1.10). 일반적으로 당신은 자연적인 경추와 요추의 만곡을 반드시 유지해야 한다: 양어깨는 뒤와 아래로; 약간 수축된 복직근; 배꼽은 안으로 당겨진 자세로; 양 무릎은 완전히 펴지 않은 자세로; 그리고 손목은 자연스러운 자세로 유지한다. 균형 잡힌 트레이닝 자세는 전반적인 신체 안정성을 이루도록 함으로써 코어의 작용을 증진시킨다.

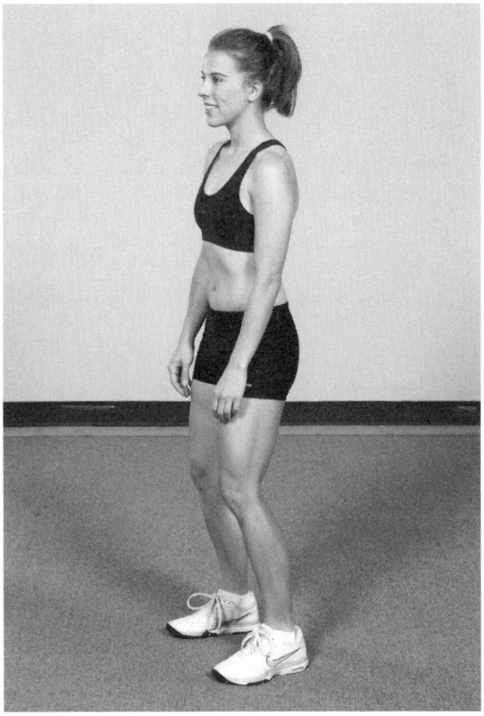

그림 1.10 균형잡힌 자세

질적인 면 대 양적인 면

이러한 운동이 개별적으로 작용하는 관절들과 함께 전신에서 요구량을 증가시키기 때문에, 신체는 피로해지기 쉬울 것이며 신체의 어딘가에서 보상적인 패턴을 만들기 쉬울 것이다. 이 점을 마음에 새긴 채, 양적인 면보다 질적인 면에서 운동을 시행하길 권한다. 근력강화 트레이닝이 단지 근육의 발달만이 아니라 올바른 움직임 패턴을 위한 운동 기억(신경계 메시지)을 확립함을 기반으로 한다는 것을 기억하라. 그러므로 올바른 자세와 움직임이 전반적인 트레이닝 양보다 훨씬 더 중요한 것이다.

전반적인 자세가 핵심인 한, 운동하고 있는 그 사람에 대한 관계에서 밴드의 위치가 운동 그 자체에서 중대한 영향을 미칠 것임을 반드시 기억해야 한다. 특히 밴드 부착지점의 고정된 위치 그리고 이어진 당김의 작용선 또는 저항의 각도는 그 운동의 안정작용에 대한 요구사항과 함께, 운동의 전반적인 근력 곡선에 영향을 줄 것이다. 일반적으로 저항 밴드는 반드시 움직임을 수행하는 근육 섬유들에 평행하게 그리고 움직임 평면 내부에 위치해야 한다. 예를 들어 이두근 컬 중, 그 운동 밴드는 반드시 시상면 내부에, 그리고 이두근의 근섬유에 평행하게 놓여야 한다(그림 1.11). 탄력적 저항 트레이닝의 생체역학과 자세잡기의 보다 세밀한 설명에 대해서는 Page와 Ellenbecker의 "탄력적 저항의 과학적이고 임상적인 적용법(The Scientific and Clinical Application of Elastic Resistance[Human Kinetics 2003])을 참조하라.

탄력성 밴드는 모든 연령대를 위한 바르게 갖춰진 신체적 동작 프로그램의 일환으로 사용될 수 있다. 어린이와 노인들 역시 밴드를 사용한 근력강화, 균형 잡기 또는 유연성 동작들에서부터 이점을 얻을 수 있다. 이어지는 장들에서 모든 주요 근육군과 기능적인 동작들을 강화시키는 특정한 운동법을 제공한다. 표적화된 근육은 적합한 움직임을 위한 설명 및 조언 등과 함께 각각의 운동에 따라 정리하였다. 저항을 추가하기에 앞서 당신이 그 움직임을 올바르게 시행할 수 있는지를 확인하라. 가장 중요하게, 지나친 피로감이나 움직임의 대체작용 없이 목표한 반복횟수를 완수할 수 있는 저항을 이용한다. 자신의 목표를 바탕으로(표 1.2를 참조) 한 자신만의 반복횟수와 저항수준(용량과 강도)을 선택한다. 이 책에서 운동의 대부분은 체간의 작용을 증가시키도록 돕기 위해 그리고 균형을 증진시키기 위해 서 있는 자세에서 시행된다. 운동의 수준은 난이도와 요구된 근육 작용의 정도를 반영한다.

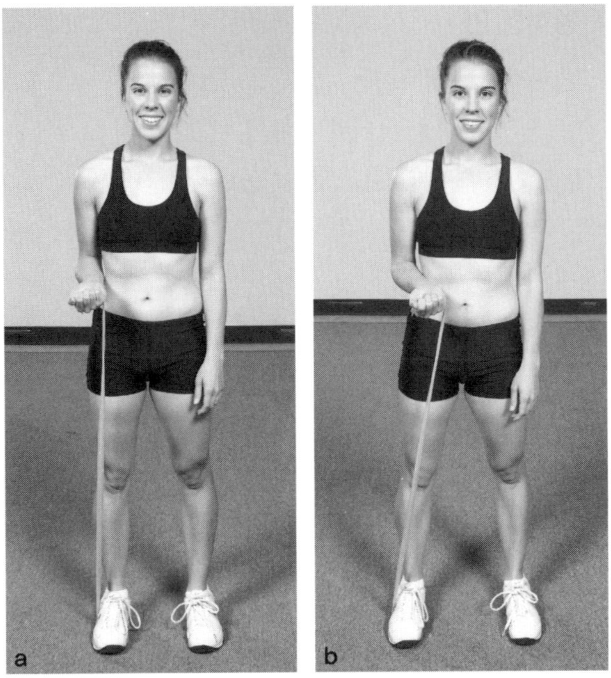

그림 1.11 이두근 컬에 대한 올바른 자세(a), 잘못된 자세(b)

밴드를 관리하는 방법

- 밴드를 햇빛이나 열에 직접 노출해서 보관하지 않으며 심한 온도 변화를 피한다.
- 중성비누와 물로 밴드를 세척할 수 있다.
- 말릴 때는 바르게 펴서 건조시킨다.
- 밴드를 잡기 어렵다면 손잡이(구입 가능)를 이용한다.
- 정상적인 운동 사용범위 이상으로 늘이지 않는다.
- 사용 전에 마모나 갈라진 틈이 있는지 살피고, 필요하면 교체한다.

2

스트레칭 운동

운동 이전에 워밍업과 쿨다운은 모든 운동 프로그램의 중요한 요소이다. 최근까지, 일반적으로 스트레칭은 손상을 감소시키고 수행력을 개선시키기 위한 사전 운동으로 웜업의 최고 형태인 것으로 간주되었다. 그렇지만, 연구에서 운동에 앞선 스트레칭이 반드시 손상을 줄여주는 것이 아님을 그리고 실제로 수행력을 방해할 수도 있음을 보여주었다. 근래에는 표적으로 한 근육들의 전체 가동 범위를 통해서 그 근육을 이용한 빠른 동작을 포함한 능동적인 웜업이 더 권장된다. 어떠한 연구도 스트레칭이 손상을 예방한다는 것을 분명히 증명하지 못했지만, 쿨다운의 한 부분으로서 운동 이후에 시행된다면 스트레칭은 가동범위와 기능적인 가동성을 개선시키기 위한 대중적인 방법으로 인정된다.

탄력적 저항은 스트레칭 프로그램의 많은 형태를 보조하도록 사용될 수 있다. 사전 스트레치 수축 스트레칭(pre-stretch contraction stretching)을 포함하는 운동들이 특별히 효과적이다. 그 근육을 신장시키기에 앞서 수축을 시행함으로, 운동의 효과를 더욱 높일 수 있다. 신장 이전의 수축이 정적인 신장법보다 더 근육 길이와 관절 가동범위를 증가시키기에 보다 효과적이라는 것이 연구에서도 밝혀졌다. 신장 이전의 수축 스트레칭은 탄력적 저항을 사용하여 쉽게 이룰 수 있다. 밴드의 저항에 대항해서 그 근육을 수축시키며, 느린 스트레치와 함께 밴드를 따라가며 가동범위를 증가시킴으로써 근육의 길이를 늘일 수 있다. 예를 들어, 스트레칭에 앞서 탄력적 저항에 대항해서 슬괵근을 수축시키면 고관절에서 더 많은 가동범위를 보일 것이다. 신장 이전 수축은 신경학적으로 근육 이완을 도와주며, 근육 내부의 온도를 증가시키고, 신장에 대하여 그 근육을 보다 유연하고 손쉽게 만든다.

고유수용적 신경근 촉진법(PNF)을 기반으로 신장 이전 수축 스트레칭의 여러 가지 변형법이 존재한다. PNF는 뇌졸중과 같은 신경학적 손상을 보유한 환자들을 위한 재활치료법으로 물리치료사에 의하여 오래전에 개발되었다. PNF는 고유수용작용(관절 위치와 움직임의 무의식적인 인식)을 통해서 근육의 신경학적 조절의 이점을 취하는 일종의 운동 시스템이다. 도수적 그리고 외부적 저항을 이용해서, 치료사는 근육 근력을 증가시키고 움직임 패턴을 개선하도록 그리고 근육 길이를 유지하도록 다양한 PNF 방법을 이용한다. 최근에, 일부 근육 길어짐 PNF 방법들이 비재활치료적 스트레칭 프로그램의 일부분으로 사용되었다. 특히 운동선수들은 웜업의 한 부분으로서 이러한 방법을 사용해왔다.

가장 대중적인 PNF 근육 길어짐 방법의 형태인 유지하고 이완하기(hold-relax) 스트레칭은 그 관절을 자체의 최대 가동범위로 가져가며, 근육의 늘어날 수 있는 최대 길이를 포함한다. 그 근육은 이어서 아무런 관절 움직임 없이 또는 등척성으로 대략 5초 정도 수축한다. 그 최종범위에서 느슨함이 다시 제거되며 이어서 새로운 스트레칭 자세가 10~30초 사이로 유지된다. 이러한 과정이 3, 4회 반복된다. 이와 비슷하게, PNF 수축하고 이완하기 신장법은 최종 신장의 자세로 복귀하기에 앞서 전체 가동범위를 통해서 가동하는 관절(근육을 수축시킴)도 포함한다.

밴드의 저항 수준은 PNF 스트레칭 방법을 시행할 때 고려해야 하는 중요한 요소이다. 신장할 때 근육을 수축시키거나 관절을 움직이는 데 편안한 정도의 저항 수준을 선택한다. 단단한 근육을 스트레칭시킴으로써 그와 연관된 일부 불편함이 존재할 수는 있지만, 그것이 절대로 통증이어서는 안 된다. 마지막으로, 스트레칭하는 동안 정상적으로 호흡해야 한다는 것을 기억하라. 스트레칭 중 절대로 호흡을 중단하지 않는다.

다음의 운동은 신체의 다양한 부위를 목표로 삼으며 전반적인 스트레칭 프로그램의 한 부분으로도 사용될 수 있다. 이러한 근육들에서 경직은 흔한데, 아마도 근육 불균형에 의해서 유발된 것이다.

상부 승모근 스트레치

밴드의 한끝을 발로 밟고 시작한다. 밴드의 다른 끝을 잡고 스트레칭하려는 쪽의 손으로 밴드를 잡아당긴다. 다른 손으로는 머리의 한 측면을 잡고 목을 신장될 쪽에서 멀어지도록 옆으로 숙인다(a). 팔꿈치를 곧게 유지한 채, 어깨를 위로 움츠리며, 밴드를 천장 쪽으로 당기며 숨을 들이쉰다(b). 2~6초간 유지한다. 이어서 숨을 내쉬면서 밴드의 힘으로 어깨를 천천히 시작 자세로 되돌리도록 한다. 그리고 10~30초 동안 밴드를 당긴 채로 유지한다.

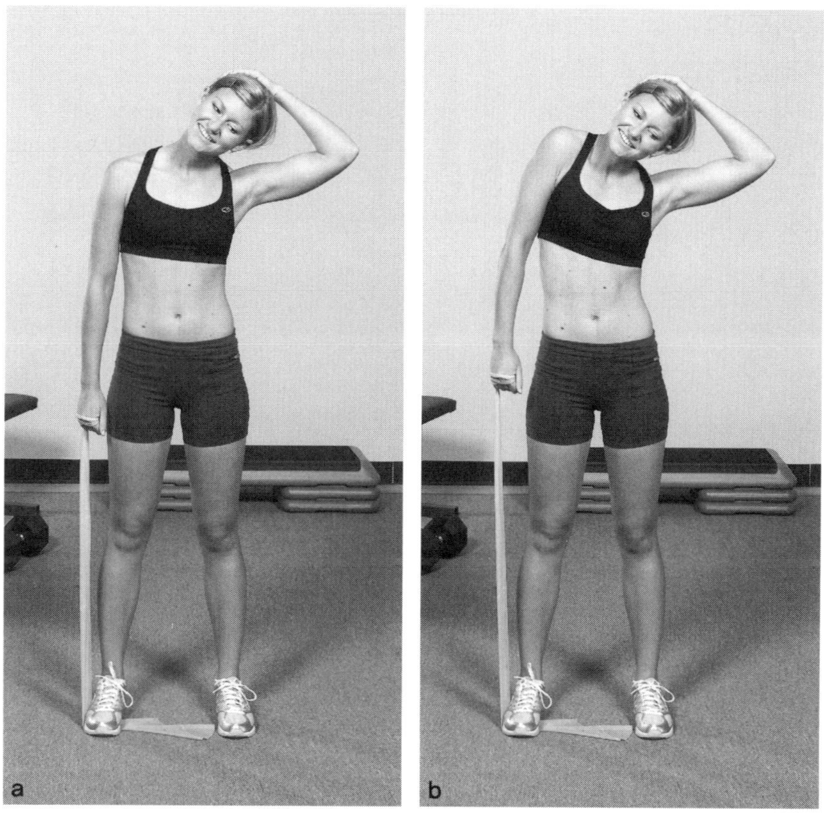

대흉근 스트레치

밴드를 고리로 만들어 단단히 고정된 물체에 확실히 묶어준다. 견관절과 주관절을 90도 굴전한 채 선다. 고리의 중간을 주관절에 걸고 밴드가 견관절의 전면을 신장시키도록 한다(a). 주관절 굴전을 유지한 채, 숨을 들이마시면서 밴드를 견관절 안쪽으로 부드럽게 당겨준다(b). 2~6초 정도 유지한다. 이어서 숨을 내쉬면서 천천히 밴드의 힘으로 견관절을 원래의 시작 자세로 되돌린다. 그리고 10~30초 동안 밴드를 당긴 자세를 유지한다.

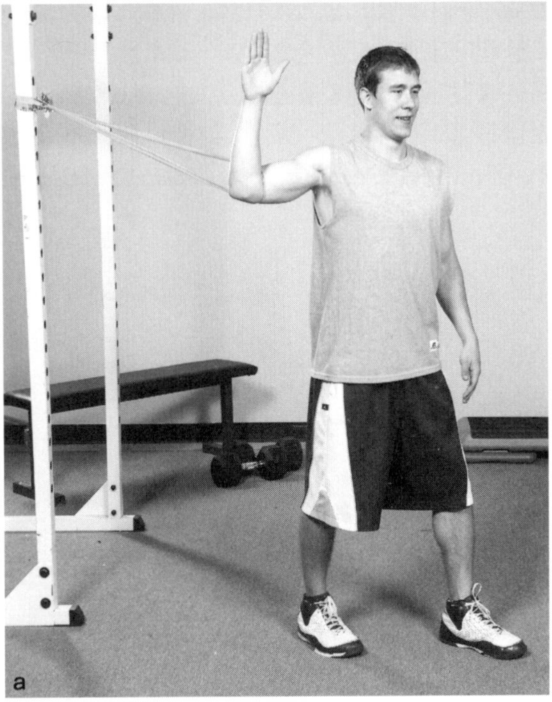

a

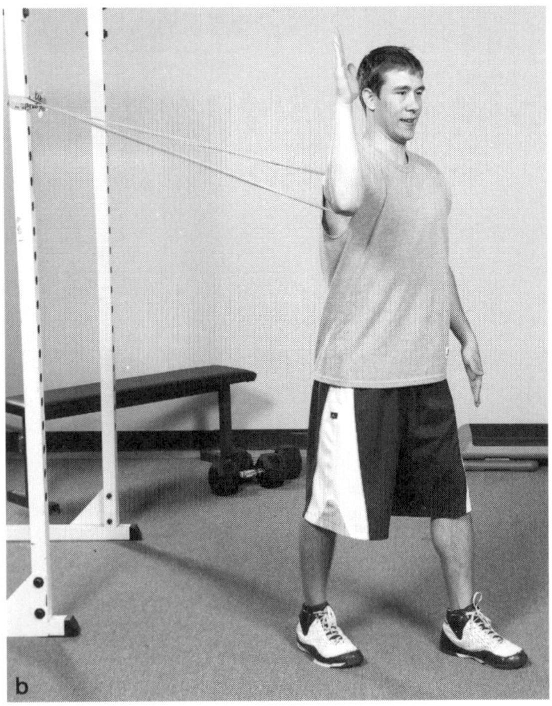

b

고관절 굴전근(장요근) 스트레치

고리로 만든 밴드의 한끝을 치료대(또는 벤치) 다리와 같이 단단한 물체의 바닥 가까운 높이에 확실하게 묶어준다. 양 하지를 치료대 밖으로 나가게 한 후 치료대에 바로 눕는다. 밴드를 대퇴골 주위에 걸고(a) 숨을 들이마시면서 단단한 밴드에 대항해서 고관절을 천천히 굴전시킨다(b). 2~6초간 유지한다. 이어서 숨을 내쉬면서 시작 자세로 되돌아가도록 밴드의 탄성을 이용한다. 그리고 10~30초 동안 밴드를 당긴 자세를 유지한다.

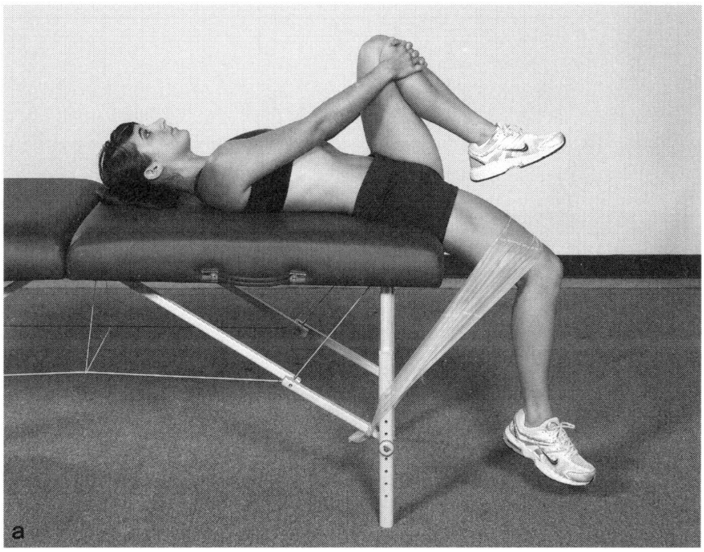

a

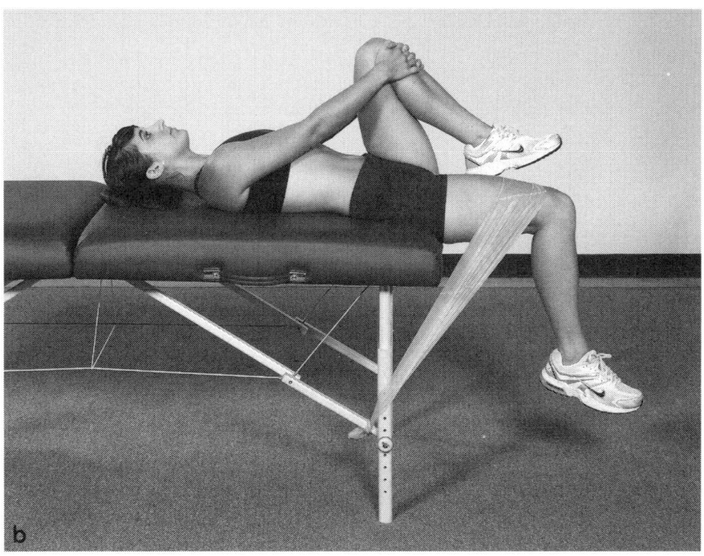

b

내전근(서혜부) 스트레치

고리로 묶은 밴드의 한끝을 단단한 물체의 바닥 가까이에 고정시킨다. 신장하고자 하는 쪽의 발에 밴드를 걸어준다. 고리의 부착 지점에서부터 약간 대각선에서, 무릎을 편 채 양발을 벌린 채 앉은 자세로 시작한다(a). 숨을 들이마시면서 하지를 단단한 밴드에 대항해서 천천히 당겨준다(b). 2~6초 동안 유지한다. 이어서 숨을 내쉬면서 하지가 본래 시작 자세로 복귀하도록 밴드의 탄성을 이용한다. 그리고 10~30초 동안 밴드를 당긴 자세를 유지한다.

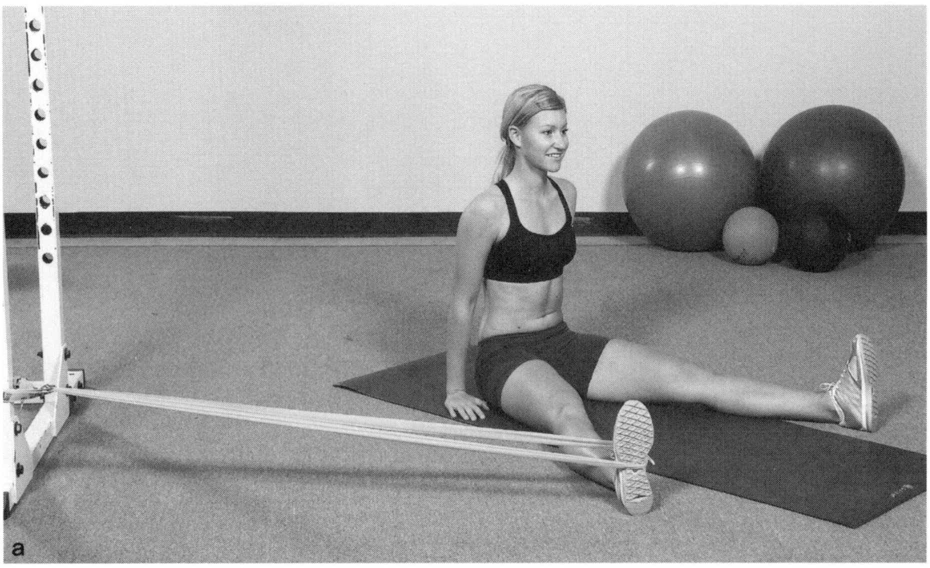

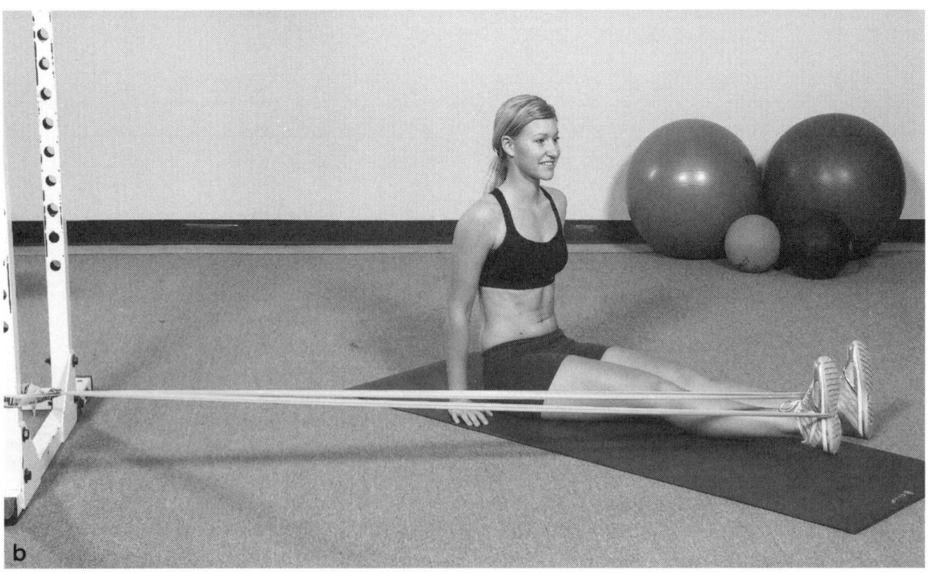

이상근 스트레치

한쪽 무릎(신장하고자 하는 쪽)이 반대쪽 무릎 위에서 굴전하도록 눕는다. 신장하고자 하는 쪽 무릎에 밴드를 걸어주며 신장할 반대쪽 손으로 밴드의 양끝을 잡아준다(a) 숨을 들이마시면서 무릎으로 밴드를 천천히 밀어주는 동안 밴드를 단단하게 유지한다(b). 2~6초 동안 유지한다. 이어서 숨을 내쉬면서 하지가 본래 시작 자세로 복귀하도록 밴드의 탄성을 이용한다. 그리고 10~30초 동안 밴드를 당긴 자세를 유지한다.

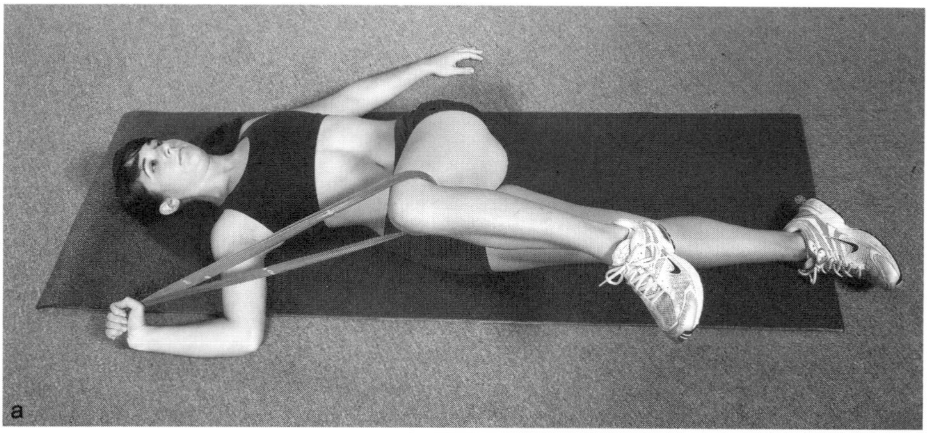

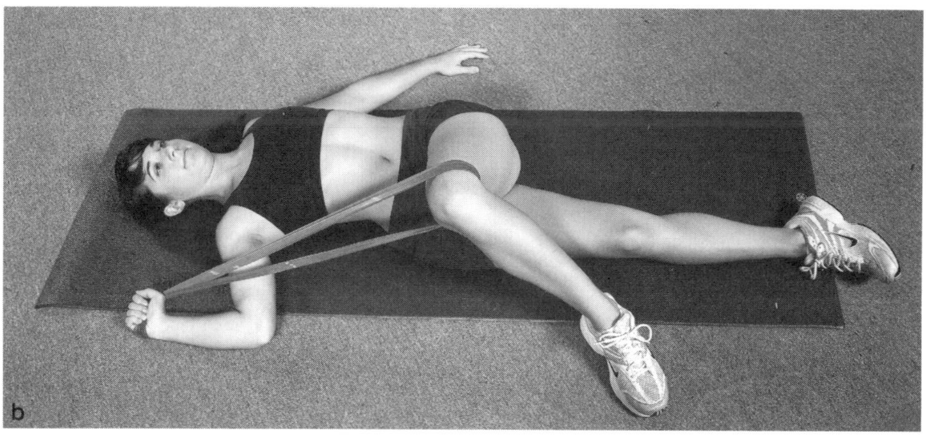

사두근 스트레치

고리로 만든 밴드의 한끝을 단단한 물체의 바닥에 가까운 곳에 확고하게 부착시킨다. 밴드가 묶여 있는 끝 부분 밖으로 양 하지가 나오도록 한 채 벤치나 테이블 위에 바로 눕는다. 정강이에 밴드를 걸어주며(a) 숨을 들이마시면서 단단한 밴드에 대항해서 무릎을 천천히 신전시킨다(b). 2~6초 동안 유지한다. 이어서 숨을 내쉬면서 하지가 본래 시작 자세로 복귀하도록 밴드의 탄성을 이용한다. 그리고 10~30초 동안 밴드를 당긴 자세를 유지한다.

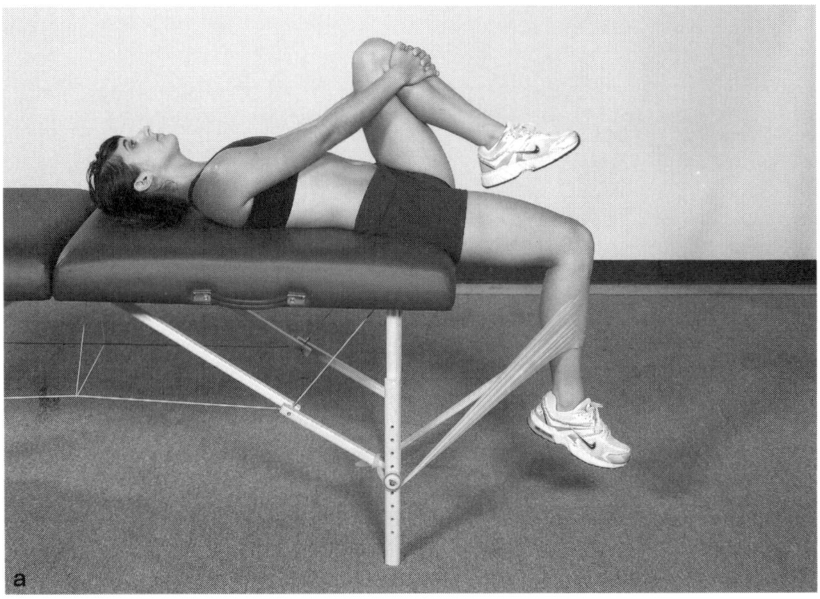
a

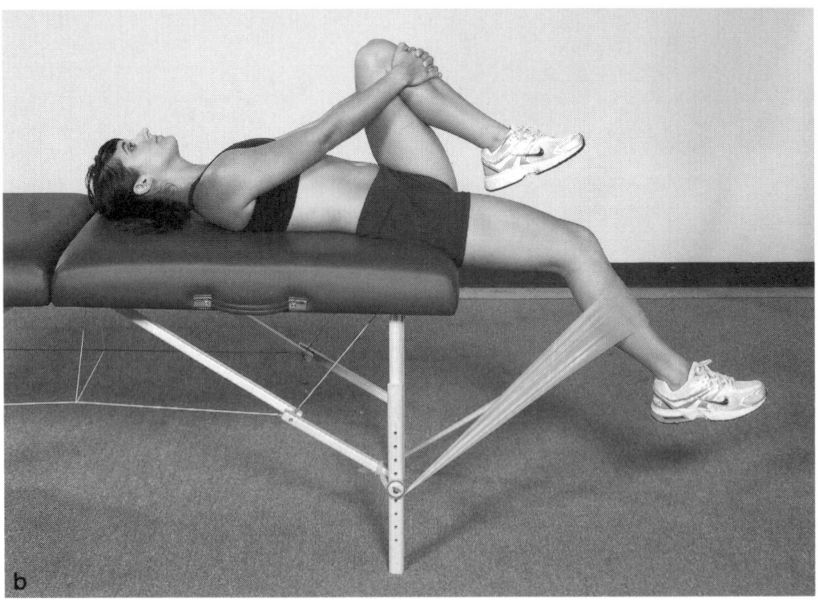
b

슬괵근 스트레칭

신장하고자 하는 쪽의 발이나 족관절에 밴드를 걸어준 채 앙와위로 눕는다. 반대쪽 무릎은 굴전한 채 유지한다. 하지를 위로 들어 올려 신전시키며 밴드의 양끝을 잡고, 하지를 머리쪽으로 당긴다(a). 신전된 하지를 밴드에 대항해서 천천히 아래로 내려주며, 무릎을 쭉 편 자세를 유지한다(b). 2~6초 동안 유지한다. 이어서 숨을 내쉬면서 하지가 본래 시작 자세로 복귀하도록 밴드의 탄성을 이용한다. 그리고 10~30초 동안 밴드를 당긴 자세를 유지한다.

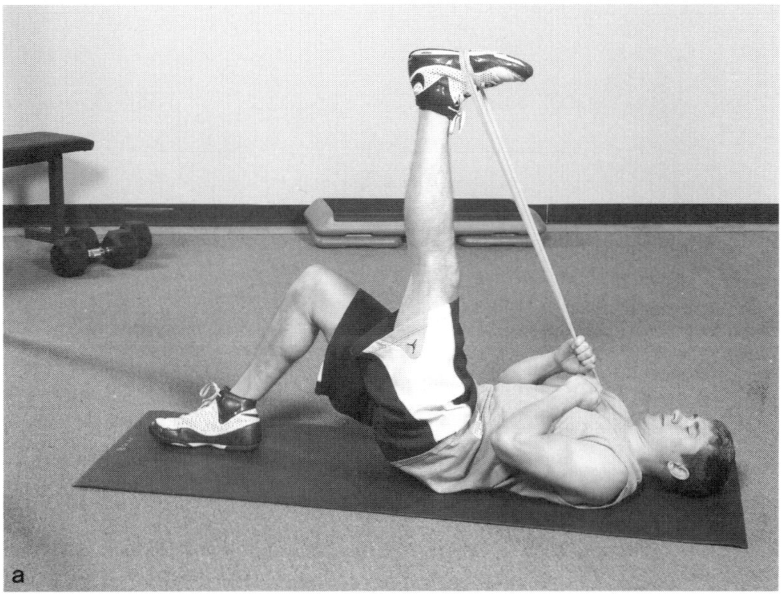

a

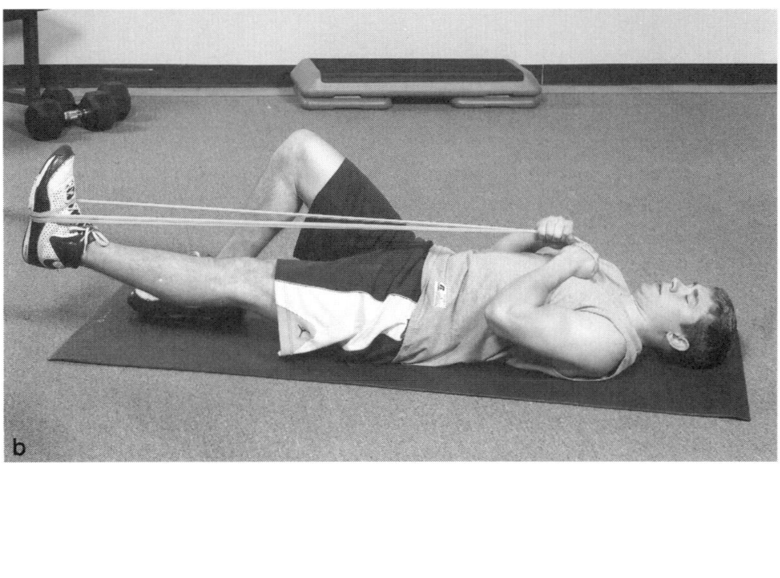

b

장경인대 스트레칭

고리로 묶은 밴드를 단단한 물체의 바닥 가까이에 확고하게 묶어준다. 신장하지 않을 고관절은 구부리고 신장할 하지는 치료대 밖으로 나오도록 뻗어주며, 신장하지 않을 부분을 아래로 놓은 채 치료대나 벤치 위에 옆으로 눕는다(a). 밴드를 슬관절이나 대퇴에 걸어주며 숨을 들이마시면서 단단한 밴드에 대항해서 하지를 천천히 들어 올린다(b). 2~6초 동안 유지한다. 이어서 숨을 내쉬면서 하지가 본래 시작 자세로 복귀하도록 밴드의 탄성을 이용한다. 그리고 10~30초 동안 밴드를 당긴 자세를 유지한다.

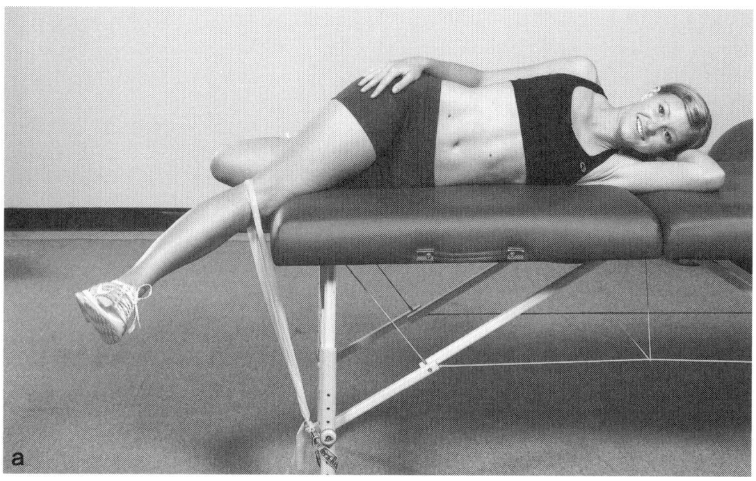
a

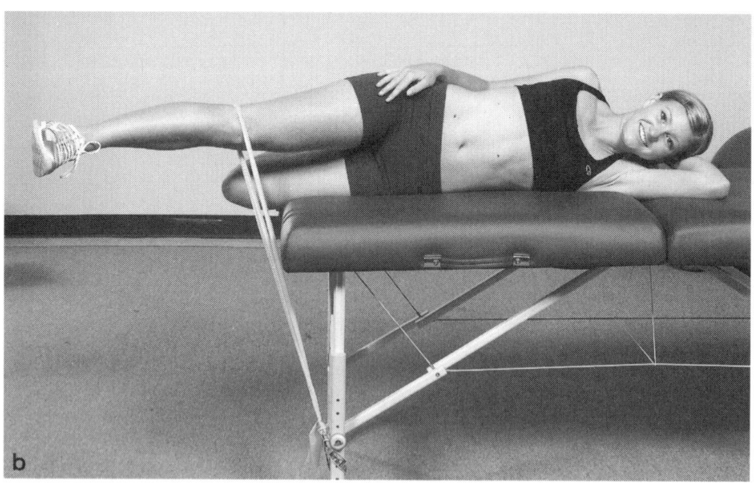
b

비복근과 가자미근 스트레치

양무릎을 쭉 펴고 앉아 밴드의 중간을 신장하려는 쪽 발에 걸어주면서 시작한다. 밴드의 끝부분을 잡고, 발을 머리 쪽으로 당긴다(a). 발을 밴드에 대항해서 아래로 천천히 내려주며, 슬관절은 그대로 유지한다(b). 2~6초 동안 유지한다. 이어서 숨을 내쉬면서 하지가 본래 시작 자세로 복귀하도록 밴드의 탄성을 이용한다. 그리고 10~30초 동안 밴드를 당긴 자세를 유지한다. 가자미근만 개별적으로 스트레칭하려면 무릎을 쭉 펴채보다는 약간 구부린 채 동일한 신장법을 시행한다.

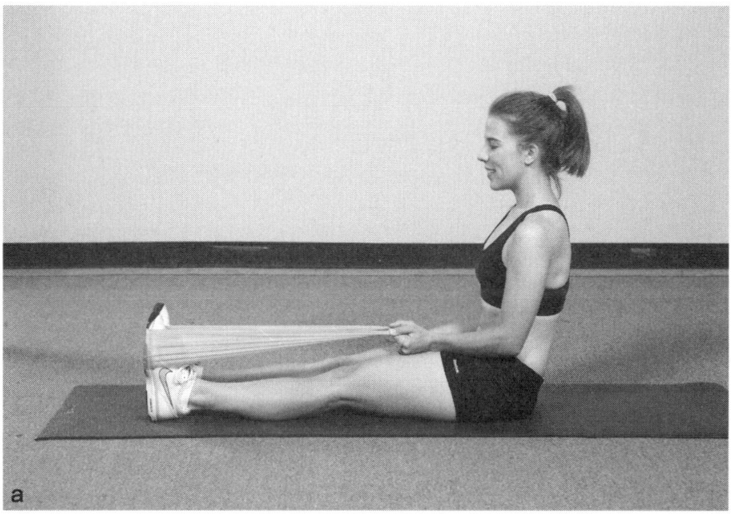

a

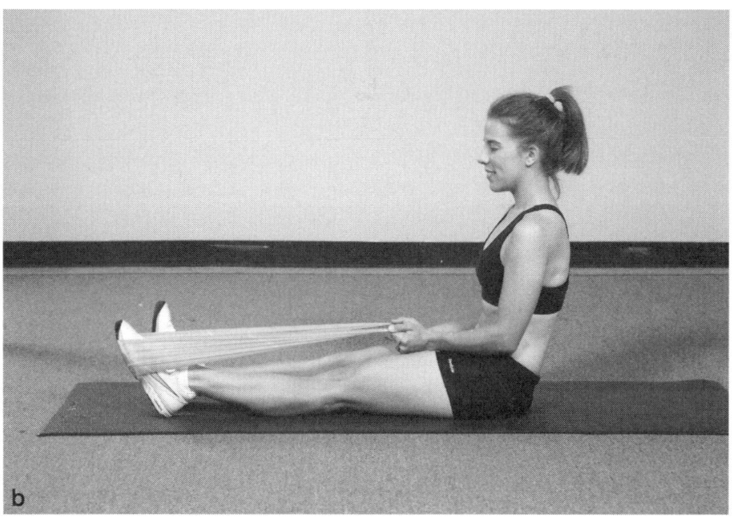

b

PART II

안정성, 근력
그리고 파워를 위한
탄력적 저항 트레이닝

3

개별 관절 운동

개별화된 관절 운동은 아마도 탄력적 저항 운동의 가장 대중적 형태일 것이다. 이러한 운동은 일반적으로 한 방향에서 움직이는 단일한 관절을 포함하며 관절 안정성을 제공하고 과사용으로 인한 손상을 예방하도록 특정한 근육을 표적으로 사용될 것이다.

개별적으로 강한 근육들과 안정적인 관절들은 종종 보다 복합적인 움직임과 마찬가지로 단순한 움직임을 수행하기 위한 바탕을 형성한다. 모든 운동학적 연결고리는 그것의 가장 약한 연결고리만큼만 강할 것이며; 이러한 주장은 모든 다른 형태와 함께 운동학적 또는 움직임의 연결고리로도 적용된다. 움직임의 한 가지 연결고리는 그 고리 내에서 가장 약한 근육에 의하여, 또는 종종 가장 불완전한 관절에 의하여 제한된다.

상체에서 탄력적 저항은 견관절 운동에 대하여 특히 효과적이다. 주관절, 손 그리고 손목 관절도 고관절, 슬관절, 발 그리고 족관절 등의 하체와 마찬가지로 탄력적 저항과 튜브로 운동할 수 있다. 상체의 관절들, 팔 그리고 손 그리고 하체로 안정성을 제공하는 근육들에 대한 저항 운동이 이어진다. 일반적으로 신체의 양쪽에서 동일한 관절을 운동하는 것이 바람직하다는 점에 유념한다. 여기서는 물론 이 책의 어딘가에서든 별도의 언급이 없다면, 운동은 기준화된 길이의 밴드나 튜브로 시행되어야 한다.

옆으로 올리기(Lateral Raise)

(삼각근)

발로 밴드나 튜브를 밟은 채 다른 발보다 한쪽 발을 약간 앞으로 내딛고 선다. 밴드나 튜브의 양 끝부분을 잡고 그것들을 양 하지의 양 측면으로 가져간다(a). 밴드를 견관절 수준까지 옆으로 들어 올리며, 주관절을 곧게 편다(b). 천천히 시작 자세로 복귀한다.

변형법

왼팔과 오른팔을 번갈아서 들어 올린다.

트레이닝 조언

견갑골을 아래로 유지한다. 움직임과 함께 견관절이 움츠러들지 않도록 한다. 복부를 단단하게 유지한다. 허리를 곧게 유지한다.

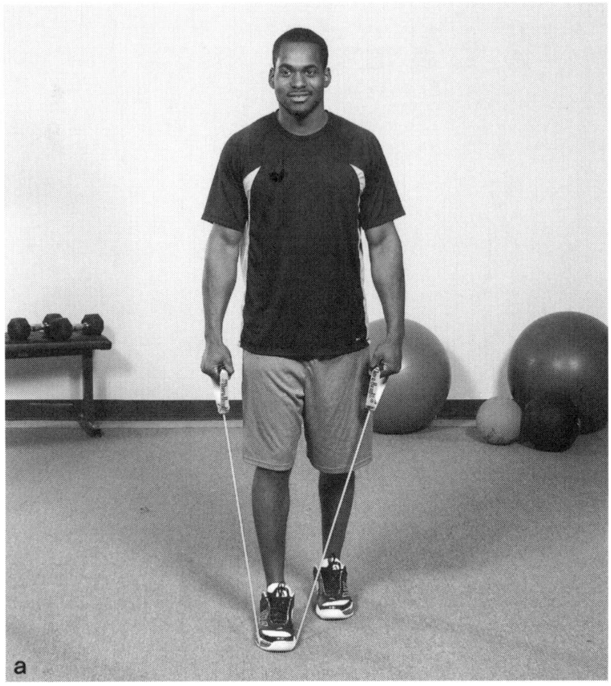
a

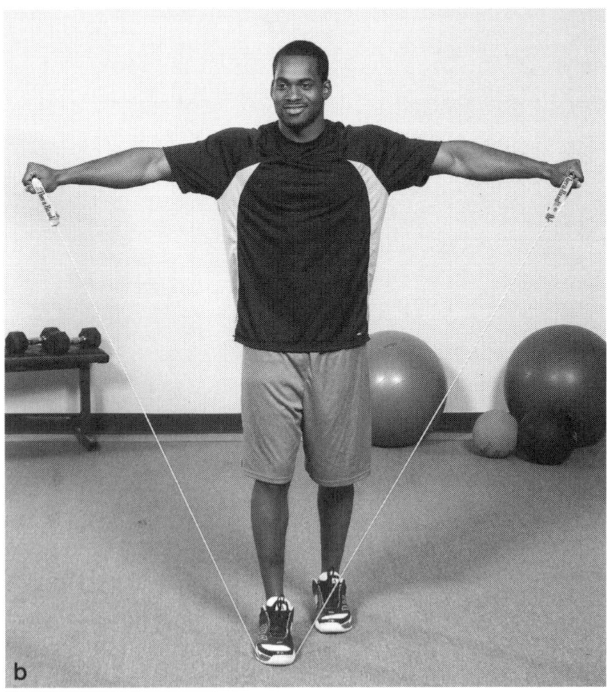
b

앞으로 올리기

(삼각근)

한 발을 다른 발보다 약간 앞으로 내디딘 보행 자세로, 내디딘 발로 튜브나 밴드의 중간을 밟고 선다. 밴드의 양끝을 잡고(a) 밴드를 앞으로 어깨 높이로 들어 올리며, 팔꿈치를 곧게 편 채 유지한다(b). 천천히 되돌아온다.

변형법

왼팔과 오른팔을 번갈아 들어 올린다.

트레이닝 조언

견갑골을 하방에 유지한다. 움직임과 함께 어깨가 움츠러들지 않도록 한다. 등을 구부정하게 만들지 말고 곧게 유지한다. 복부를 단단하게 유지한다. 허리를 곧게 유지한다.

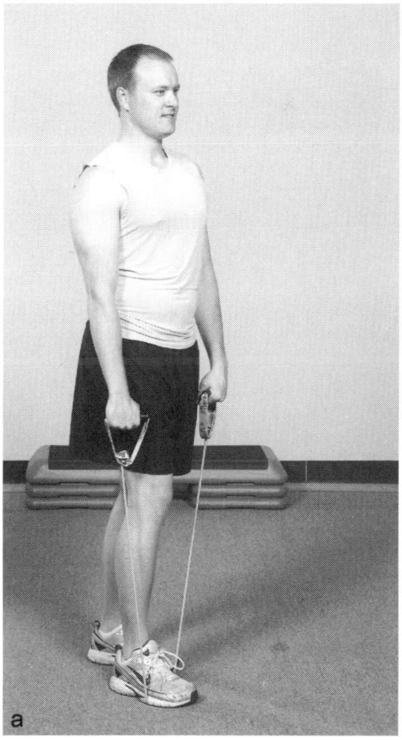

a

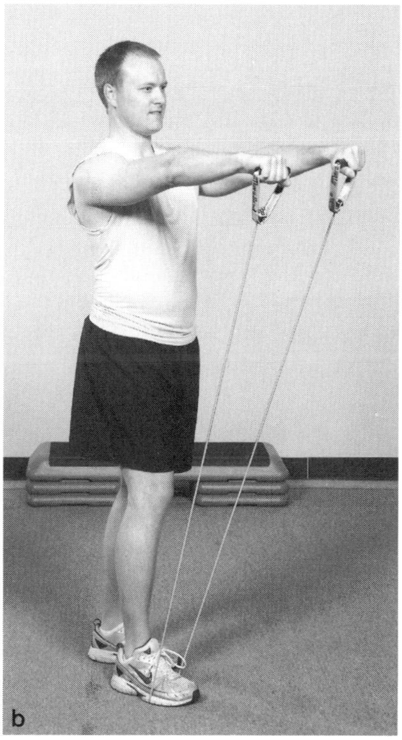

b

스캡션(Scaption)

(회선근개, 삼각근)

한 발을 앞으로 내디디며 밴드나 튜브의 중간을 앞쪽 발로 밟는다. 밴드나 튜브의 양끝을 잡으며 양팔을 신체의 전면 약 30도 정도로 가져온다(a). 밴드를 견관절 높이까지 측면으로 들어 올린다(b). 엄지손가락을 위로 유지하며 팔꿈치를 편 채 유지한다. 천천히 되돌아온다.

변형법

마치 깡통을 비우듯이 엄지손가락을 아래로 한 채 운동을 시행한다. 반드시 어깨 높이에서 정지해야 한다.

트레이닝 조언

견갑골을 하방으로 유지하며 움직임과 함께 어깨가 움츠러들지 않도록 한다. 등을 구부정하게 만들지 말고 곧게 유지한다. 복부를 단단하게 유지한다. 허리를 곧게 유지한다.

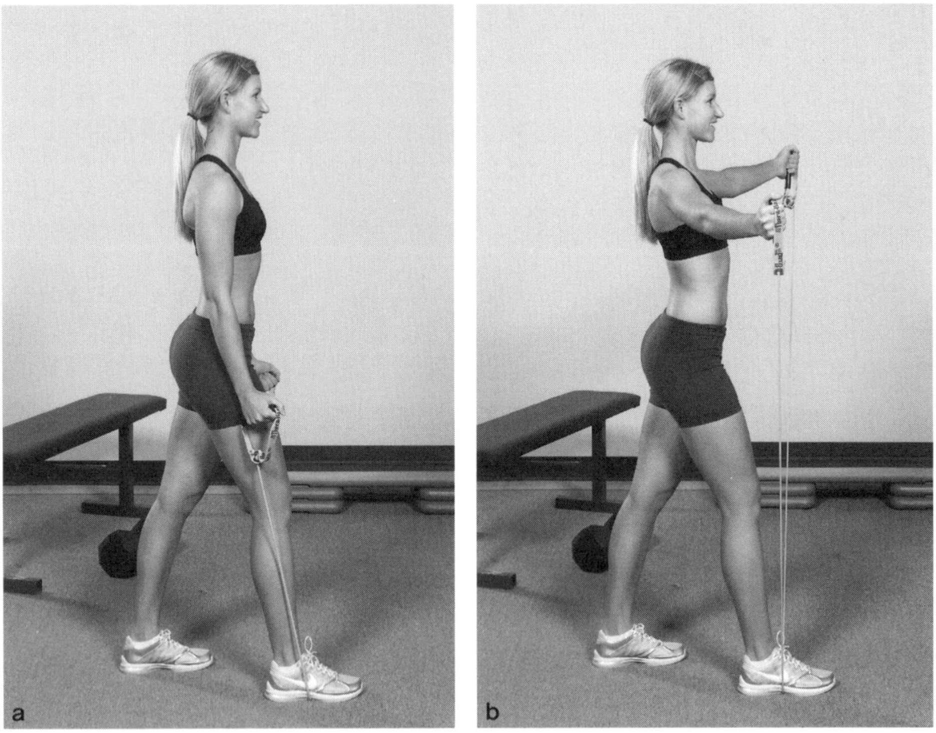

0도에서 견관절 내회전

(회선근개)

밴드의 한끝을 단단한 물건에 확고하게 고정시키고, 운동할 팔을 그 물건에 가깝게 한 채 옆에 선다(a). 전완부가 바닥과 평행하게 주관절을 90도 굴전한 채 팔꿈치를 몸 옆에 붙이고 밴드의 다른 끝을 잡는다. 밴드를 부착 지점으로부터 멀어지게 당겼다가(b) 천천히 되돌아온다.

변형법

운동을 시행하는 동안 견관절의 외전을 증가시키도록 체간과 팔꿈치 사이에 커다란 베개를 끼워둔다.

트레이닝 조언

허리를 곧게 유지한다. 팔꿈치는 90도로 유지하며, 동작을 완수하려고 팔꿈치나 손목을 신전시키기 않는다. 체간을 고정한 채 유지한다. 동작을 완수하기 위해 체간을 회전시키지 않는다.

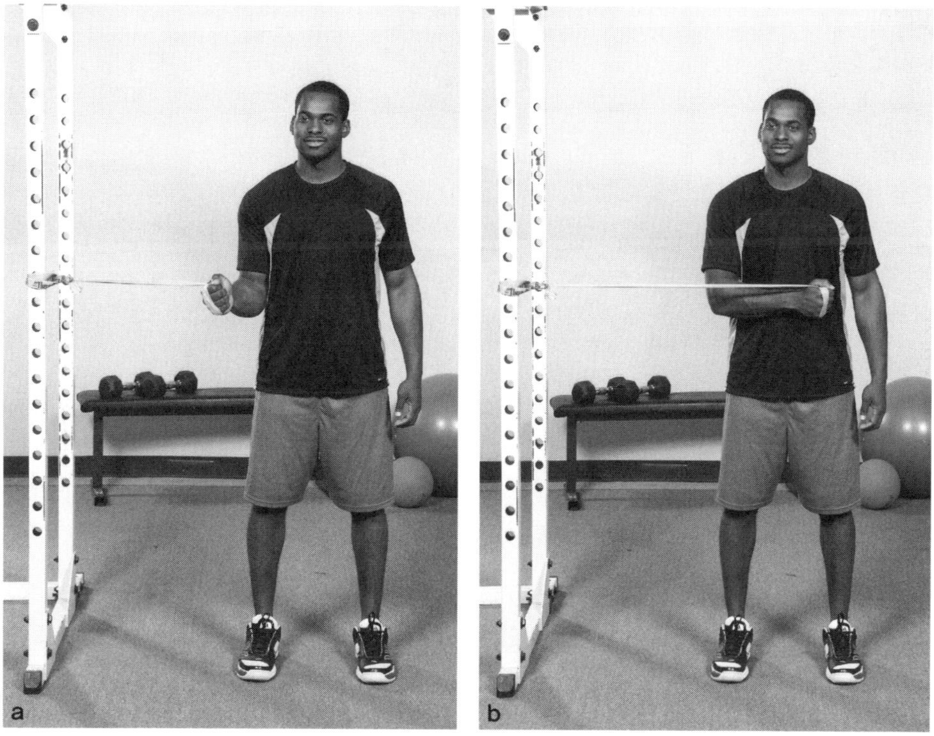

a b

0도에서 견관절 외회전

(회선근개)

밴드의 한끝을 단단한 물건에 확고하고 묶어두고 운동하지 않는 팔을 그 물건 가까이로 한 채 옆에 선다. 전완부를 바닥과 평행하게 유지하며 90도 굴전한 팔꿈치를 몸 옆에 붙인 채 그 손으로 밴드의 다른 끝을 잡는다(a). 밴드를 묶은 지점에서 멀어지게 당겨준다(b). 그리고 천천히 복귀한다.

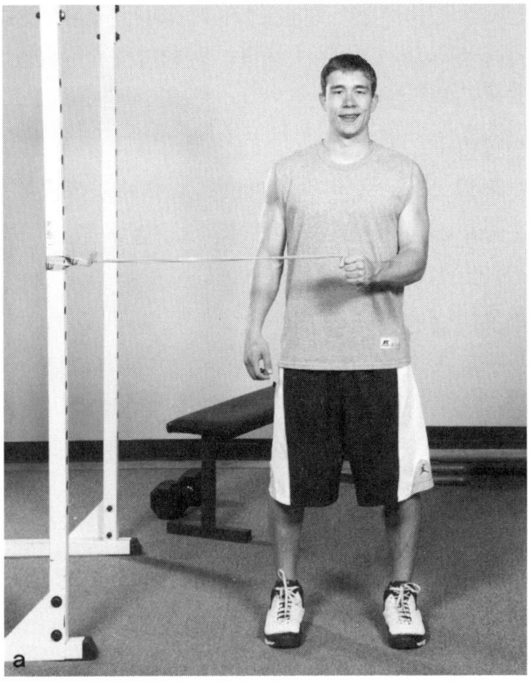

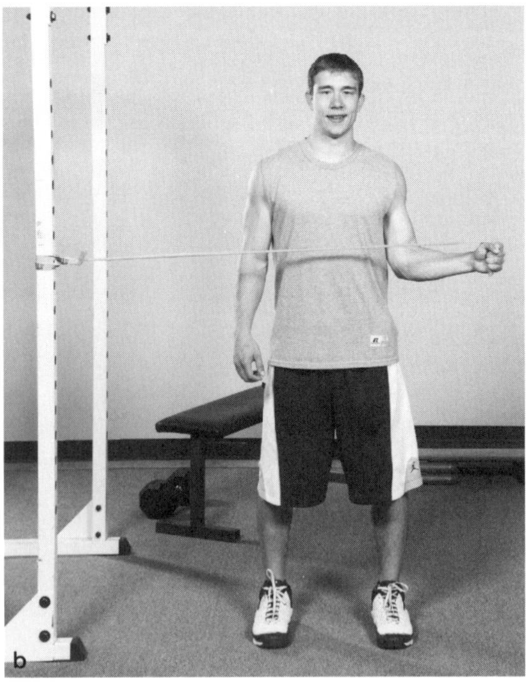

변형법

견관절이 90도 외전되도록 팔을 들어 올리며 팔꿈치를 견관절 높이로 유지한다. 견관절과 주관절을 90도 구부린 채 밴드를 부착 지점에서 멀어지게 당긴다.

트레이닝 조언

허리를 곧게 유지한다. 팔꿈치는 90도로 유지하며, 동작을 완수하려고 팔꿈치나 손목을 신전시키기 않는다. 체간을 고정한 채 유지한다. 동작을 완수하기 위해 체간을 회전시키지 않는다.

전거근 펀치

(전거근)

단단한 물건에 밴드의 한끝을 확실하게 묶어준다. 주관절을 신전한 채 견관절 높이에서 밴드의 다른 끝을 잡는다(a). 체간을 곧게 유지하며 잡고 있는 밴드의 끝쪽이 부착 지점에서 멀어지도록 주먹을 뻗으며 견관절을 앞으로 내민다(b). 천천히 복귀한다.

변형법

등 뒤로 밴드의 중간 부분을 감은 채 앙와위에서 운동을 시행한다. 밴드의 끝 부분을 견관절 높이에서 잡고 팔꿈치를 편 채 유지하는 동안 밴드를 천장을 향해서 밀어준다.

트레이닝 조언

운동 전반에서 팔꿈치를 편 채 유지한다. 운동 중 체간을 회전시키지 않는다.

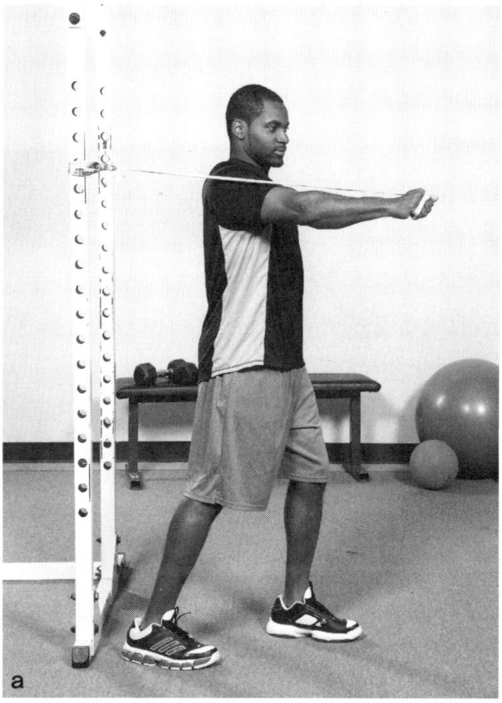

a

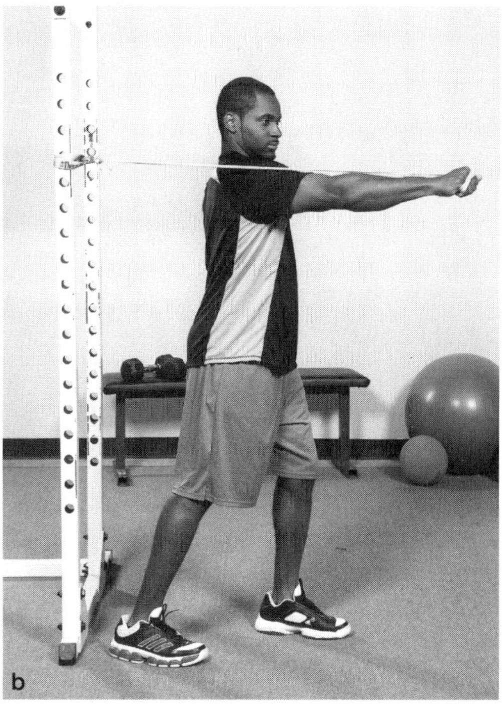

b

이두근 컬

(이두근)

한 발을 약간 앞으로 내디뎌 밴드나 튜브의 중간을 밟고 선다. 몸 옆에 놓인 팔꿈치와 손바닥을 위로 한 손으로 밴드의 양끝을 잡는다(a). 팔꿈치를 구부리며, 밴드를 위로 들어 올린다(b). 천천히 되돌아온다.

변형법

어깨 높이에서 단단한 물건으로 밴드의 한끝을 단단히 묶어준다. 견관절을 전방으로 90도 들어주며 팔꿈치를 편 채 그 손으로 밴드를 잡는다. 견관절을 고정한 채 유지하고, 팔꿈치를 구부려 손을 어깨에 닿게 한다.

트레이닝 조언

견관절과 팔꿈치를 안정되게 유지한다. 등을 곧게 유지하며 뒤로 기울이지 않는다. 복부를 긴장한 채 유지한다. 허리를 곧게 편다. 동작을 완수하기 위해 허리를 숙이지 않는다.

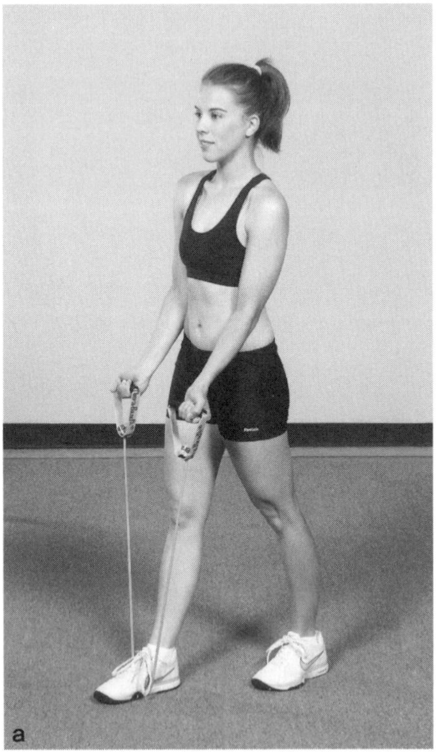
a

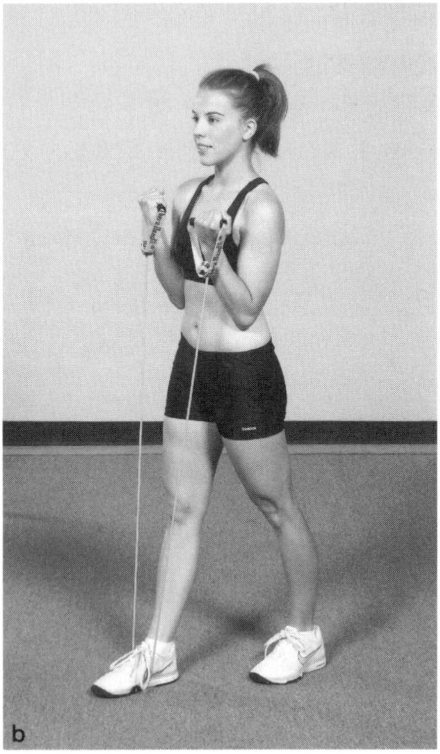
b

주관절 신전

(삼두근)

머리 위 높이에서 단단한 물체로 밴드의 중간 부분을 확고하게 걸어준다. 걸어준 지점을 향해서 서며, 팔꿈치를 구부린 채 몸 옆에 두고 밴드의 양끝을 잡는다(a). 양 팔꿈치를 펴주면서 몸 옆으로 유지한다(b). 천천히 되돌아온다.

변형법

뒤꿈치로 밴드의 한끝을 밟아 고정시킨다. 밴드의 다른 끝을 등 뒤로 가져오면서 견관절을 거상시키고 팔꿈치를 구부린 채 손바닥을 위로 한 손으로 머리 위에서 잡는다. 팔꿈치를 신전시키며, 밴드를 위쪽으로 밀어 올린다.

트레이닝 조언

견관절과 팔꿈치를 단단하게 유지한다. 등을 쭉 펴며 동작을 완수하기 위해 앞으로 숙이지 않는다. 복직근을 긴장한 채 유지한다. 손목을 똑바로 유지한다.

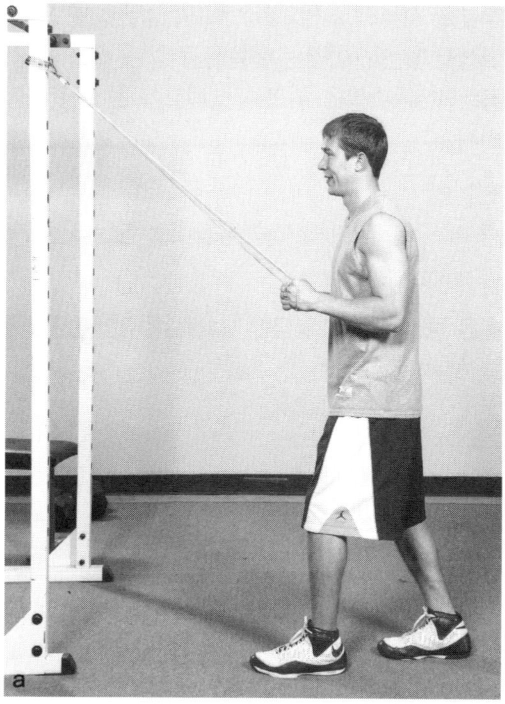

a

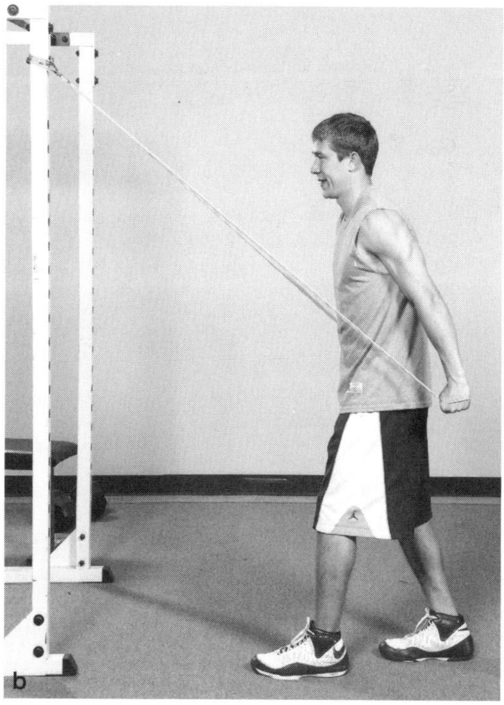

b

손목의 굴전

(손목 굴전근)

무릎을 구부리고 앉으며 밴드의 양끝을 한쪽 발로 밟아서 고정한다. 전완을 대퇴부 위에 고정시키는데, 이때는 운동하지 않는 팔을 이용한다. 손바닥을 위로 한 채 밴드의 중간을 잡는다(a). 손목을 위로 구부렸다가 천천히 되돌아온다(b). 몇 차례의 반복 후, 다른 팔로 바꿔준다.

변형법

좀 더 난이도를 높이도록 운동 볼에 앉는다.

트레이닝 조언

운동 중 팔꿈치를 일정한 자세로 유지한다. 동작을 완수하려고 팔꿈치를 쓰지 않는다.

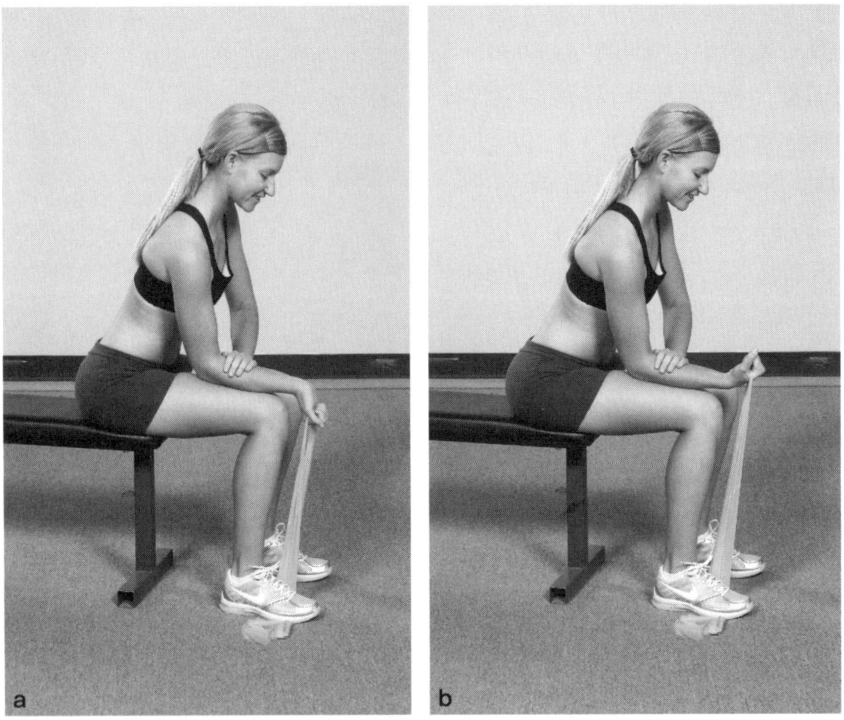

손목의 신전

(손목 신전근)

무릎을 구부리고 앉으며 한쪽 발로 밴드의 양 끝부분을 밟아서 고정한다. 운동하지 않는 팔을 이용하여 전완을 대퇴부 위에서 고정시킨다. 손바닥을 아래로 한 채 밴드의 중간을 잡는다(a). 손목을 위로 구부렸다가 천천히 되돌아온다(b). 몇 차례의 반복 후, 다른 팔로 바꿔준다.

변형법

양손바닥이 서로를 향하게 하여 어깨너비로 벌린 채 양손 사이에서 밴드의 양끝을 잡는다. 양손목을 동시에 신전한다. 난이도를 높이도록 짐볼 위에 앉는다.

트레이닝 조언

운동 중 팔꿈치를 일정한 자세로 유지한다. 동작을 완수하려고 팔꿈치를 쓰지 않는다.

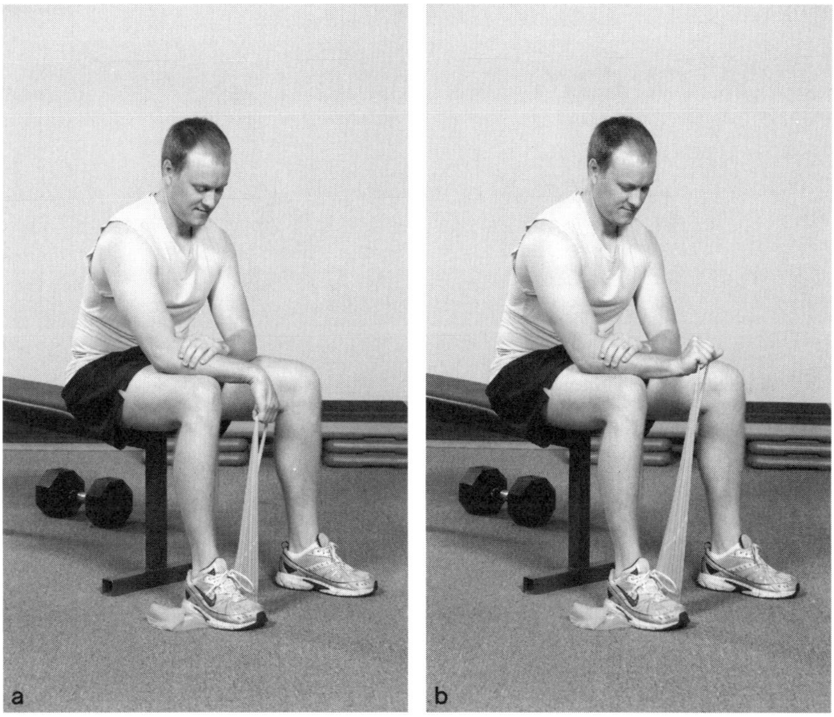

전완의 회외

(회외근, 이두근)

무릎을 구부리고 앉으며 한쪽 발로 밴드의 양 끝부분을 밟아서 고정한다. 운동하지 않는 팔을 이용하여 전완을 무릎 위에서 고정시킨다. 손바닥을 아래로 한 채 밴드의 중간을 잡는다(a). 전완을 회전시키며 손바닥을 위로 가게 돌린다(b). 천천히 되돌아온다.

변형법

양손바닥이 서로를 향하게 하여 어깨너비로 벌린 채 양손 사이에서 밴드의 양끝을 잡는다. 양쪽 전완을 동시에 회전시키며 손바닥을 위로 돌려준다. 난이도를 높이도록 짐볼 위에 앉는다.

트레이닝 조언

운동 중 팔꿈치를 일정한 자세로 유지한다. 동작을 완수하려고 팔꿈치를 쓰지 않는다.

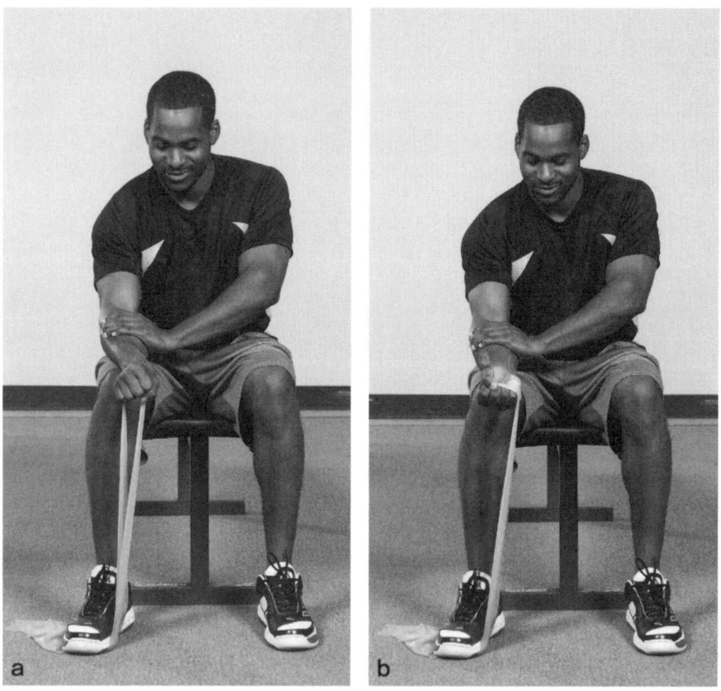

전완의 회내

(원회내근)

무릎을 구부리고 벤치에 앉으며 한쪽 발로 밴드의 양 끝부분을 밟아서 고정한다. 전완을 무릎 위에 올려놓는다. 손바닥을 위로 한 채 밴드의 중간을 잡는다(a). 전완을 회전시키며 손바닥을 아래로 가게 돌린다(b). 천천히 되돌아온다.

변형법

난이도를 높이도록 짐볼 위에 앉는다.

트레이닝 조언

운동 중 팔꿈치를 일정한 자세로 유지한다. 동작을 완수하려고 팔꿈치를 쓰지 않는다.

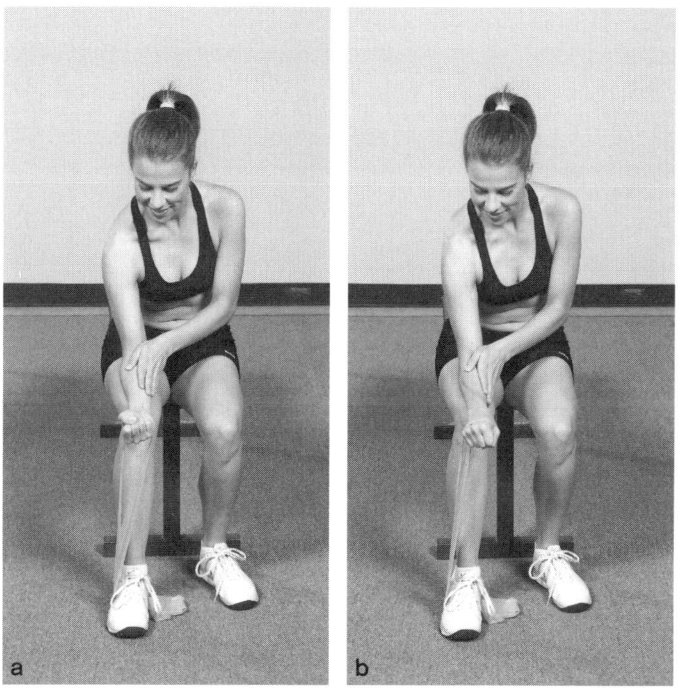

척측 편위

(전완 굴전근과 신전근)

무릎을 구부리고 앉으며 한쪽 발로 밴드의 양 끝부분을 밟아서 고정한다. 엄지손가락이 전방을 향하게 하고 몸 옆에 둔 팔꿈치와 손바닥은 안으로 향한 채 밴드의 중간을 잡는다(a). 팔꿈치를 그대로 유지한 채 손목을 뒤로 움직인다(b). 천천히 되돌아온다.

변형법

난이도를 높이도록 짐볼에 앉는다.

트레이닝 조언

운동 중 팔꿈치를 일정한 자세로 유지한다. 운동을 완수하기 위해 팔꿈치를 이용하지 않는다. 견관절을 신전하지 않으며 그대로 안정되게 유지한다.

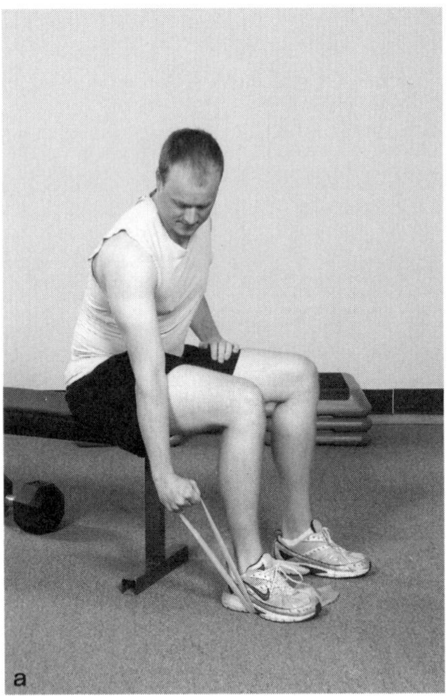

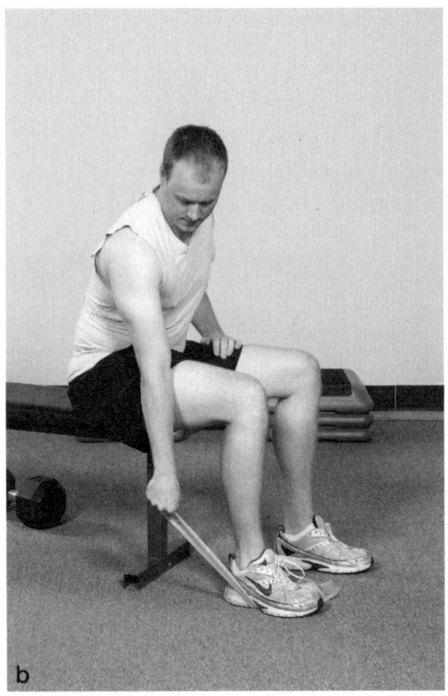

요측 편위

(전완 굴전근과 신전근)

무릎을 구부리고 앉으며 밴드의 양끝을 한쪽 발로 밟아서 고정한다. 운동하지 않는 팔을 이용하여 전완을 대퇴부 위에서 고정시킨다. 엄지손가락이 전방을 향한 채 밴드의 중간을 잡는다(a). 팔꿈치를 그대로 유지한 채 손목을 위로 움직인다(b). 천천히 되돌아온다.

변형법

난이도를 높이도록 짐볼 위에 앉는다.

트레이닝 조언

운동 중 팔꿈치를 일정한 자세로 유지한다. 운동을 완수하려고 팔꿈치를 이용하지 않는다.

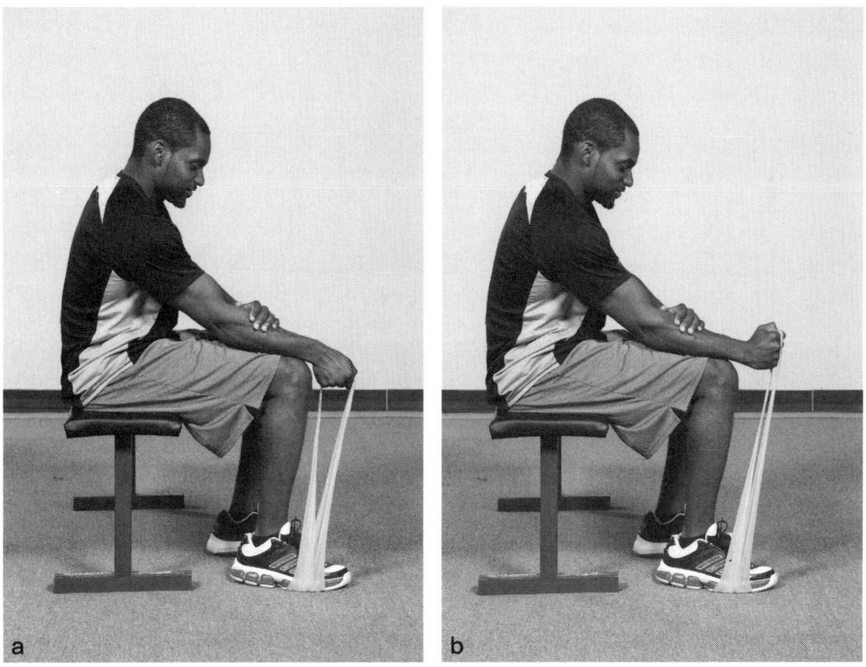

고관절 내회전

(고관절 회전근)

밴드의 양끝을 고정된 물체로 묶어준다. 운동하지 않는 쪽을 부착 지점으로 향한 채 의자나 벤치에 앉으며 밴드의 중간을 발목에 걸어준다(a). 자신의 하퇴를 밴드에 대항해서 밖으로 회전시킨다(b). 천천히 되돌아온다.

변형법

밴드의 양끝을 고정된 물체의 바닥 근처에 묶어준다. 고정 지점에 운동하지 않는 쪽을 가깝게 한 채, 밴드의 중간을 발목에 걸어준다. 한 발 무릎 꿇은 자세에서(운동하는 쪽 무릎을 세우고) 하퇴를 바깥으로, 바닥을 가로질러 회전시키며, 밴드를 부착 지점에서 먼 쪽으로 당겨준다. 천천히 되돌아온다.

트레이닝 조언

등을 구부리지 않도록 조심한다. 등을 펴준다. 고관절 굴전을 피한다.

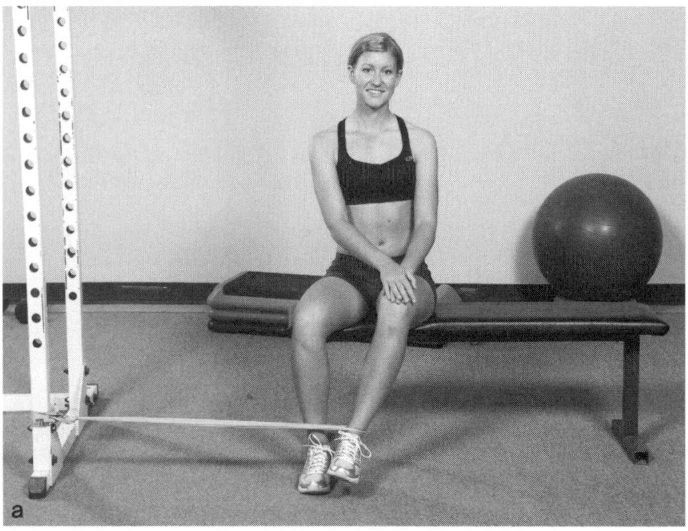

a

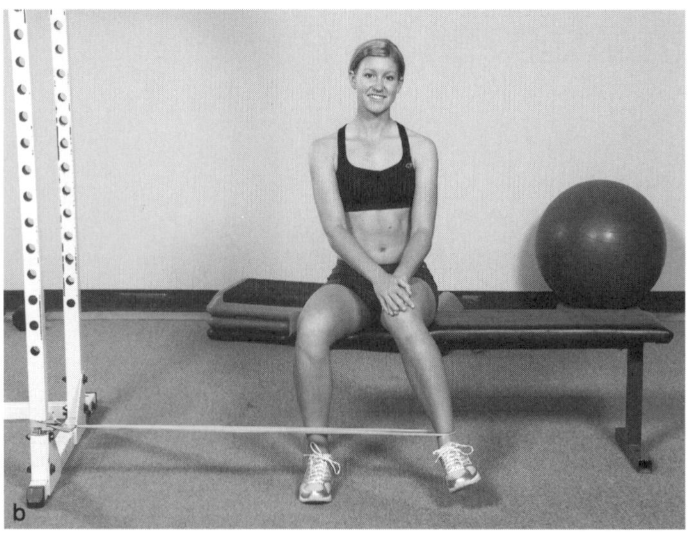

b

고관절 외회전

(고관절 회전근)

밴드의 양끝을 고정된 물체에 묶어준다. 운동하는 쪽을 부착 지점으로 향한 채 의자나 벤치에 앉으며 밴드의 중간을 발목에 걸어준다(a). 하퇴를 밴드에 대항해서 안으로 회전시킨다(b). 천천히 되돌아온다.

변형법

밴드의 양끝을 고정된 물체의 바닥 근처에 묶어준다. 고정 지점에 운동하는 쪽을 가깝게 한 채, 밴드의 중간을 발목에 걸어준다. 한 발 무릎 꿇은 자세에서(운동하는 쪽 무릎을 세우고) 하퇴를 안으로, 바닥을 가로질러 회전시키며, 밴드를 부착 지점에서 먼 쪽으로 당겨준다. 천천히 되돌아온다.

트레이닝 조언

등을 구부리지 않도록 조심한다. 등을 펴준다. 고관절 굴전을 피한다.

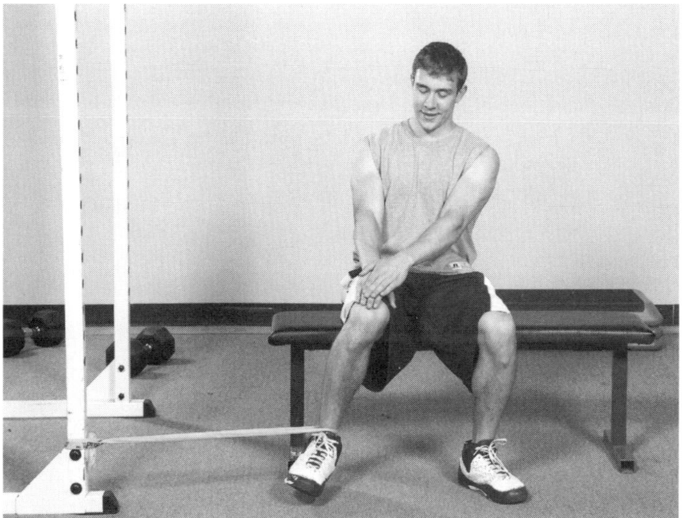

a

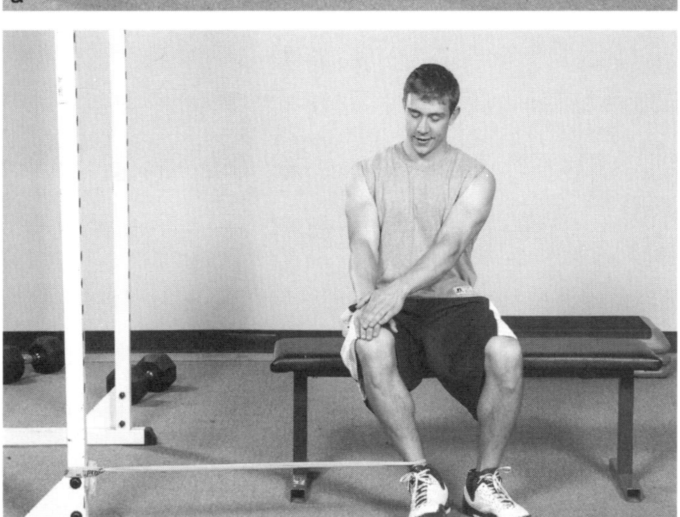

b

고관절 굴전

(장요근)

고정된 물체의 바닥 근처에 밴드의 양끝을 묶어준다. 족관절에 밴드의 중간을 걸어준다(a). 밴드 부착 지점을 등지고 서서 다리를 천천히 전방으로 올려주며, 슬관절을 편 채 유지한다(b).

변형법

밴드의 중간을 족관절에 걸어준다. 다른 쪽 발(운동하지 않는)로 밴드를 밟고 서며 밴드의 양끝을 손으로 잡는다. 무릎을 쭉 편 채, 하퇴를 천천히 앞으로 차올린다. 난이도를 높이도록 스폰지 패드 위에 선다.

트레이닝 조언

등이 구부러지지 않도록 곧게 유지한다. 복직근을 긴장한 채 유지한다.

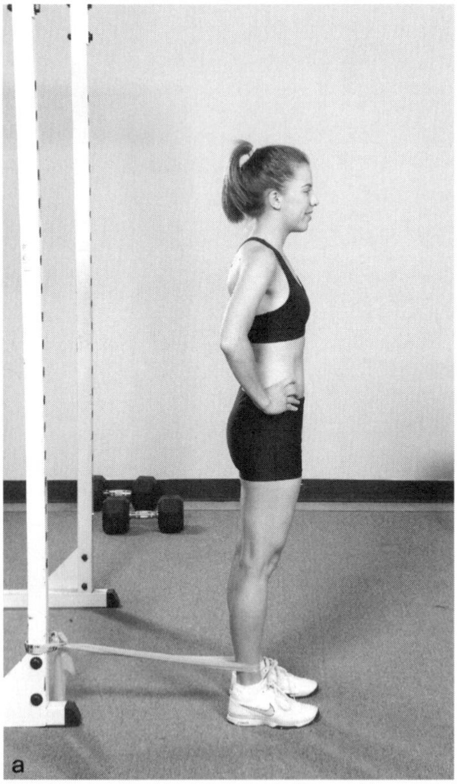
a

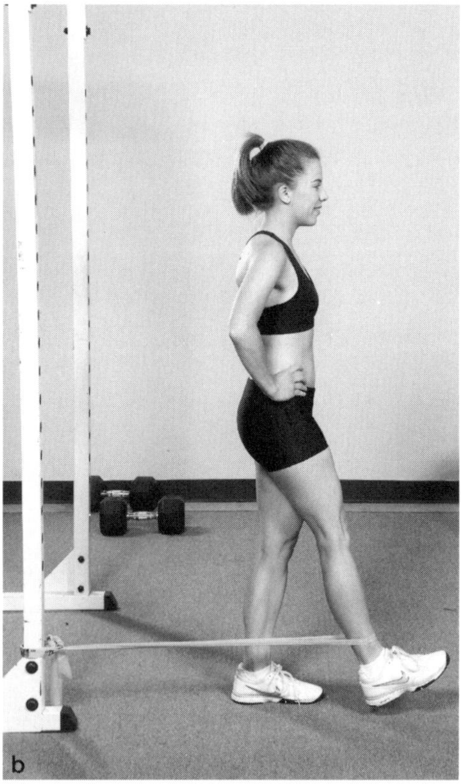
b

고관절 신전

(대둔근)

고정된 물체의 바닥 근처에 밴드의 양끝을 묶어준다. 족관절에 밴드의 중간을 걸어준다(a). 밴드 부착 지점을 향하고 서서 다리를 천천히 후방으로 올려주며, 슬관절을 편 채 유지한다(b). 천천히 되돌아온다.

변형법

밴드의 중간 부분을 발목에 감는다. 다른 발(운동하지 않는)로 밴드를 밟고 서며 밴드의 양끝을 양손으로 잡는다. 무릎을 곧게 유지하며 다리를 천천히 뒤로 올린다. 천천히 복귀한다. 난이도를 높이도록 푹신한 발판 위에 서서한다.

트레이닝 조언

등이 구부러지지 않도록 곧게 유지한다. 복직근을 긴장한 채 유지한다.

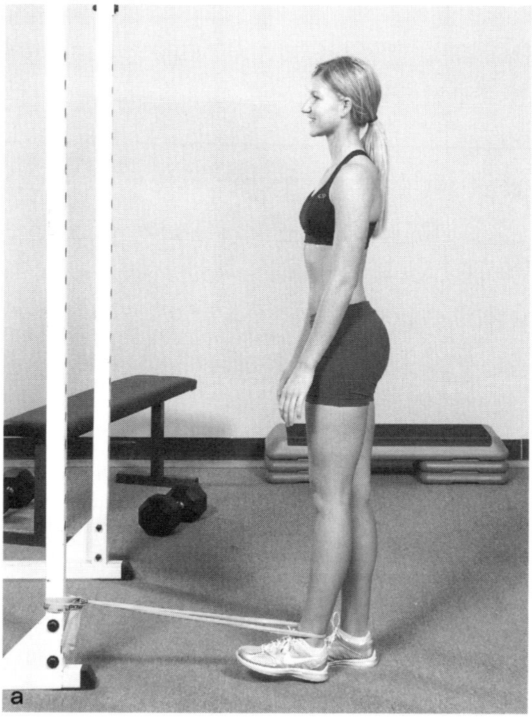

a

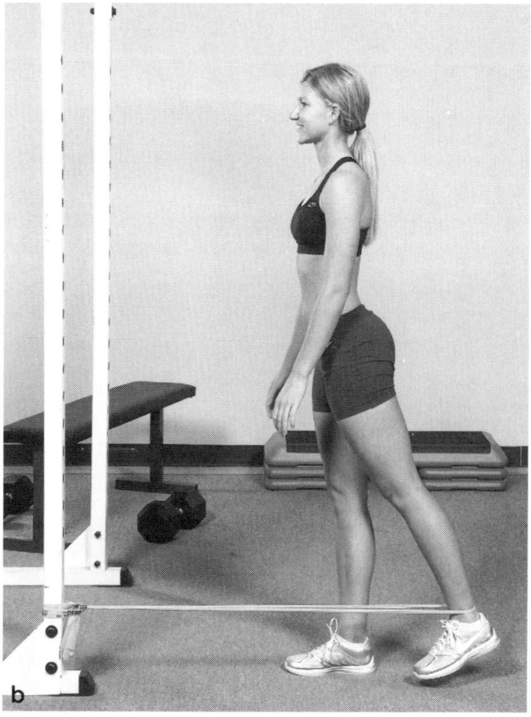

b

고관절 외전

(중둔근)

고정된 물체의 바닥 근처에 밴드의 양끝을 묶어준다. 족관절에 밴드의 중간을 걸어준다(a). 밴드 부착 지점을 향하고 서서 다리를 천천히 후방으로 올려주며, 슬관절을 편 채 유지한다(b). 천천히 되돌아온다.

변형법

발목에 밴드의 중간을 걸어준다. 다른 발(운동하지 않는)로 밴드를 밟고 서며 손으로 밴드의 양끝을 잡는다. 무릎을 편 채 유지하며, 하퇴를 천천히 몸을 가로질러 당겨준다. 천천히 되돌아간다. 난이도를 높이도록 푹신한 발판 위에 선다.

트레이닝 조언

등이 구부러지지 않도록 곧게 유지한다. 복직근을 긴장한 채 유지한다.

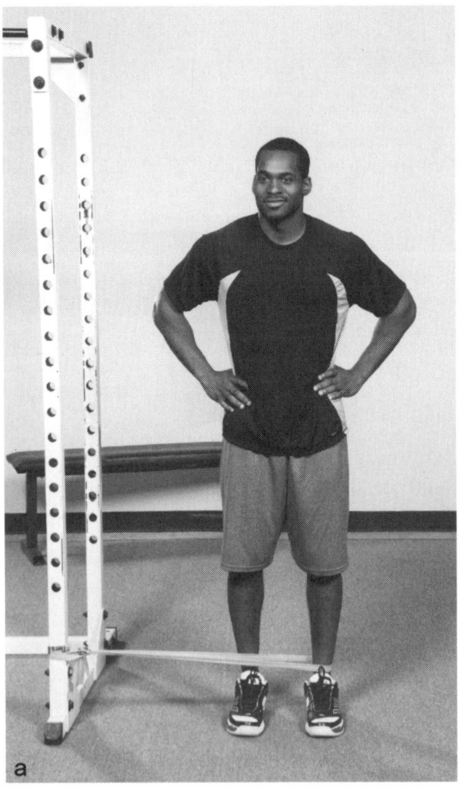
a

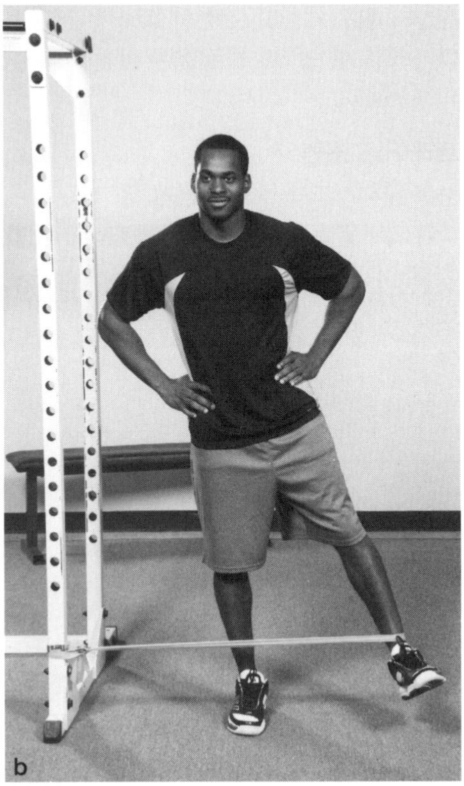
b

고관절 내전

(고관절 내전근)

밴드의 양끝을 고정된 물체의 바닥에 가깝게 확실히 묶어준다. 족관절 주변에 밴드의 중간을 걸어준다(a). 무릎을 쭉 편 채 체간을 가로질러 발을 천천히 이동시킨다(b). 다시 원상복귀한다.

변형법

족관절에 밴드의 중간을 걸어준다. 다른 쪽(운동하지 않는) 발로 밴드를 밟고 서며 한 손으로 밴드의 양끝을 잡는다. 무릎을 쭉 편 채 하지를 몸을 가로질러 이동시킨다. 천천히 복귀한다. 난이도를 높이도록 푹신한 바닥에 선다.

트레이닝 조언

등을 굽히지 않는다. 쭉 편 채 유지한다. 복근의 긴장을 유지한다.

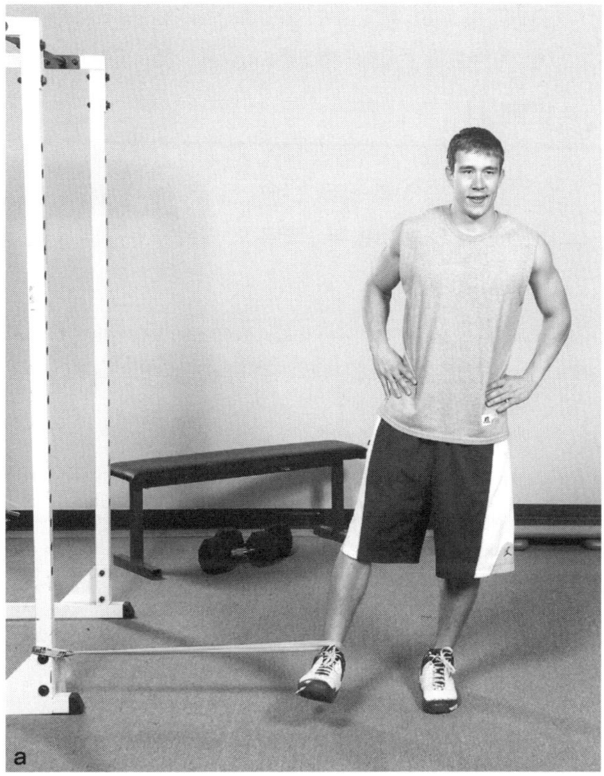
a

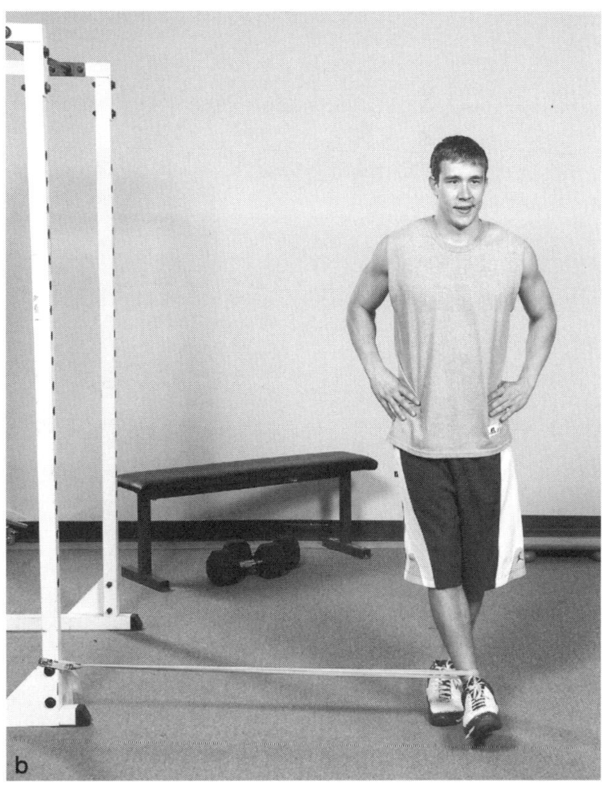
b

슬관절 굴전

(슬괵근)

고정된 물체에 밴드의 양끝을 확실히 묶어준다. 그 묶은 지점을 보며 벤치에 앉는다. 족관절에 그 밴드의 중간을 걸어준다(a). 엉덩이 쪽으로 무릎을 구부리며(b) 천천히 되돌아온다.

변형법

무릎 높이에서 고정된 물체에 밴드의 양끝을 묶어준다. 머리를 부착 지점에서 먼 쪽으로 한 채 엎드린다. 한쪽 발목에 밴드의 중간부를 걸어준다. 무릎을 구부린 자세로 시작해서 무릎을 밴드에 대항하여 더 구부리며 발목을 둔부에 닿게 당긴다. 천천히 되돌아온다.

트레이닝 조언

등을 곧게 유지하며 복직근을 긴장시킨다. 등을 구부정하게 만들지 않는다.

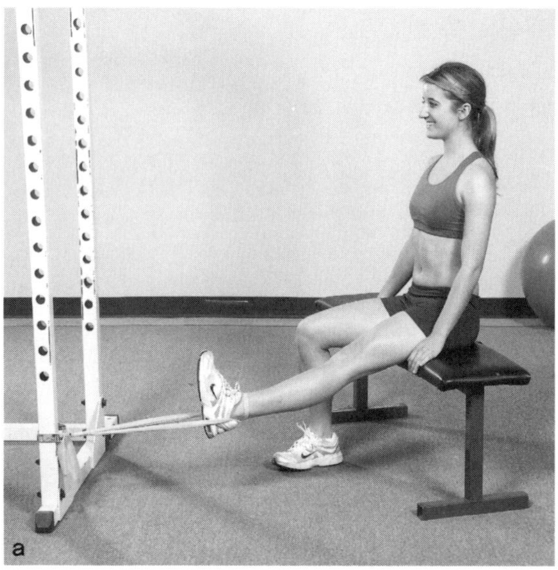

a

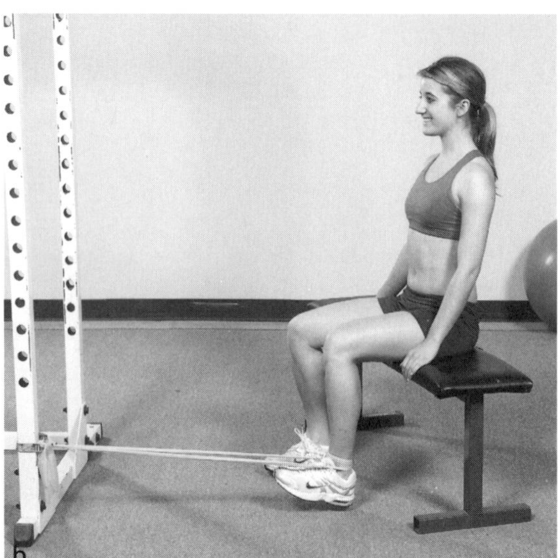

b

슬관절 신전

(사두근)

고정된 물체에 밴드의 양끝을 확실히 묶어준다. 부착 지점에 등을 보이고 벤치에 앉으며 밴드의 중간부를 족관절과 발에 걸어준다(a). 무릎을 신전시키며(b) 천천히 되돌아온다.

변형법

무릎 높이에서 고정된 물체에 밴드의 양끝을 묶어준다. 머리를 부착 지점 쪽으로 한 채 엎드린다. 한쪽 발목에 밴드의 중간부를 걸어준다. 무릎을 구부린 자세로 시작해서 무릎을 밴드에 대항하여 신전시키며 발목을 바닥에 닿게 당긴다. 천천히 되돌아온다.

트레이닝 조언

등을 곧게 유지하며 복직근을 긴장시킨다. 등을 구부정하게 만들지 않는다.

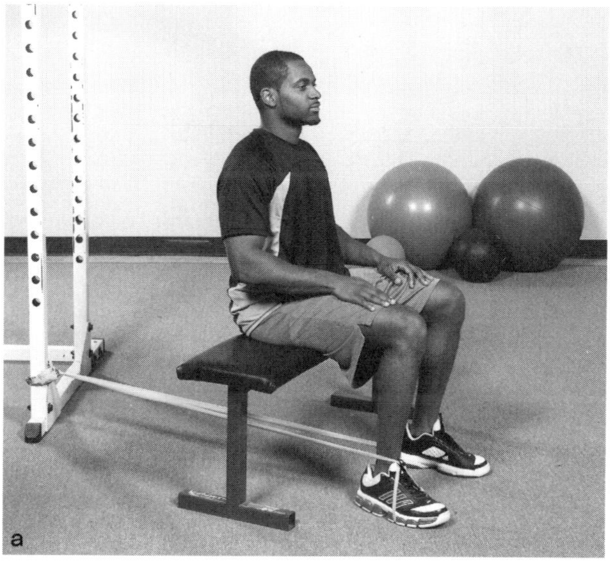

a

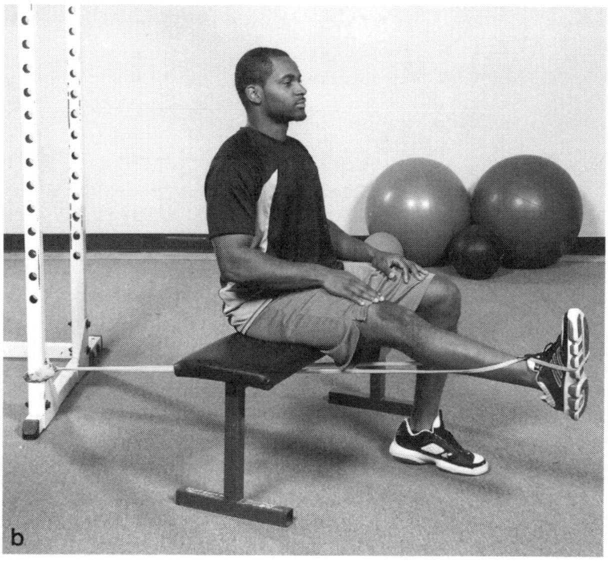

b

최종부위 슬관절 신전
(사두근, 내측광근)

단단한 물체의 무릎 높이에 고리를 만든 밴드의 양 끝부분을 확고하게 묶어준다. 부착 지점을 향해 서며, 약간 구부린 무릎 뒤로 고리를 걸어준다(a). 무릎을 천천히 펴주며 슬관절의 신전과 함께 밴드를 당겨준다(b).

변형법
한 발로 선 채 운동을 시행한다. 난이도를 높이도록 푹신한 바닥 위에 선다.

트레이닝 조언
밴드가 무릎 약간 위에서 감싸지는지 확인하라. 무릎을 과신전시키지 않는다.

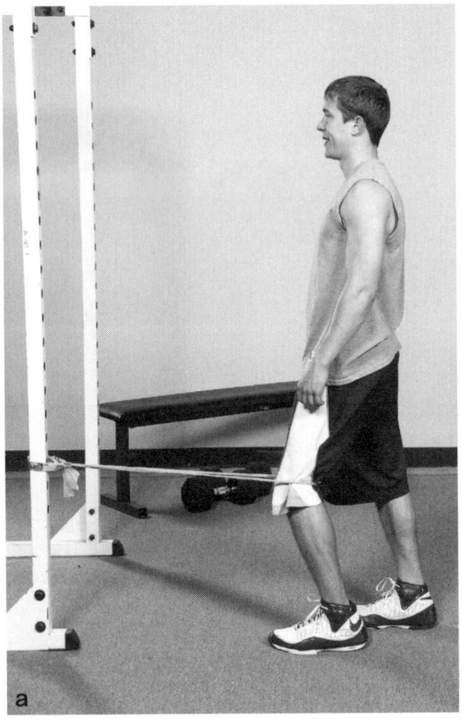
a

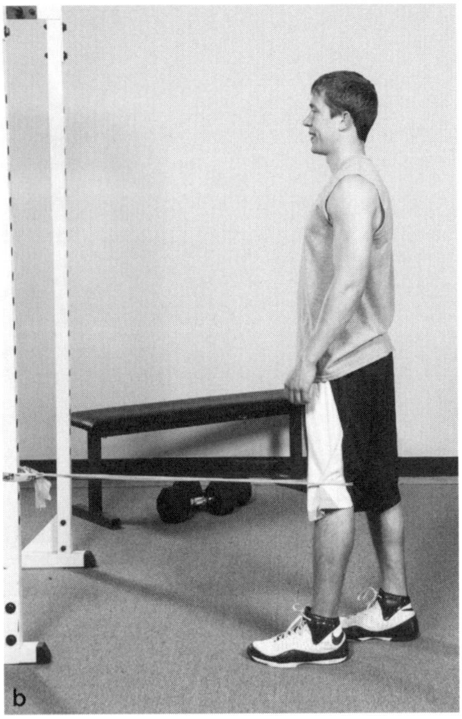
b

족배 굴전

(전경근)

양 무릎을 편 채 바닥에 앉는다. 한 발에 밴드의 중간을 걸어주며 양 끝부분을 손으로 잡는다. 밴드를 고정하도록 다른 쪽(운동하지 않는) 발로 밴드 위를 눌러준다(a). 밴드의 저항에 대항해서 운동하는 발목의 발을 머리 쪽으로 당겨준다(b). 천천히 복귀한다.

변형법

무릎을 굴전한 채 운동을 시행한다. 밴드의 중간 부분을 운동하는 발에 걸어주며 밴드는 다른 발로 고정한다. 운동하는 쪽 발목을 위로 올려준다. 천천히 되돌아온다.

트레이닝 조언

운동을 완수하기 위해 무릎을 지나치게 움직이지 않도록 유지한다.

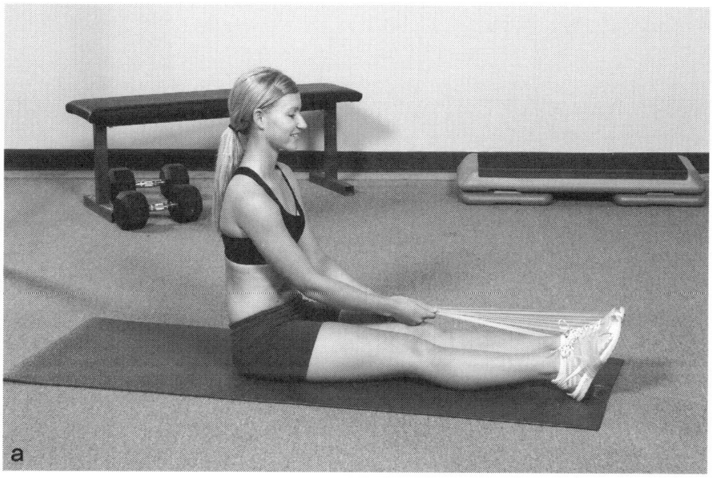

a

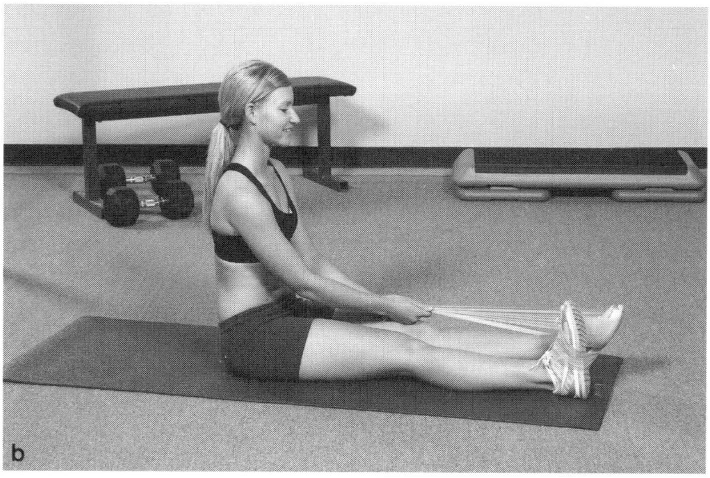

b

족척 굴전

(비복근과 가자미근)

양 무릎을 편 채 바닥에 앉는다. 한 발에 밴드의 중간을 걸어주며 양 끝부분을 손으로 잡는다(a). 밴드의 저항에 대항해서 발을 아래로 밀어준다(b). 천천히 되돌아온다.

변형법

의자에 앉거나 짐볼에 앉은 채 운동을 시행한다. 가자미근을 운동시키기 위하여 무릎을 약간 구부린다.

트레이닝 조언

운동을 완수하기 위해 무릎을 지나치게 움직이지 않도록 유지한다.

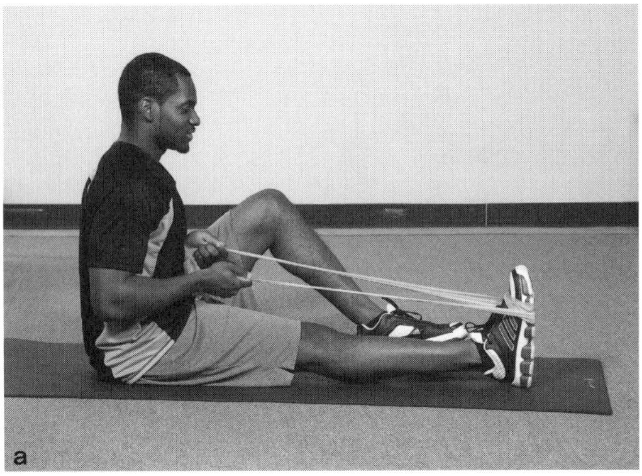

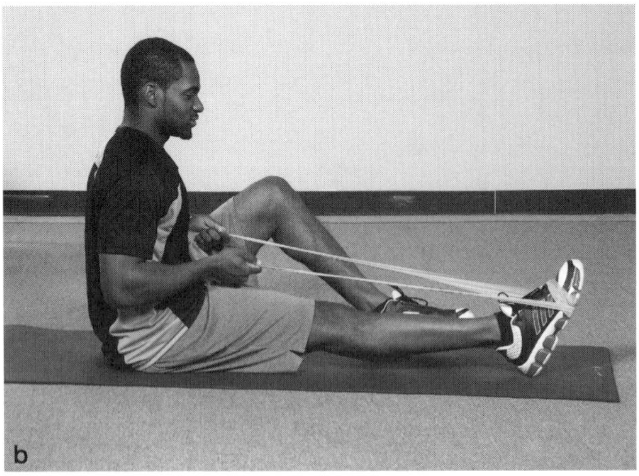

내반
(후경근)

한 무릎을 쭉 편 채 바닥에 앉는다. 밴드의 중간 부분을 신전한 하지의 발 주위에 감아주며 다른 쪽(운동하지 않는) 다리를 쭉 편 다리 위로 넘긴다. 위쪽 발에 밴드를 걸어주며 밴드의 양끝을 손으로 잡는다(a). 발을 밴드에서 먼 쪽으로 안으로 돌려준다(b). 천천히 되돌아온다.

변형법
운동하려는 발을 다른 쪽 무릎 위로 올리고 앉는다. 발에 밴드의 중간 부분을 감아주며 바닥쪽 발 아래에서 밴드의 양끝을 고정한다. 발을 머리 쪽으로 상방으로 들어 올린다. 천천히 복귀한다.

트레이닝 조언
무릎과 고관절을 안정되게 유지한다. 운동을 완수하기 위해 다리를 돌리지 않는다.

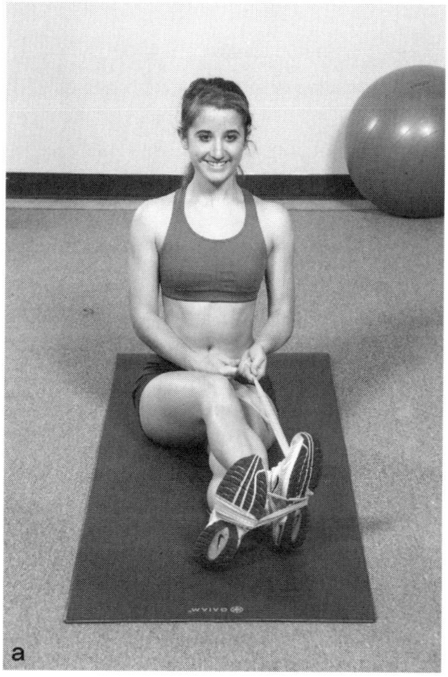
a

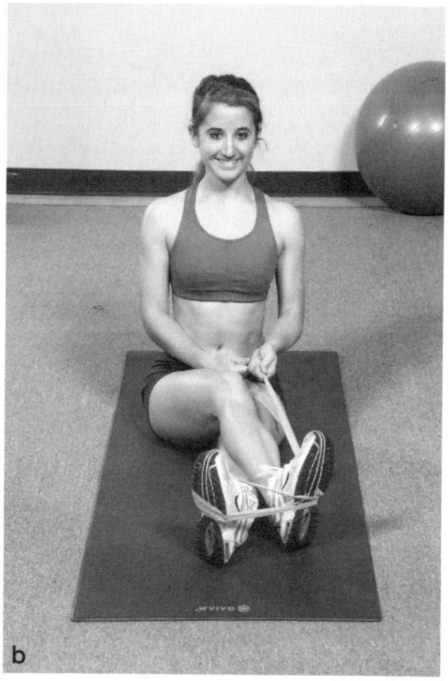
b

외반
(비골근)

양 무릎을 쭉 편 채 바닥에 앉는다. 밴드의 중간 부분을 신전한 하지의 발 주위에 감아주며 운동하지 않는 쪽 발 옆으로 지나가게 하여 밴드의 양끝을 잡는다(a). 발을 밴드에서 먼 쪽으로 밖으로 돌려준다(b). 천천히 되돌아온다.

변형법
양 무릎을 구부린 채 앉으며 운동할 발에 밴드의 중간을 감아준다. 반대쪽 발 아래에 밴드의 끝 부분을 고정시킨다. 밴드에서 먼 쪽으로 발을 밖으로 돌린다. 천천히 되돌아온다.

트레이닝 조언
무릎과 고관절을 안정되게 유지한다. 운동을 완수하기 위해 다리를 돌리지 않는다.

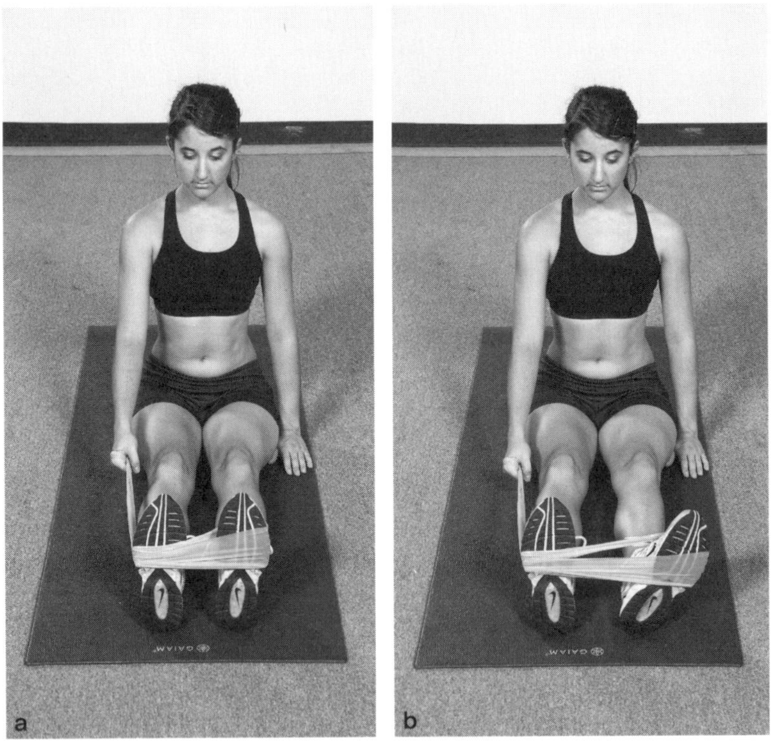

4

가슴, 등 위쪽 그리고 견관절 운동

근력강화 트레이닝에서 신체가 가장 과도하게 운동하는 부위 중 하나가 가슴이며, 주로 미용적인 이유에서일 것이다. 불행스럽게도, 극소수의 운동선수만이 상부 등 근육들과 과도하게 운동한 가슴 근육들 사이에서 균형이 잡히도록 시간을 할애한다. 이 부위의 불균형은 견관절 및 목의 문제와 함께 잘못된 자세의 원인이 될 수 있다. 탄력적 저항은 전통적인 근력강화 장비들에서 시행된 공통적인 운동을 쉽게 흉내낼 수 있으며 이러한 운동을 선 자세로도 할 수 있게 해준다. 그러므로 운동을 보다 난이도 있게 만들어준다.

가슴과 상부 등의 근력강화는 경부의 손상과 함께 견관절 손상을 예방하거나 재활치료 하는 데도 도움을 준다. 더욱이 가슴과 상부 등의 특정한 스포츠 트레이닝은 야구, 소프트볼, 테니스 그리고 배구와 같이 팔을 올리고 던지는 스포츠에서 중요하다. 가슴과 상부 등의 근력을 강화시키는 것은 물건 나르기를 위한 그리고 밀기나 당기기 움직임에 대한 기능적인 의미도 있다. 근육 균형을 위하여 대립하는 근육군을 강화시키는 것 역시 중요하다. 예를 들면, 상부 등 운동과 함께 가슴 운동을 병행하면 더욱 효과적으로 균형을 잡을 수 있다.

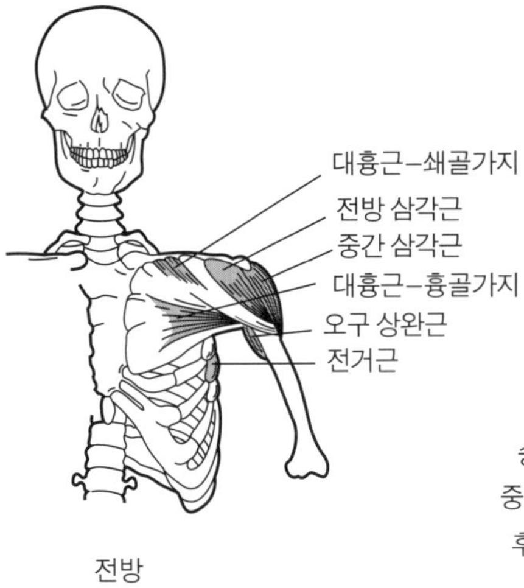

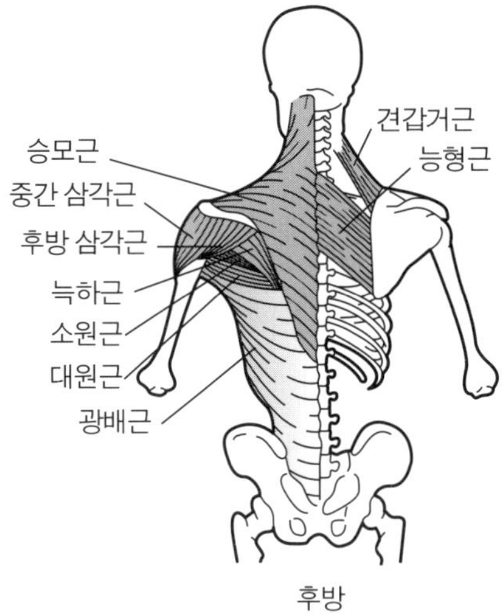

(a) 가슴과 상부 등의 근육들, 전방과 후방 모습

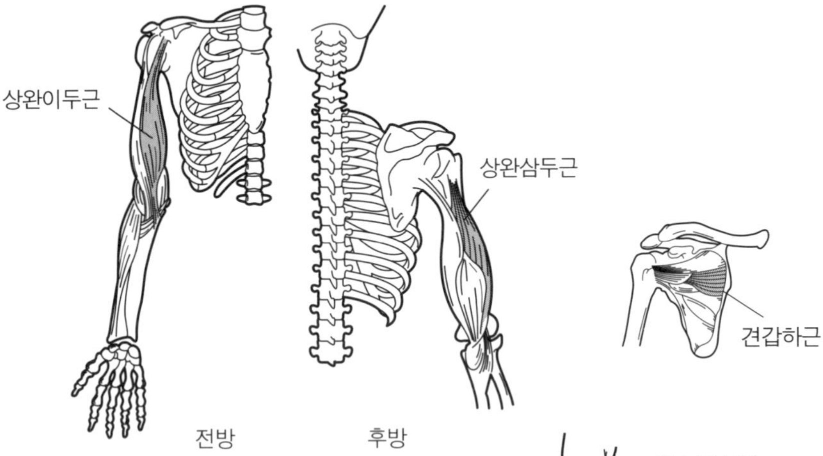

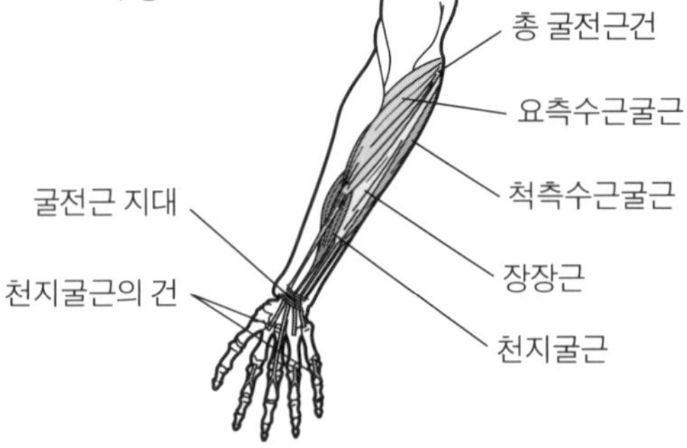

(b) 견관절과 팔의 근육들

가슴 프레스

(대흉근, 전방 삼각근)

견관절 높이보다 약간 높게 고정된 물체에 밴드의 중간부를 묶어준다. 부착 지점을 등지고 선다. 한 발을 다른 쪽 발보다 약간 앞으로 내디딘 채 엇갈린 보폭을 이용한다. 팔꿈치를 굽힌 채 견관절 높이에서 밴드의 양끝을 잡는다(a). 팔꿈치를 펴주며, 밴드를 전방으로 밀어준다(b). 천천히 복귀한다.

변형법

위로 기울어짐(하부 부착 지점 높이) 또는 아래로 기울어짐(상부 부착 지점 높이) 프레스를 위하여 밴드 부착 지점의 높이를 변화시킨다.

트레이닝 조언

견갑골을 아래로 유지한다. 움직임과 함께 어깨가 움츠러지지 않도록 한다. 등을 굽히지 않으며 곧게 유지한다. 복직근을 긴장한 채 유지한다. 허리를 곧게 유지한다.

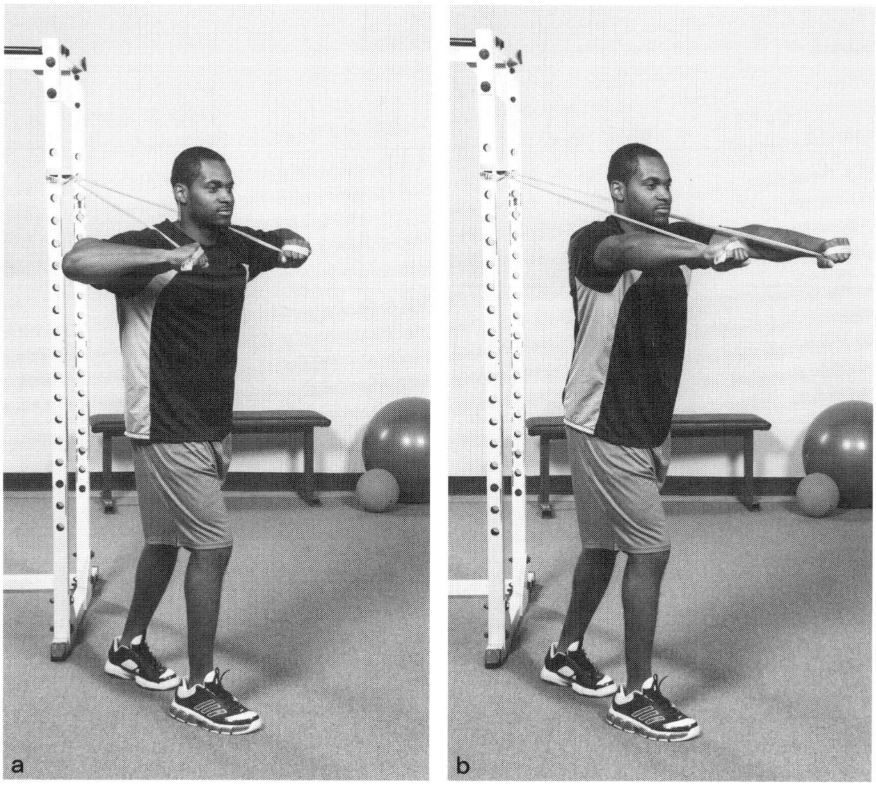

a b

가슴 플라이

(대흉근, 전방 삼각근)

견관절 높이보다 약간 높게 고정된 물체에 밴드의 중간부를 묶어준다. 부착 지점을 등지고 선다. 한 발을 다른 쪽 발보다 약간 앞으로 내디딘 채 엇갈린 보폭을 이용한다. 팔꿈치를 쭉 펴거나 거의 편 채 견관절 높이에서 밴드의 양끝을 잡는다(a). 손바닥이 서로 마주하도록 하여 밴드를 안으로 당겨준다(b). 천천히 되돌아온다.

변형법

위로 기울어짐(하부 부착 지점 높이) 또는 아래로 기울어짐(상부 부착 지점 높이) 프레스를 위하여 밴드 부착 지점의 높이를 변화시킨다.

트레이닝 조언

등을 곧게 그리고 복직근을 팽팽하게 유지한다. 등을 구부정하게 또는 어깨를 둥글게 만들지 않는다. 허리를 곧게 유지한다.

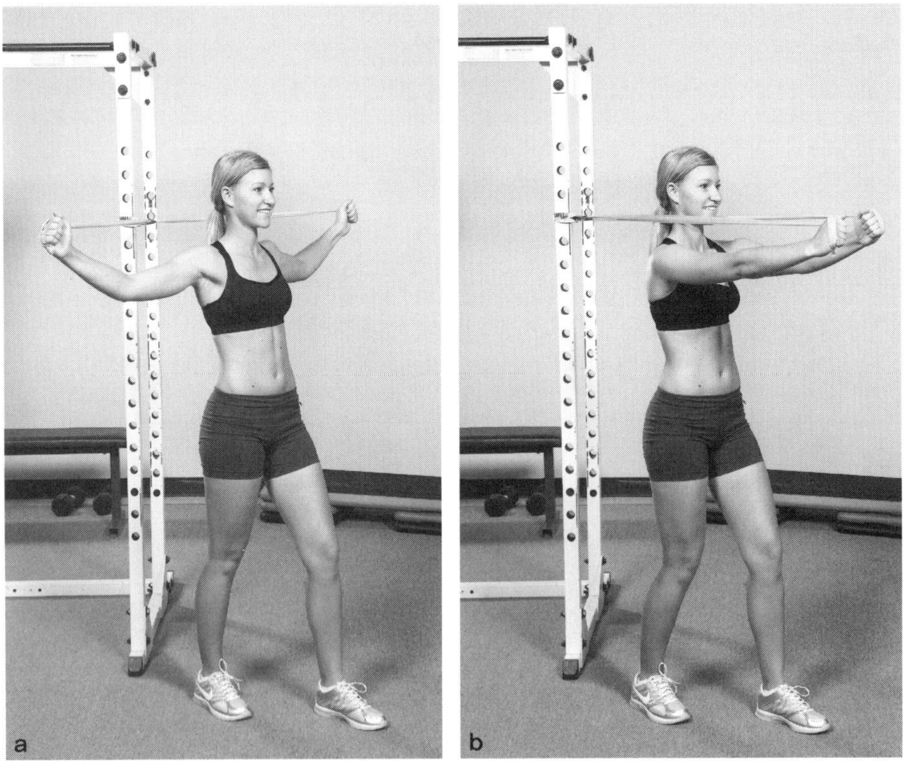

팔굽혀펴기

(흉근, 삼두근)

바닥에서 팔굽혀펴기 자세를 취한다. 양손으로 밴드의 양 끝부분을 고정시키며 견갑골을 지나도록 늘여준다(a). 밴드의 저항에 대항해서 팔굽혀펴기를 한다(b).

변형법

발끝이나 양 무릎을 대고 팔굽혀펴기를 시행한다.

트레이닝 조언

등을 구부정하게 만들지 않으며 곧게 유지한다. 고관절이 처지지 않도록 한다.

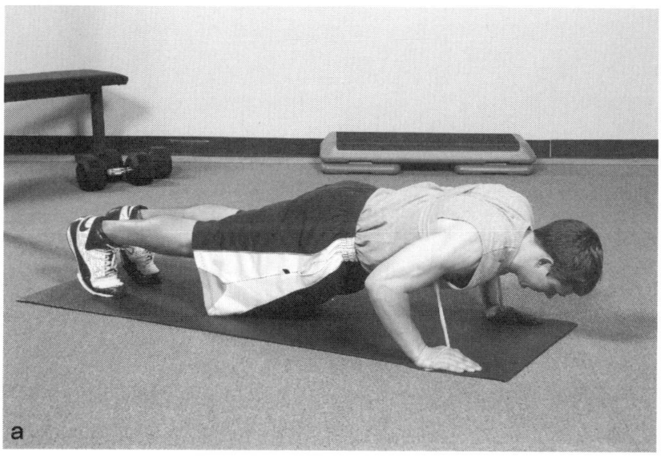

a

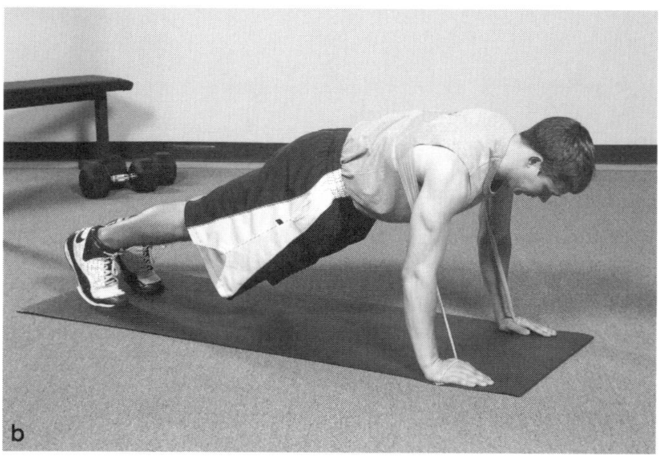

b

앙와위 풀오버
(흉근, 광배근)

고정된 물체의 바닥 근처에 밴드의 양끝을 묶어준다. 양 무릎을 구부린 채 등을 대고 바로 눕는다. 팔꿈치를 편 채 양팔을 머리 위로 올리며 밴드의 가운데를 양손으로 잡는다(a). 팔꿈치를 편 채 밴드를 고관절 쪽으로 당겨준다(b). 천천히 되돌아온다.

변형법
왼팔과 오른팔을 번갈아 시행한다.

트레이닝 조언
등을 굽히지 않으며 곧게 유지한다. 팔꿈치와 손목을 편 채 유지한다.

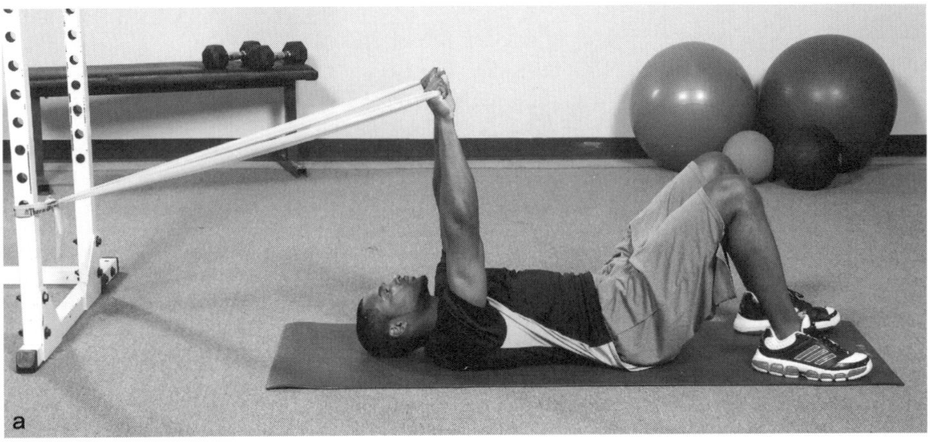
a

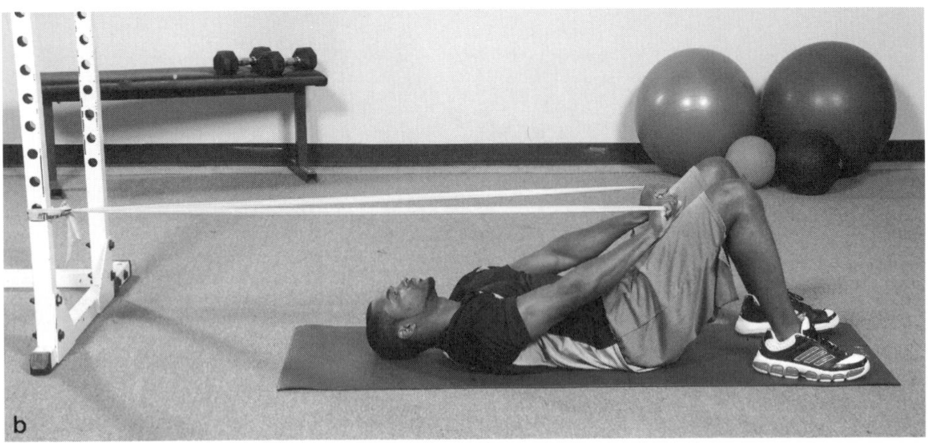
b

다이나믹 허그

(전거근)

서 있는 자세에서, 밴드의 중간 부분이 견갑골 높이를 지나도록 등에 감아주며 양 끝부분은 팔위로 걸쳐 앞으로 오게 해 가슴보다 약간 아래에서 끝 부분을 손으로 잡는다. 양 견관절을 약간 외전시키며 양 팔꿈치를 약간 굽힌다(a). 마치 다른 사람을 끌어안듯이 몸 앞에서 양손이 교차되도록 가져간다(b). 천천히 되돌아온다.

트레이닝 조언

운동의 마지막에 양 견갑골이 벌어지도록 양 팔꿈치를 약간 굽힌 채 유지한다. 목을 중립자세로 유지하며 머리를 앞으로 내밀지 않는다.

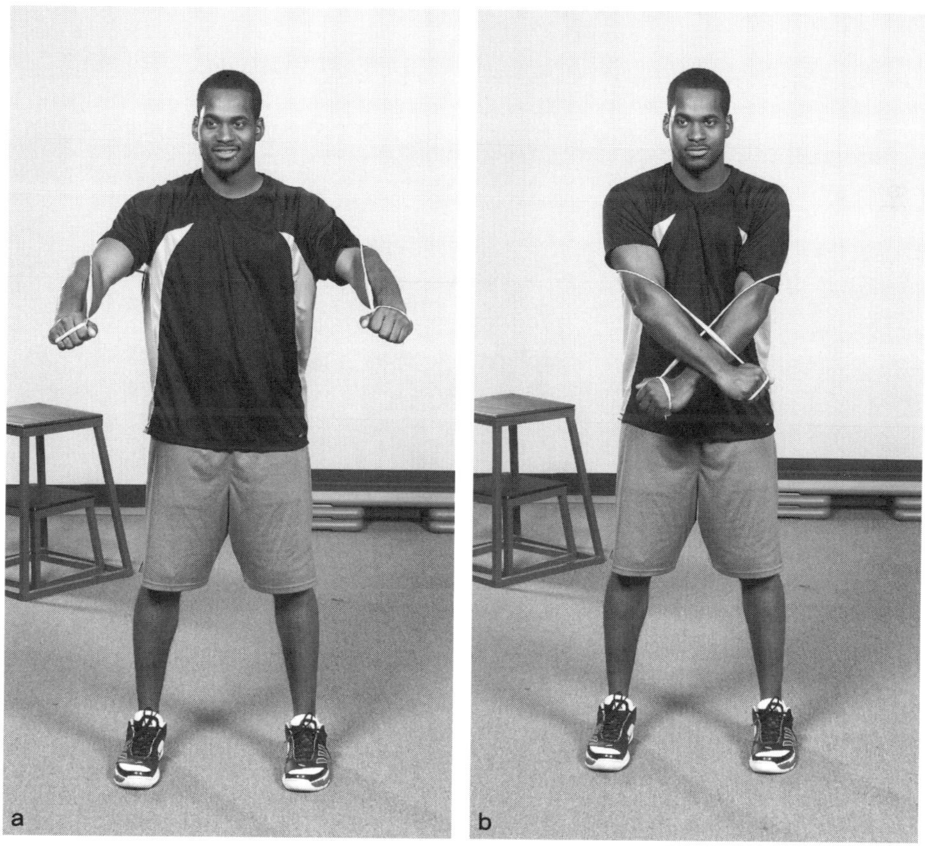

앉은 자세로 노젓기

(능형근, 중간 승모근)

벤치에 앉으며 전면에 있는 고정된 물체에 밴드의 중간 부분을 묶어준다. 전면에서 양 팔꿈치를 쭉 편 채 밴드의 양끝을 잡아주며(a), 팔꿈치를 굽히면서 하부 늑골 쪽으로 밴드를 당겨준다(b). 천천히 되돌아온다.

변형법

고관절 높이 정도로 밴드 당김 높이를 변화시킨다. 난이도를 높이도록 짐볼에 앉아 실행한다.

트레이닝 조언

등을 굽히지 않으며 곧게 유지한다. 복부를 긴장한 채 유지한다. 허리를 곧게 유지한다.

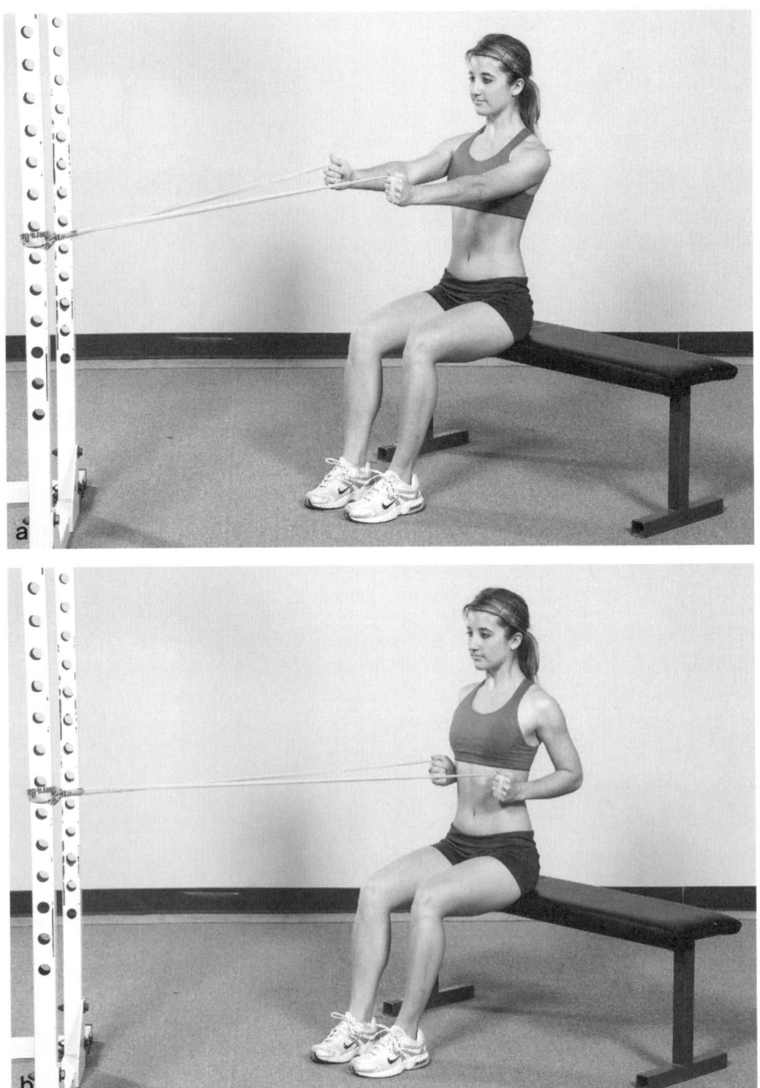

리버스 플라이
(능형근, 중간 승모근)

어깨 높이의 고정된 물체에 밴드의 중간 부분을 묶어준다. 부착 지점을 향해 선다. 한 발을 앞으로 내밀고 선 자세를 사용하며, 팔꿈치를 편 자세로 어깨 높이에서 밴드의 끝 부분을 잡는다(a). 팔꿈치를 편 채 유지하며 밴드의 양끝을 당기면서 팔을 벌린다(b). 천천히 되돌아온다.

변형법
올리는(낮은 밴드 고정지점) 또는 내리는(높은 밴드의 고정지점) 플라이를 위하여 밴드의 부착 지점 높이를 조절한다.

트레이닝 조언
등을 곧게 유지하며 복부를 긴장시킨다. 등을 굽히지 말고 어깨를 구부정하게 만들지 않는다. 손목을 편 채 유지한다.

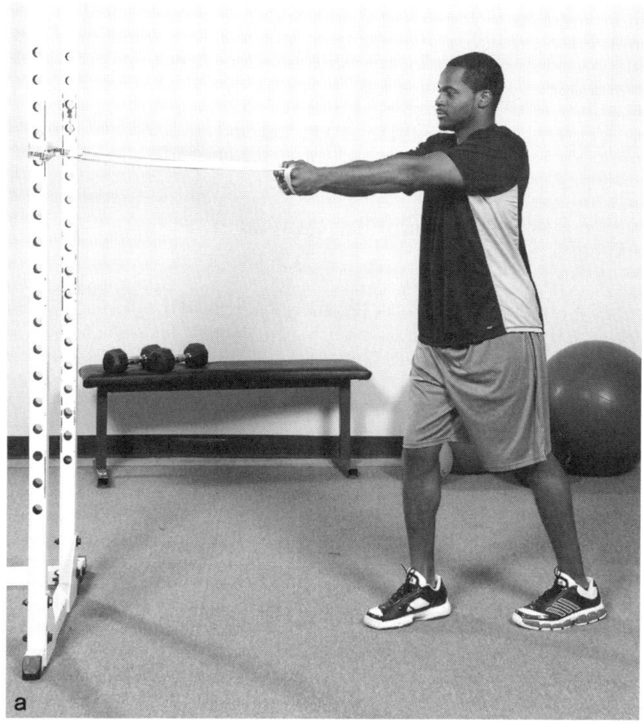
a

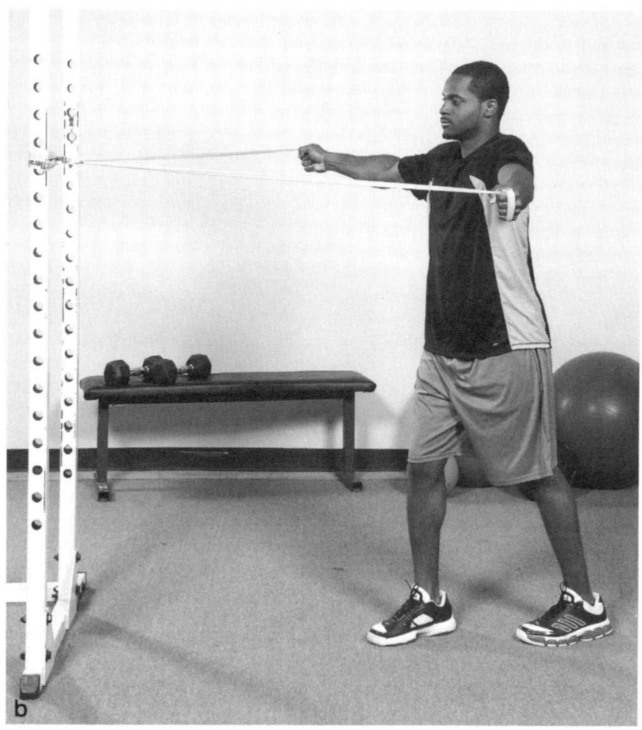
b

옆으로 당겨 내리기

(광배근)

밴드의 중간 부분을 어깨 높이보다 높게 묶어준다. 부착 지점을 향해 선다. 한 발을 앞으로 내밀고 선 자세를 이용하며, 몸 앞에서 양 팔꿈치를 쭉 편 채 어깨 높이보다 약간 높은 곳에서 밴드의 양끝을 잡는다(a). 팔꿈치를 구부리며 밴드를 아래로 그리고 뒤쪽으로 당기면서 양손을 가슴으로 가져온다(b). 천천히 되돌아온다.

변형법

어깨 높이보다 위에서 쭉 편 팔꿈치로 시작한다. 양팔을 하방으로 신전하는 동안 팔꿈치를 편 채 유지한다.

트레이닝 조언

등을 굽히지 않으며, 곧게 유지한다. 복부를 긴장한 채 유지하며 손목을 곧게 유지한다.

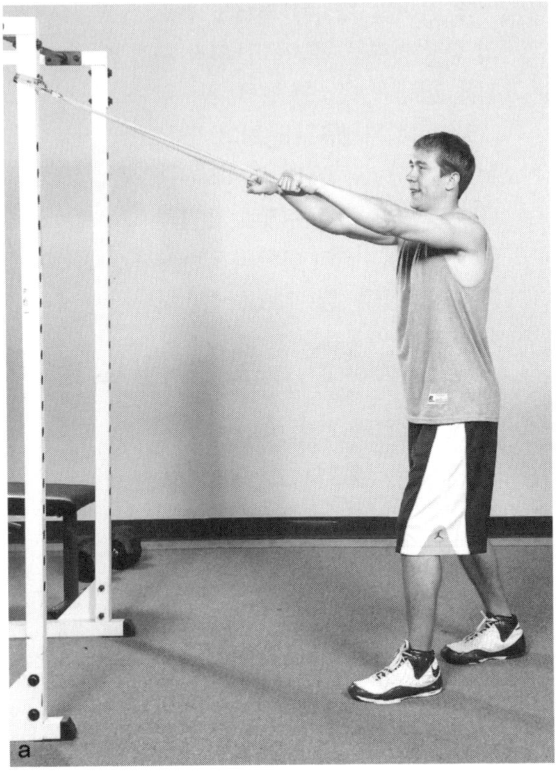

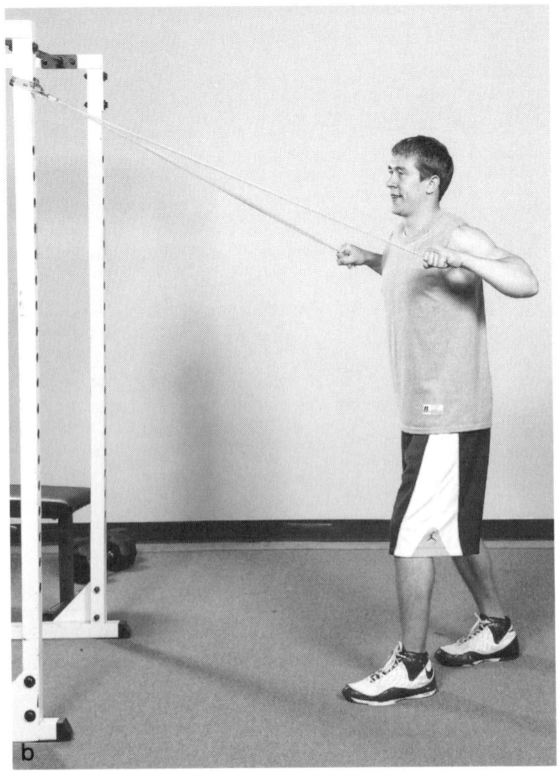

어깨 움츠리기(Shrug)

(상부 승모근)

양발로 긴 밴드나 튜브의 중간을 밟고 선다. 밴드의 양끝을 고관절 높이에서 잡는다(a). 팔꿈치를 편 채 유지하며 양어깨를 움츠린다(b). 천천히 되돌아온다.

변형법

한 발을 앞으로 내밀고 선 자세를 사용하며, 한쪽 발로 밴드의 중간을 밟아주고 밴드를 위로 당겨준다.

트레이닝 조언

등을 굽히지 않으며, 곧게 유지한다. 복부를 긴장한 채 유지한다.

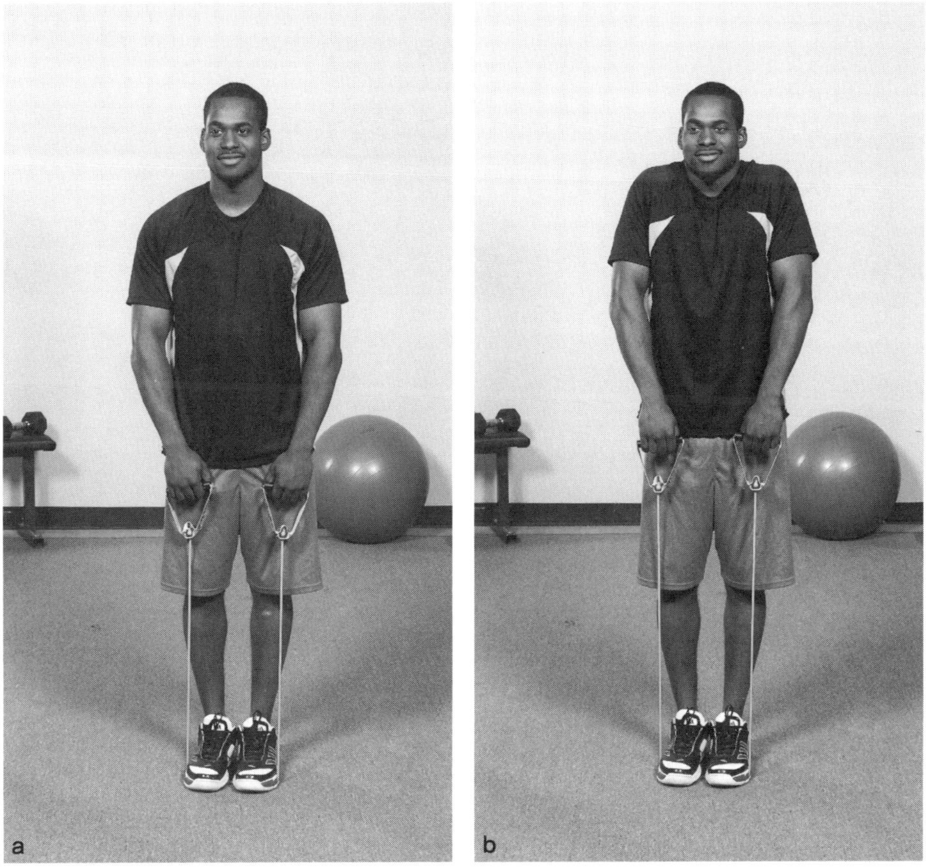

벤트-오버 노젓기

(능형근, 중간 승모근)

한 발을 앞으로 내민 계단 오르기 보행 자세를 이용한다. 밴드나 튜브의 중간을 앞쪽 발로 밟고 선다. 고관절에서 앞으로 숙여주며, 허리를 곧게 유지한다. 팔꿈치를 쭉 편 채 밴드의 한끝을 잡는다(a). 팔꿈치를 굽히며 밴드를 위로 당겨주고, 손을 체간 쪽으로 올려준다(b). 천천히 복귀한다.

변형법

왼팔과 오른팔로 번갈아서 노젓기 운동을 시행한다.

트레이닝 조언

등을 곧게 유지하며 등이나 목을 구부정하게 만들지 않는다. 손목을 편 채 유지한다.

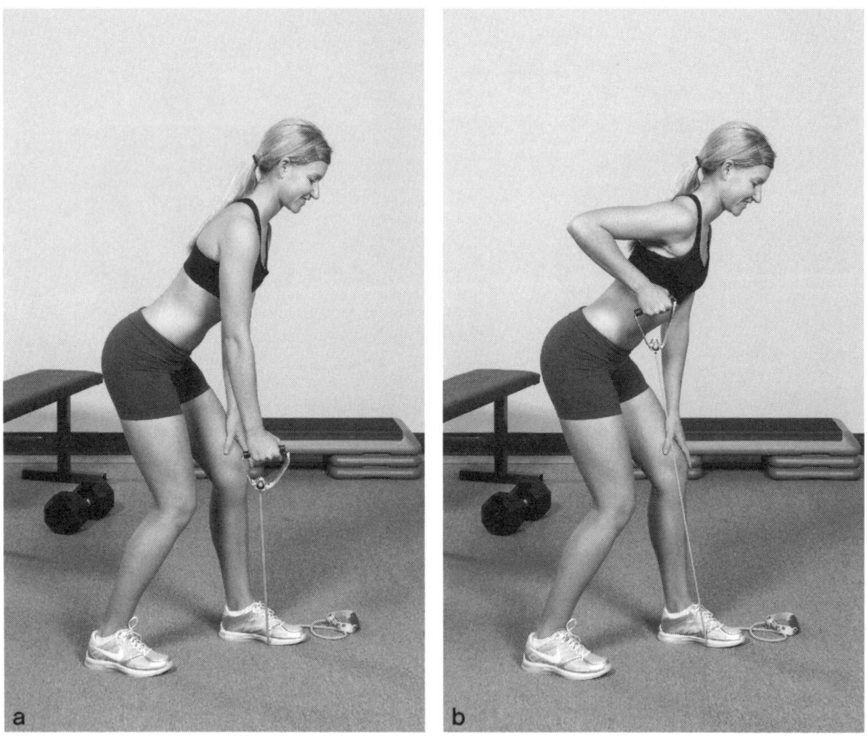

린톤 외회전

(회선근개, 견갑골 고정근)

한쪽 손바닥으로 밴드나 튜브를 고정한 채 무릎 꿇고 앉으며 전완이 복부에 위치한 다른 손으로 밴드를 잡아당기며 시작한다. 견관절을 외회전시키면서 운동을 시작하며(a), 이어서 팔을 외전시키고 신전하며, 엄지손가락은 천장을 향하도록 유지한다(b). 잠시 유지한다. 이어서 천천히 되돌아오는데, 먼저 팔꿈치를 몸 옆으로 가져간다.

변형법

더 많은 견갑골 주변 근육 활성화를 위하여 움직임의 정점에서 견갑골을 수축시킨다.

트레이닝 조언

운동 전반에서 목과 등을 곧게 유지한다. 밴드를 잡고 매우 천천히 시작 자세로 되돌아온다.

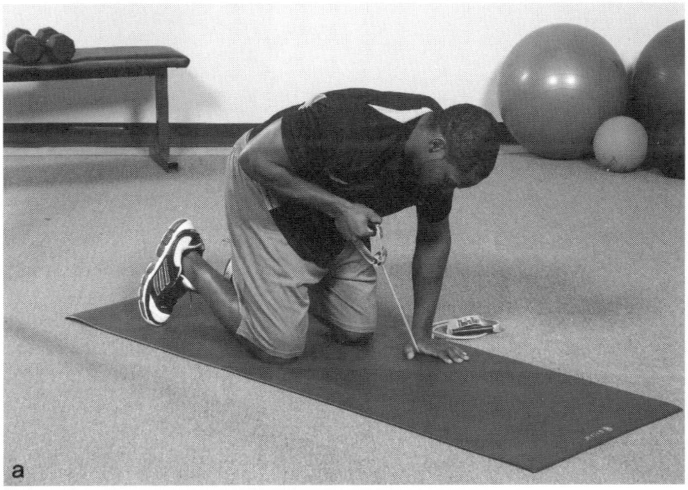

a

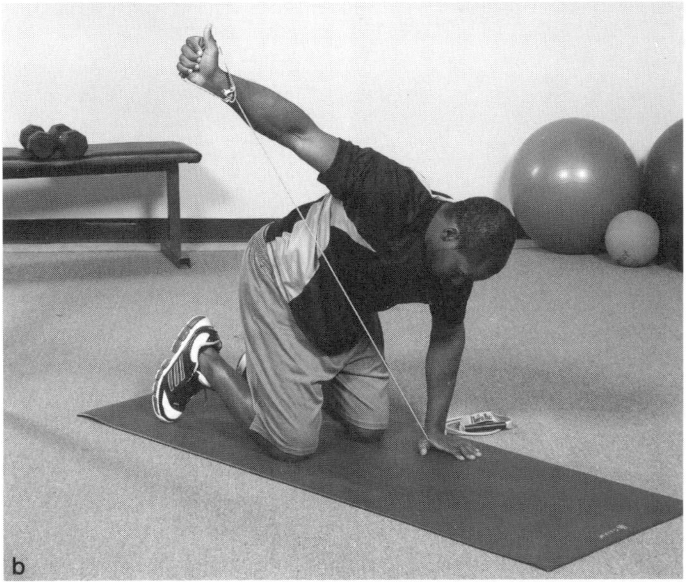

b

견갑골 뒤로 당기기와 함께 양측성 신전

(능형근, 후방 삼각근)

밴드의 중간 부분을 전면에 있는 단단한 물체에 묶어준다. 팔꿈치를 신전한 자세에서 밴드의 양끝을 잡아주며 손바닥을 전면으로 향한다(a). 양팔을 뒤로 신전시키며 밴드에 대항해서 양 견갑골을 함께 모아준다(b). 천천히 되돌아온다.

변형법

한 번에 한 쪽씩 신전하며, 왼팔과 오른팔을 번갈아 시행한다.

트레이닝 조언

등과 목을 곧게 유지하며 운동이 끝날 때까지 등을 기울이지 않는다. 운동 전반에서 팔꿈치는 펴고, 손바닥은 전면을 향한 자세를 유지한다.

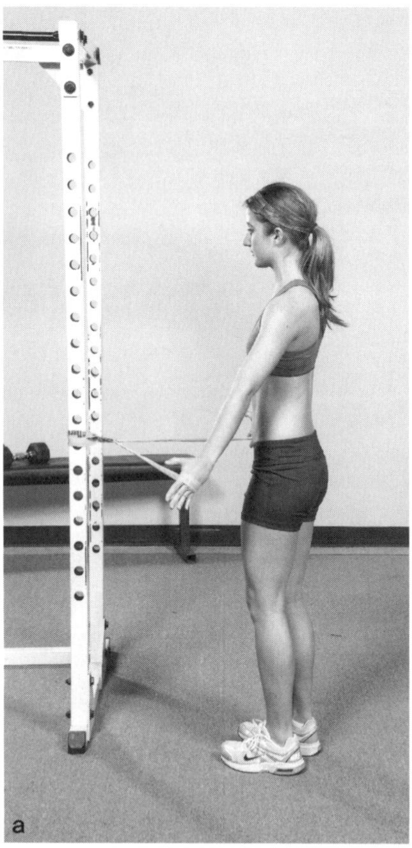
a

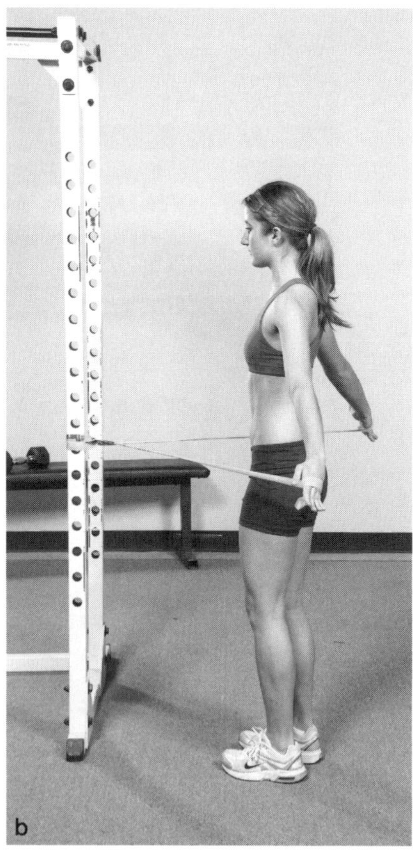
b

높은 노젓기(하이 로우)

(능형근, 중간 승모근)

밴드의 중간 부분을 앞에 놓인 단단한 물체의 어깨 높이에 묶어준다. 팔꿈치를 편 채 밴드의 양끝을 잡으며(a), 팔꿈치를 굽히면서 가슴 쪽으로 밴드를 당긴다(b). 천천히 되돌아온다.

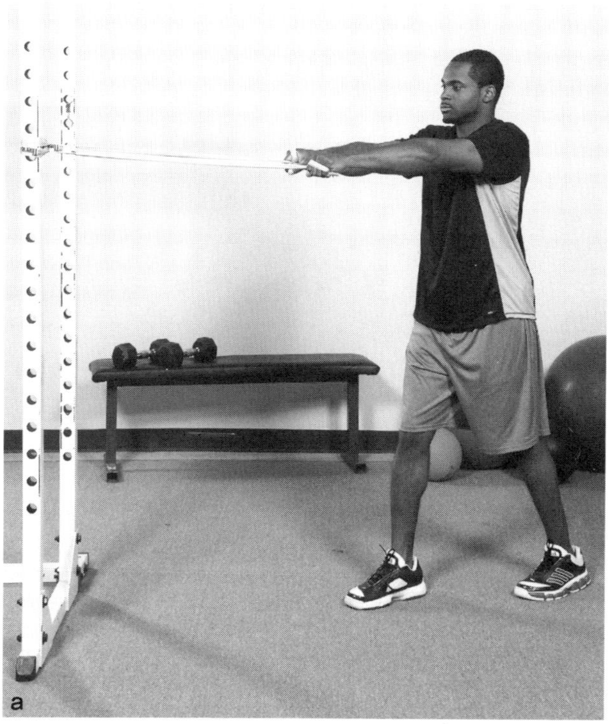

a

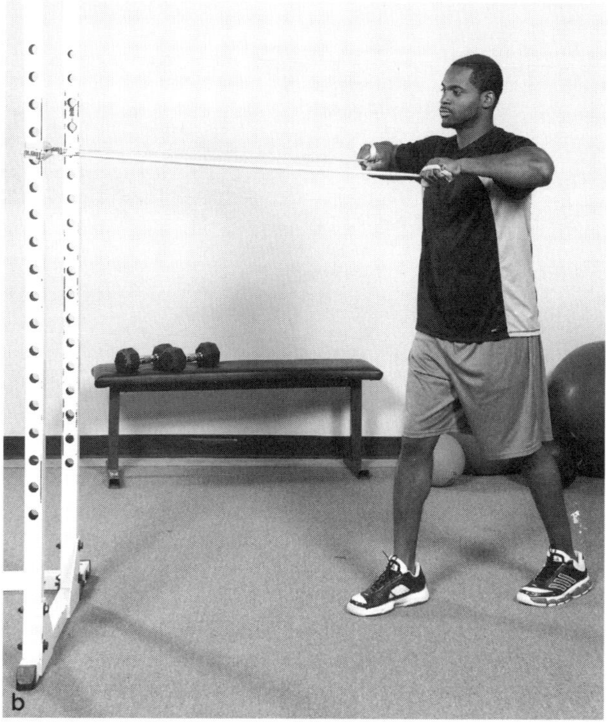

b

변형법

왼팔과 오른팔을 번갈아 시행한다.

트레이닝 조언

등을 굽히지 않으며, 곧게 유지한다. 복부를 긴장한 채 유지한다. 손목을 곧게 유지한다.

수직으로 노젓기(업라이트 로우)

(상부 승모근, 삼각근)

긴 밴드나 튜브의 중간을 양발로 밟고 선다. 고관절 높이에서 밴드의 양끝을 잡으며(a) 턱 쪽으로 팔꿈치를 굽히면서 밴드를 당겨 올린다(b). 천천히 되돌아온다.

변형법

한 발을 앞으로 내밀고 선 자세를 사용하며 밴드를 당겨 올리면서 한쪽 발로 밴드의 중간을 밟고 선다.

트레이닝 조언

등을 굽히지 않으며, 곧게 유지한다. 복부를 긴장한 채 유지한다.

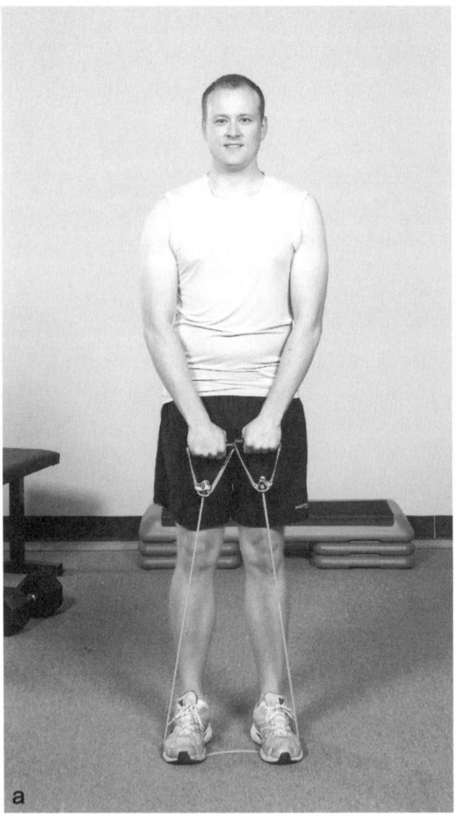

a

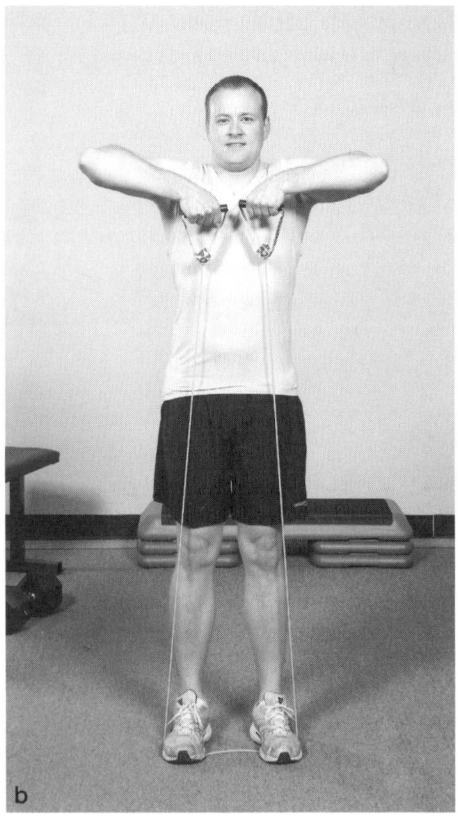

b

머리 위 프레스(오버헤드 프레스)

(삼각근, 상부 승모근)

한 발을 앞으로 내밀고 선 자세를 이용하며, 밴드의 중간을 뒤쪽 발로 밟고 선다. 밴드의 양 끝을 손바닥이 전면을 향하게 하여 잡고 양 팔꿈치는 어깨 높이로 유지한다(a). 이어서 밴드를 머리 위로 뻗어 올린다(b). 천천히 되돌아온다.

변형법

양발로 밴드의 가운데를 밟고 서며 양팔을 머리 위로 뻗어 올린다.

트레이닝 조언

움직임에서 어깨를 움츠리지 않는다. 등을 구부정하게 만들지 말고 곧게 유지한다. 복부를 긴장한 채 유지한다.

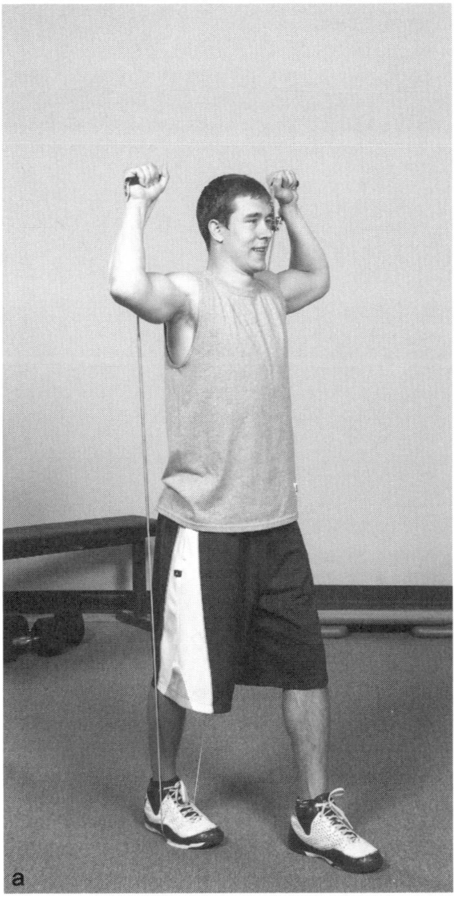

a

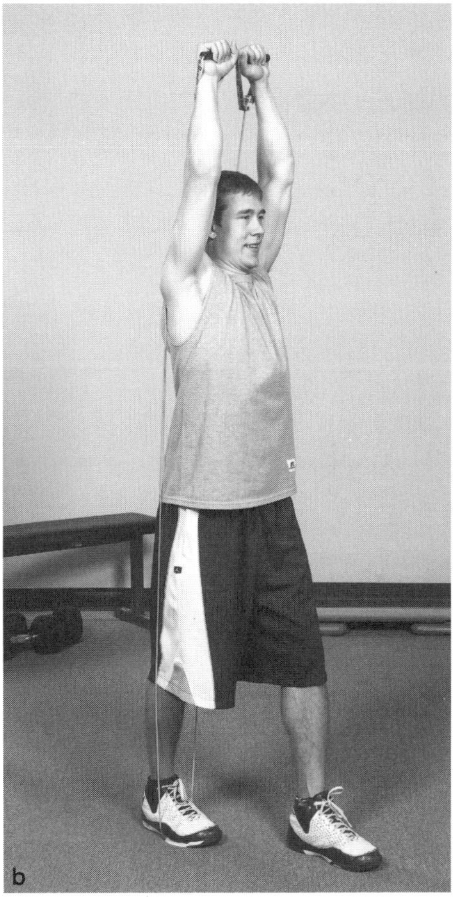

b

대각선 굴전: PNF

(삼각근, 상부 승모근)

밴드의 한끝을 단단한 물체의 바닥 근처에 묶어준다. 운동하지 않는 쪽이 그 부착 지점으로 향하도록 나란히 선다(a). 밴드의 다른 끝을 잡으며 부착 지점에서 먼쪽으로 위로 향하도록 당겨 올려주며, 마치 칼을 뽑듯이 몸을 가로질러 가게 한다(b). 팔꿈치를 편 채 유지한다. 천천히 되돌아온다.

변형법

두 개의 밴드를 이용해서 양팔을 동시에 운동한다.

트레이닝 조언

등을 곧게 유지하며, 동작을 완수하기 위해 몸을 회전시키지 않는다. 복부를 긴장한 채 유지한다.

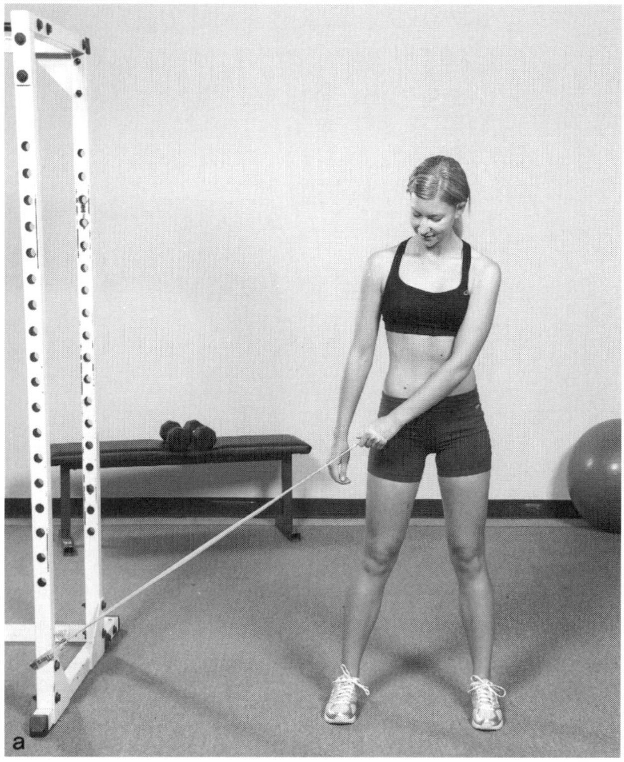

a

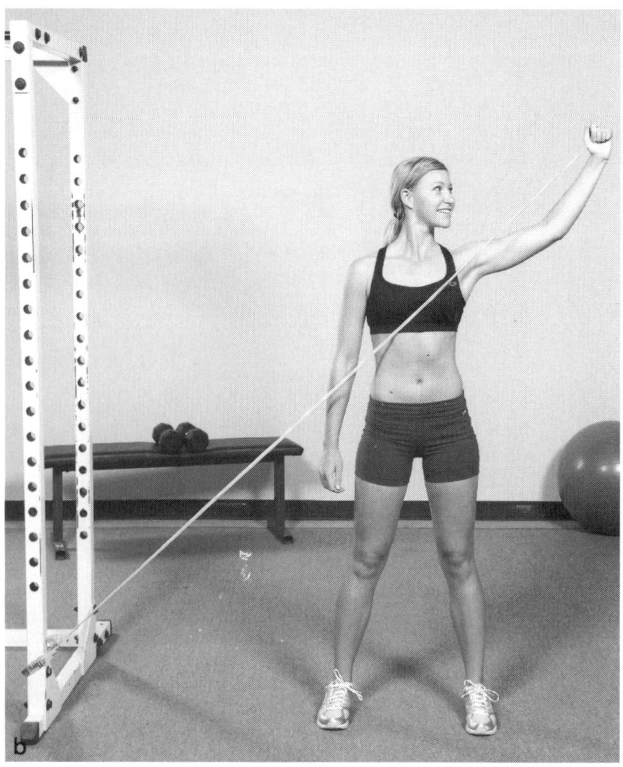

b

대각선 신전: PNF

(삼각근, 회선근개)

머리보다 높은 위치에서 밴드의 한끝을 단단한 물체에 묶어준다. 그 부착 지점 바로 옆에 운동하는 팔이 위치하도록 나란하게 서며 밴드의 다른 끝을 잡아준다(a). 밴드를 부착 지점에서 멀어지도록 아래로 당겨 내려주며, 팔꿈치를 곧게 유지하며 마치 공을 던지듯이 팔이 체간을 대각선으로 가로지르게 한다(b). 천천히 되돌아온다.

변형법

두 개의 밴드를 사용해서 양팔을 동시에 시행한다.

트레이닝 조언

등을 곧게 유지하며, 동작을 완수하기 위해 몸을 회전시키지 않는다. 복부를 긴장한 채 유지한다.

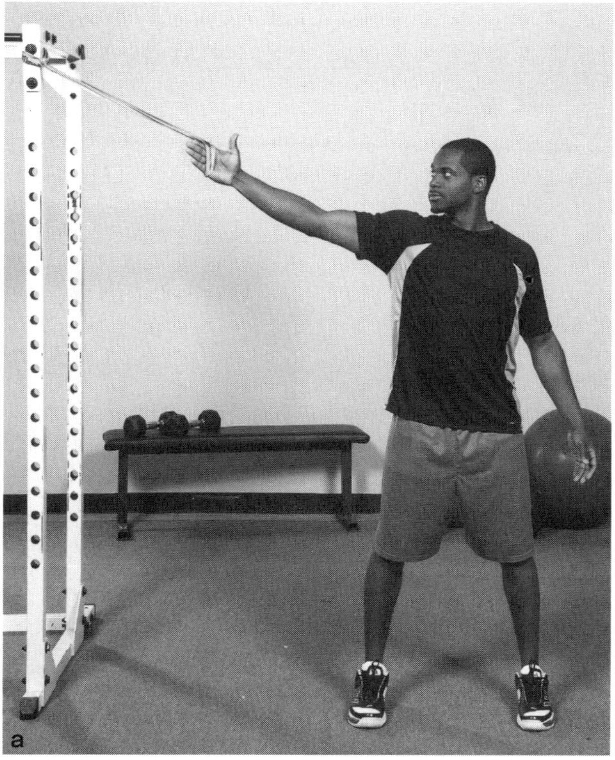

a

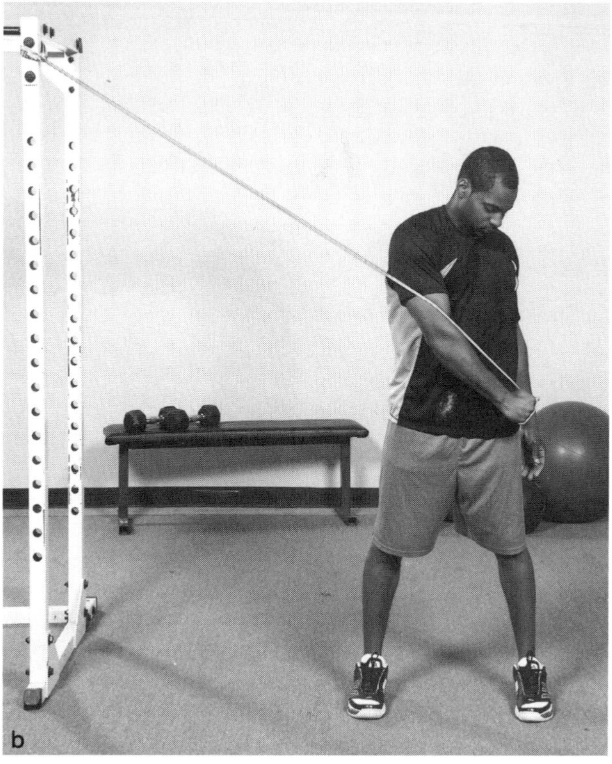

b

어깨를 뒤로 당김과 함께 견관절 외회전

(회선근개, 능형근)

밴드의 양끝을 묶어서 고리로 만든다. 그 밴드를 양손에 걸어주면서 시작하며 전완부는 바닥과 평행하게 한다(a). 전완을 천천히 밖으로 벌려주며 견갑골을 함께 모아준다(b). 천천히 되돌아온다.

트레이닝 조언

팔꿈치가 몸 옆에 닿도록 그리고 전완은 바닥과 평행하도록 유지한다. 손목과 허리를 곧게 유지한다.

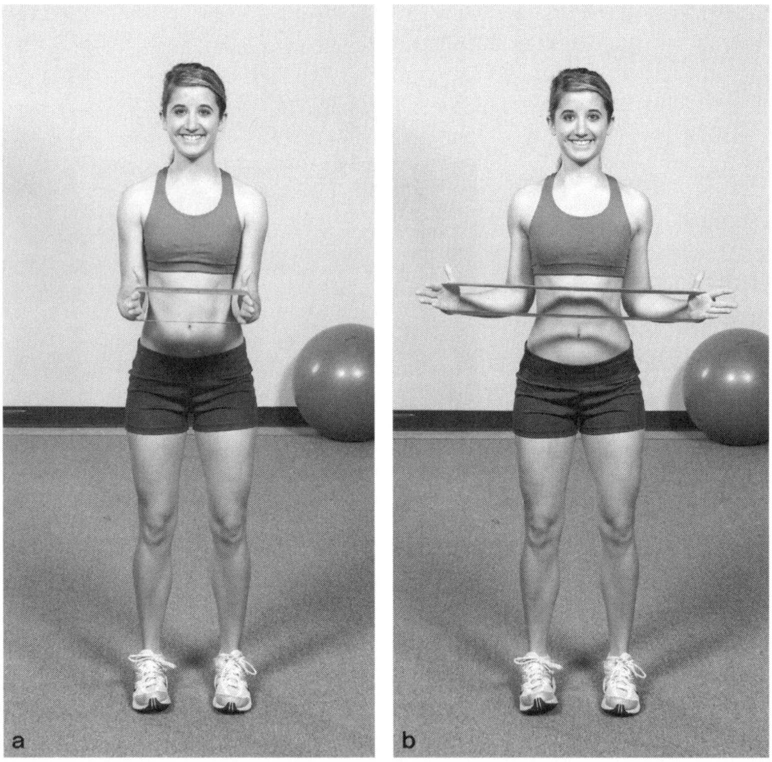

90도에서 견관절 내회전

(대흉근, 회선근개)

밴드의 한끝을 단단한 물체에 묶어주며 부착 지점 쪽으로 운동할 팔이 놓이도록 한 채 고정부를 등지고 선다. 손바닥이 전면을 향하게 하여 밴드의 한끝을 잡는다. 견관절이 90도가 되도록 팔을 들어 올리며, 팔꿈치는 어깨 높이에서 유지한다(a). 밴드를 신체의 전면으로 당겨주며 부착 지점에서 멀어지도록 만든다(b). 이어서 천천히 되돌아온다.

변형법

한 발을 앞으로 내디딘 자세를 이용한다.

트레이닝 조언

팔꿈치를 반드시 어깨 높이로 유지한다. 손목과 허리를 곧게 유지한다.

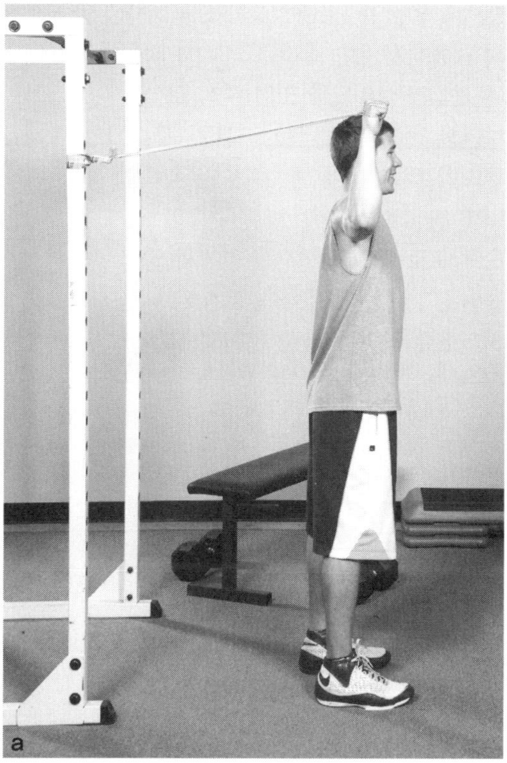
a

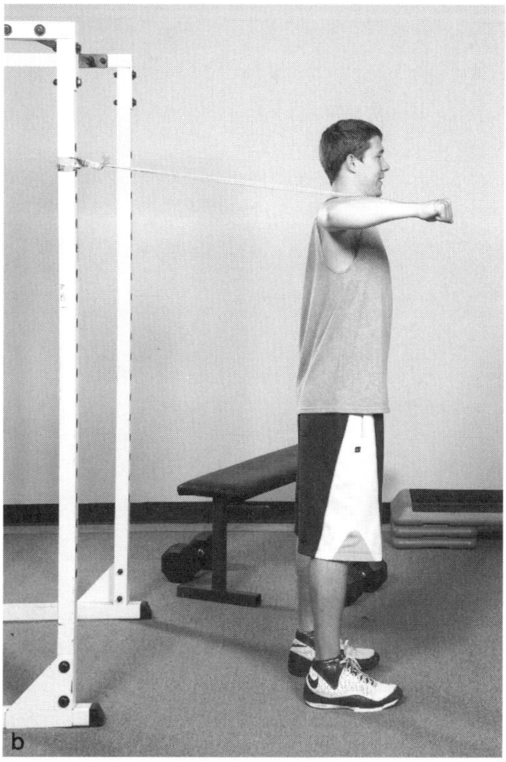
b

90도에서 견관절 외회전

(회선근개, 삼각근)

밴드의 한끝을 단단한 물체에 묶어주며 운동하지 않는 팔이 그 부착 지점에 가깝게 놓이도록 하며 부착 지점을 보면서 선다. 손바닥을 아래로 한 채 밴드의 다른 끝을 잡는다. 팔꿈치를 어깨 높이로 유지한 채 견관절이 90도 각도로 놓일 때까지 전면에서 팔을 올려준다(a). 밴드가 부착 지점에서 멀어지도록 당겨준다(b). 천천히 되돌아온다.

변형법

한 발을 앞으로 내디딘 자세를 이용한다.

트레이닝 조언

팔꿈치를 반드시 어깨 높이로 유지한다. 손목과 허리를 곧게 유지한다.

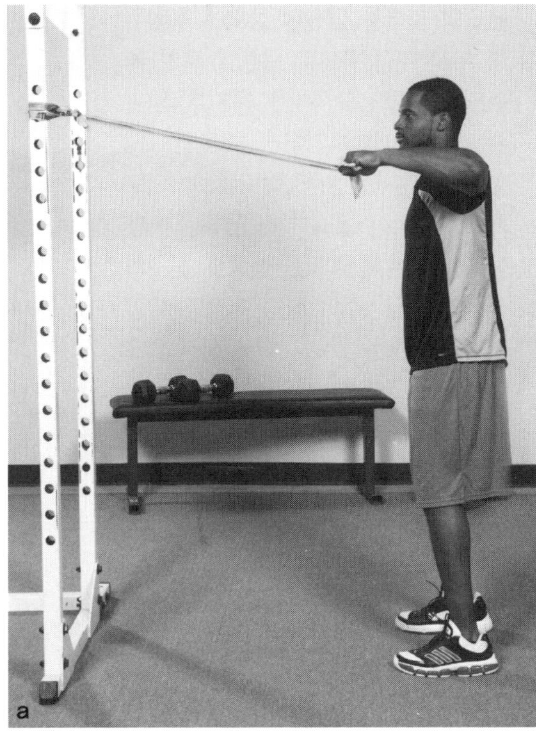

a

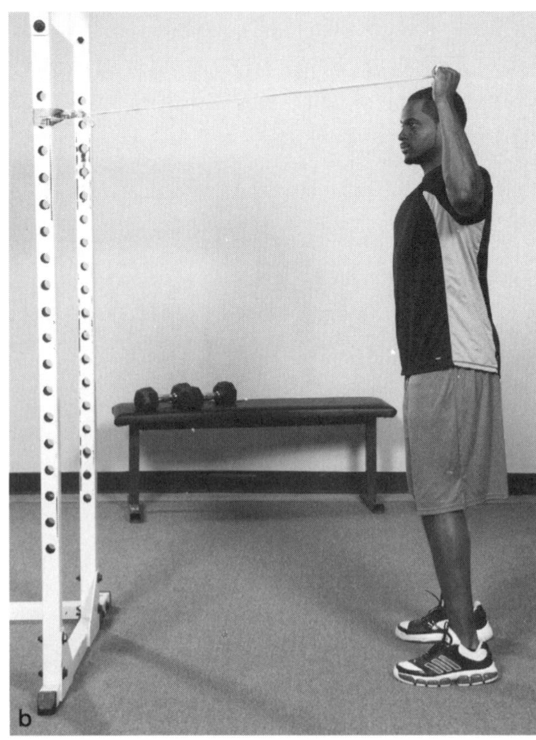

b

내리기(Dip)

(하부 승모근, 삼두근)

양손으로 밴치를 잡고 앉는다. 밴드의 중간부가 목 뒤를 지나게 하고 양끝이 어깨를 거쳐 팔꿈치를 쭉 편 양손으로 가게 하여 잡는다. 밴드의 양끝을 잡은 채 앞으로 약간 나가며, 양 고관절을 벤치 아래로 내려준다(a). 양발 위치를 그대로 유지하며 밴드의 저항에 대항하여 몸을 들어 올리며, 다시 팔꿈치를 펴준다(b).

변형법

밴드의 가운데를 머리 위로 고정한다. 한 발을 약간 앞으로 내민 채 선다. 팔꿈치를 굽힌 채 밴드의 양끝을 잡으며 아래로 밀어주고, 이어서 팔꿈치를 신전시킨다. 그대로 유지하며 천천히 되돌아온다.

트레이닝 조언

등은 곧게, 복부는 긴장한 채 유지한다.

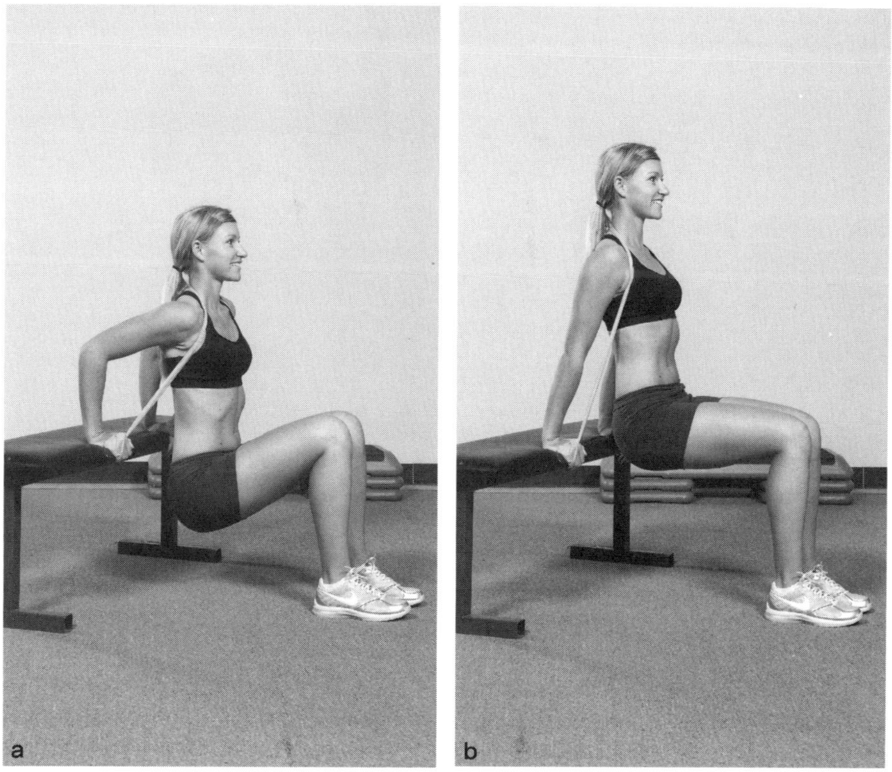

a b

견관절 벽 보행
(회선근개, 하부 승모근)

밴드를 묶어 고리를 만들어 손목 바로 위에서 걸어준다. 벽 근처에 서서 양 팔꿈치를 굽힌 채, 대략 견관절 높이에서 양쪽 전완부를 벽에 닿도록 놓는다(a). 양쪽 손부분이 팔꿈치보다 벌어지도록 간격을 유지한 채 어깨 높이 근처에서 벽에 대고 위로 아래로 전완으로 "걸어가 듯" 움직인다(b).

변형법
좌측으로, 우측으로 전완으로 "걸어준다"

트레이닝 조언
머리나 가슴이 벽에 닿지 않도록 한다. 운동 전반에서 목과 등이 곧게 유지되어야 한다. 목을 신전시키지 않는다. 어깨를 움츠리지 않는다.

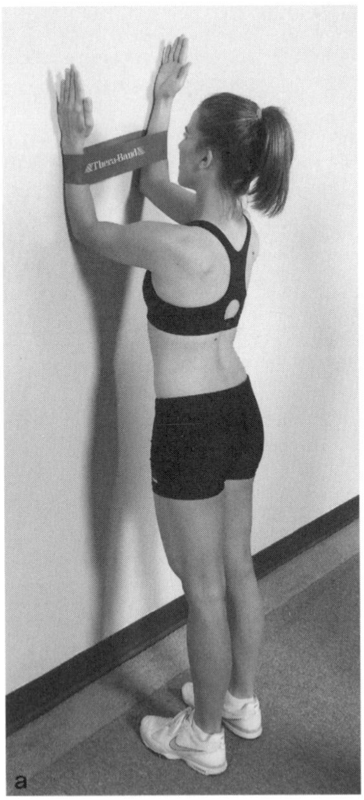
a

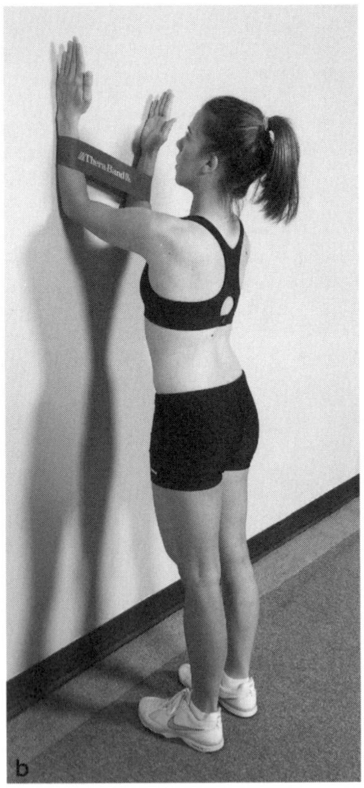
b

견관절 몬스터 보행

(전거근)

고리로 만든 밴드를 손목 바로 위에서 전완에 걸어준다. 팔꿈치를 편 채 양손이 어깨와 일직선이 되도록 양손과 무릎으로 기는 자세를 취한다(a). 팔꿈치를 편 채, 한 손을 들고 그쪽으로 옆으로 움직인다(b). 그 손이 다시 되돌아오며 다른 손으로 다른 쪽에서 반복한다.

변형법

바닥에서 양손을 앞으로, 뒤로 이동하며 운동을 시행한다.

트레이닝 조언

운동 전반에서 등과 목이 곧게 유지되도록 한다. 목을 신전하지 않는다. 팔꿈치를 곧게 유지한다.

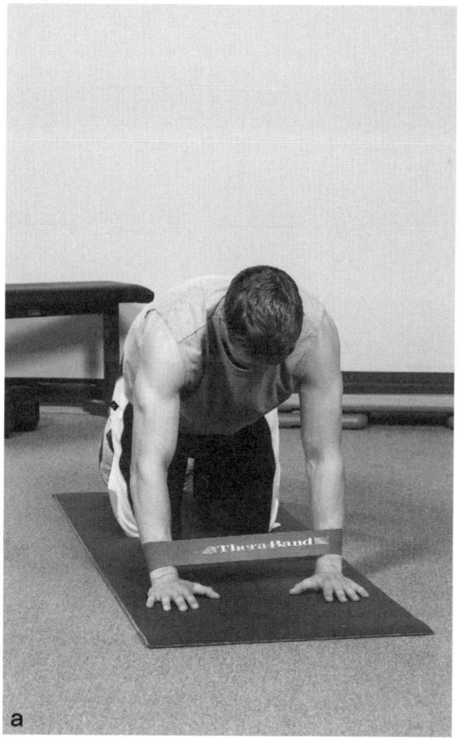

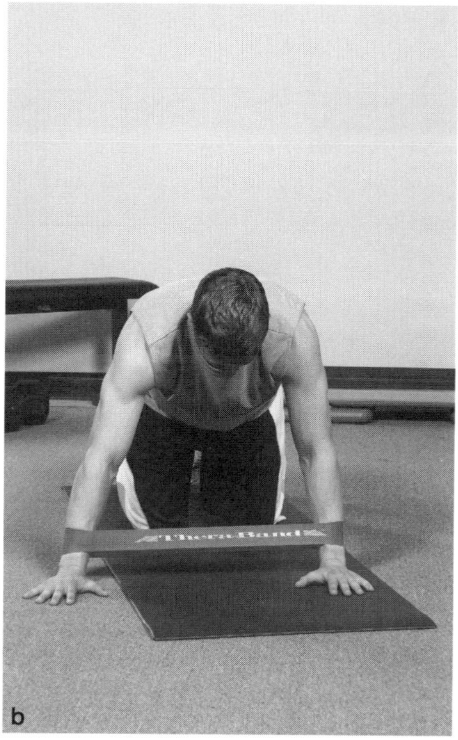

5

복부, 코어 그리고 허리의 운동

체중의 저항은 복직근과 허리의 근력을 강화하는 가장 통상적인 방식이다. 특히 정체되어 있는 프로그램 등에서 탄력 밴드와 같은 외부적인 저항을 더해주면 그러한 부위에 대한 트레이닝 자극을 강화시킬 것이다. 상지와 하지 사이에서 힘을 발생시키고 전달시키는 능력으로 인해서, 복부와 코어 부위는 전신 안정성을 위한 하나의 핵심부위가 될 것이다. 사지의 모든 기능적인 동작은 힘 발생과 안정성의 의미에서 어느 정도 코어의 도움을 받게 된다. 그러므로 코어 근력강화는 모든 스포츠와 기능적인 동작에서 수행력 강화를 위한 절대적인 요인이다. 또한 복부와 허리 부위는 요통의 예방과 재활에서 중요한 부위이다.

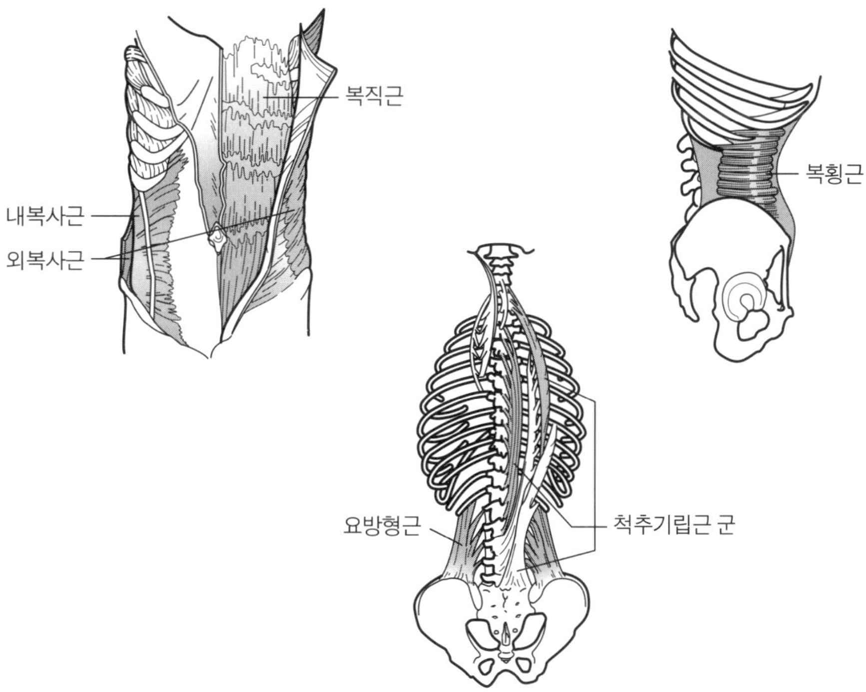

복부와 허리의 근육들

복부의 크런치(Crunch)

(복직근)

고정된 물체의 바닥 근처에 밴드 중간 부분을 단단히 부착시킨다. 양 무릎을 구부린 채 바로 눕는다. 양팔을 쭉 펴고 양손을 가깝게 한 채 밴드의 양 끝을 잡는다(a). 팔꿈치를 쭉 편 채 유지하며, 체간을 상방으로 들어 올린다(b). 반드시 양 견갑골이 바닥에서 떨어져야 한다. 천천히 되돌아온다.

변형법

양팔을 머리 위로 쭉 편 채 움직임을 시작한다. 윗몸 일으키기를 시행하는 동시에 양팔을 아래로 당긴다.

트레이닝 조언

목을 곧게 유지한다. 머리를 앞으로 내밀지 않는다. 팔꿈치를 곧게 유지한다.

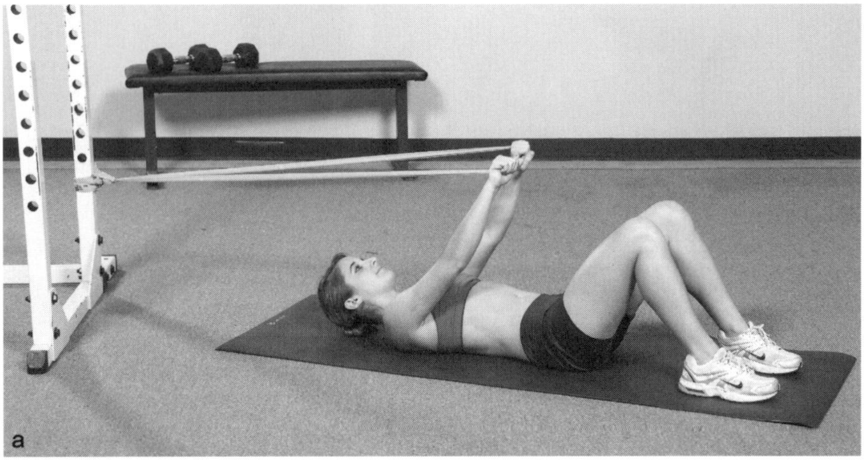

a

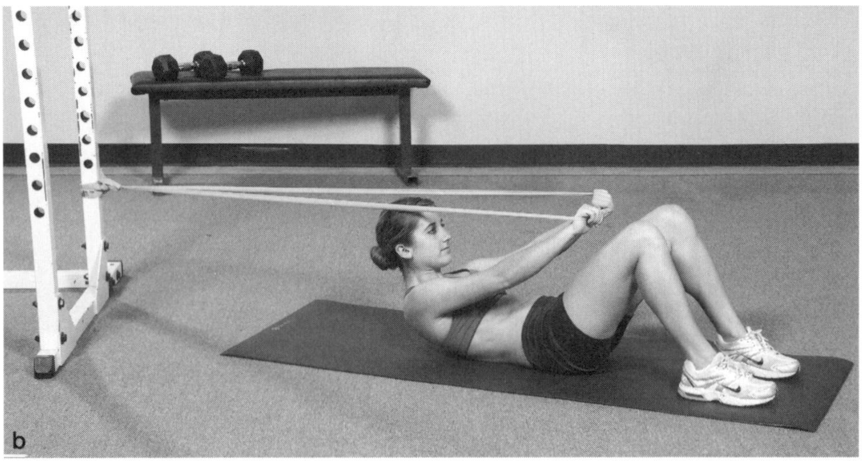

b

비스듬한 컬-업(윗몸일으키기)

(복사근)

밴드의 중간 부분을 고정된 물체의 바닥 근처에 단단하게 묶어준다. 무릎을 구부린 채 바로 눕는다. 가까이 모은 양손으로 밴드의 양끝을 잡으며 양팔을 펴준다(a). 양 팔꿈치를 쭉 편 채 유지하며, 한쪽 어깨를 반대쪽 슬관절 쪽으로 회전시키는 동안 체간을 들어 올린다(b). 한쪽 날개뼈가 바닥에서 떨어지도록 들어준다. 천천히 되돌아온다.

변형법

머리 위로 양팔을 뻗은 채 움직임을 시작한다. 비스듬한 윗몸 일으키기를 시행하는 동안 한쪽 팔을 반대쪽 무릎을 향해 아래로 당겨준다.

트레이닝 조언

목을 곧게 유지한다. 머리를 앞으로 내밀지 않는다. 팔꿈치를 곧게 유지한다.

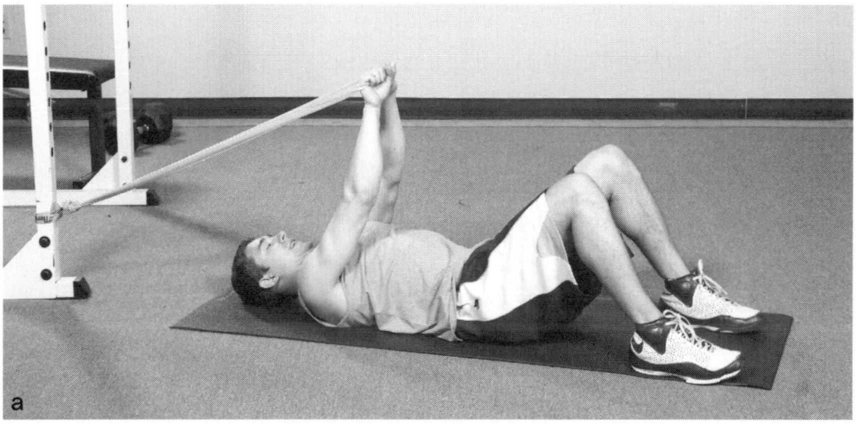

a

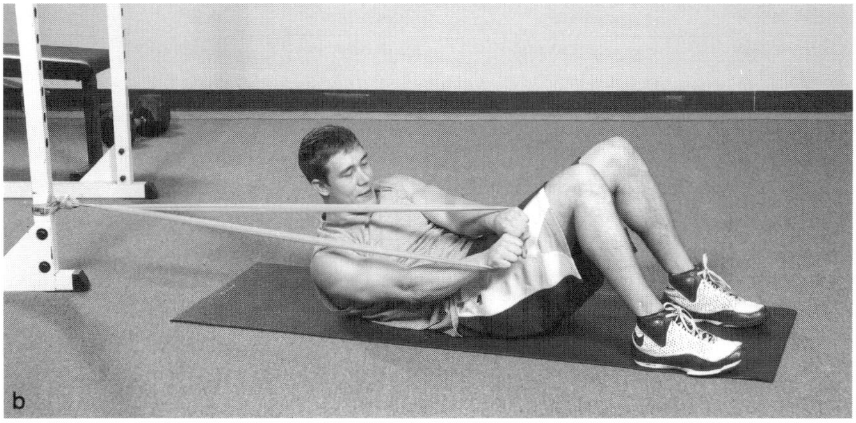

b

하복부 크런치

(하부 복직근)

고관절과 양 무릎을 구부린 채 바로 눕는다. 밴드가 양 무릎을 지나서 무릎 아래에서 교차하게 하여 바닥으로 가져간다. 양손바닥을 아래로 하여 밴드를 잡고 밴드의 양 끝부분이 바닥에 확고하게 닿게 한다(a). 무릎을 위로 들어주며, 양 고관절도 바닥에서 떨어지도록 들어준다(b). 천천히 되돌아온다.

변형법

양 무릎을 쭉 편 채 하복부 크런치를 시행한다. 발에 감은 밴드를 늘여주며, 양 하지를 위로 들어 올리고, 양 고관절을 바닥에서 들어준다.

트레이닝 조언

등을 구부정하게 만들거나 고관절을 구부리지 않는다.

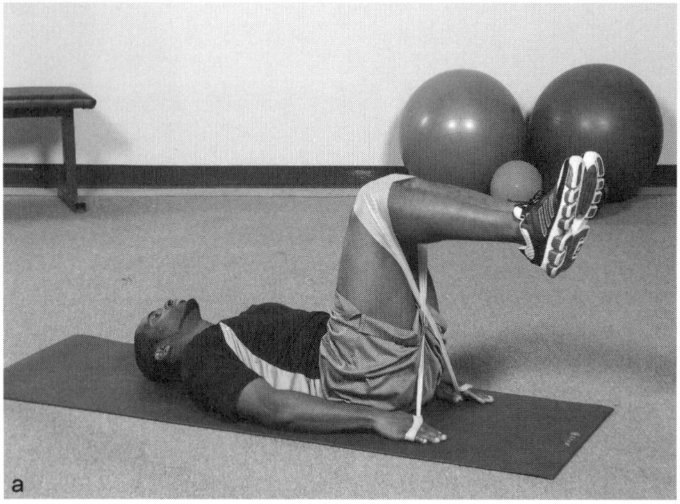

a

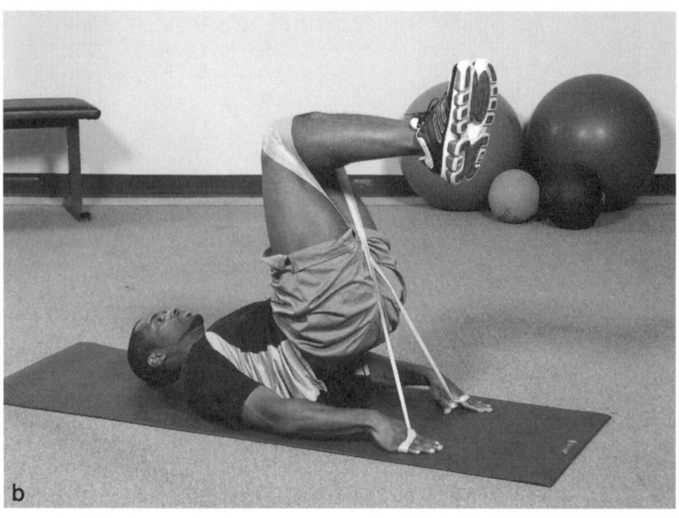

b

무릎 꿇고 크런치

(복직근)

밴드의 가운데를 전면 위쪽의 단단한 물건에 확고하게 고정한다. 한 무릎을 세우고 한 발 무릎 꿇기 자세를 취한다. 전면에서 밴드의 양끝을 잡는다(a). 체간을 하방으로 숙이며, 밴드의 저항에 대항해서 등을 구부정하게 만든다(b). 천천히 복귀한다.

변형법

밴드를 당기며 아래로 숙이면서 한 측면으로 체간을 회전시킨다.

트레이닝 조언

목을 중립 자세로 유지한다.

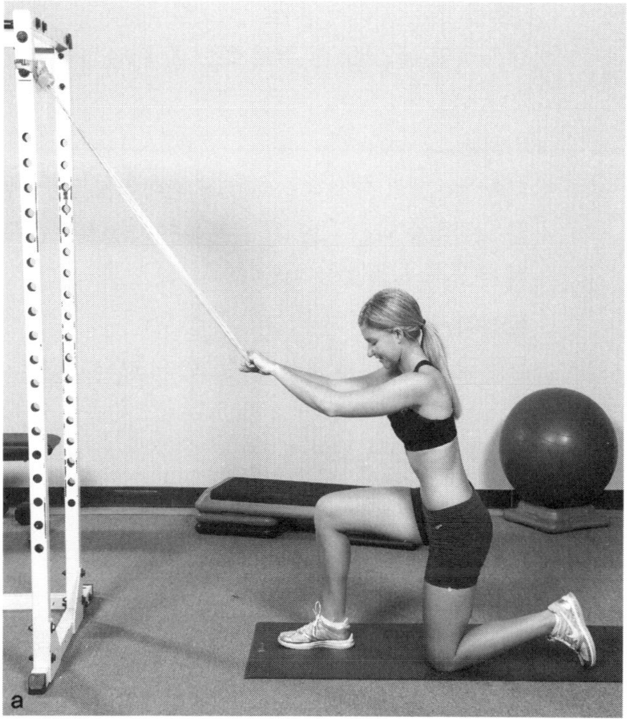
a

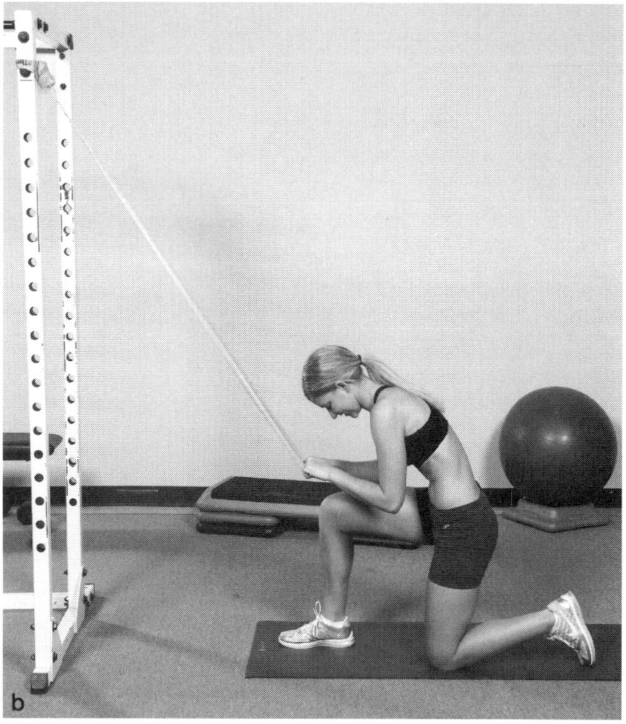
b

체간 회전

(복사근)

양발을 최소한 어깨너비로 벌리고 무릎을 편 채 앉는다. 양발에 밴드의 중간을 걸어준다. 밴드의 양끝을 신전한 팔로 잡는다(a). 체간을 한쪽으로 회전시키며(b) 천천히 반대로 돌려준다.

변형법

가슴 높이에서 고정된 물체에 밴드의 한끝을 단단히 부착한다. 등을 곧게 펴고 양 무릎과 양 고관절을 약간 굽힌 채 운동선수 자세(athletic stance)로 선다. 앞으로 뻗은 팔로 밴드의 다른 쪽 끝 부분을 잡는다. 체간을 한쪽으로 회전하고 천천히 복귀한다.

트레이닝 조언

등을 곧게 유지하며 몸을 한쪽으로 기울이지 않는다.

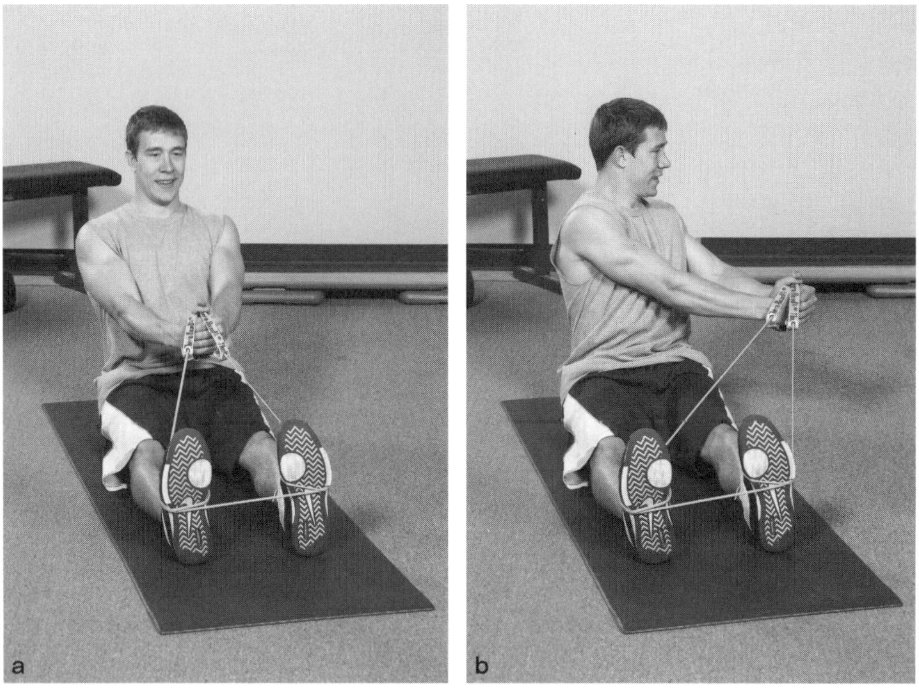

옆으로 숙이기

(요방형근)

양발을 어깨너비로 벌리고 등을 곧게 편 채 선다. 밴드의 한끝을 양발로 밟아 고정하며 다른 쪽 끝은 팔꿈치를 펴서 머리 위로 뻗은 손으로 잡는다(a). 밴드 쪽에서 먼 쪽으로 밴드를 늘여주며 체간을 옆으로 숙인다(b). 천천히 되돌아온다.

변형법

밴드의 한끝을 밟고 선다. 한 팔을 머리 위로 뻗으며, 팔꿈치를 쭉 펴고 밴드의 다른 쪽 끝을 잡으며 다른 팔은 몸 옆으로 팔꿈치를 편 채 내린다. 밴드를 늘이면서 먼 쪽으로 옆으로 숙이고 팔꿈치를 곧게 유지한다.

트레이닝 조언

체간의 정렬을 유지한다. 체간을 회전시키지 않는다. 고관절을 옆으로 내밀지 않는다.

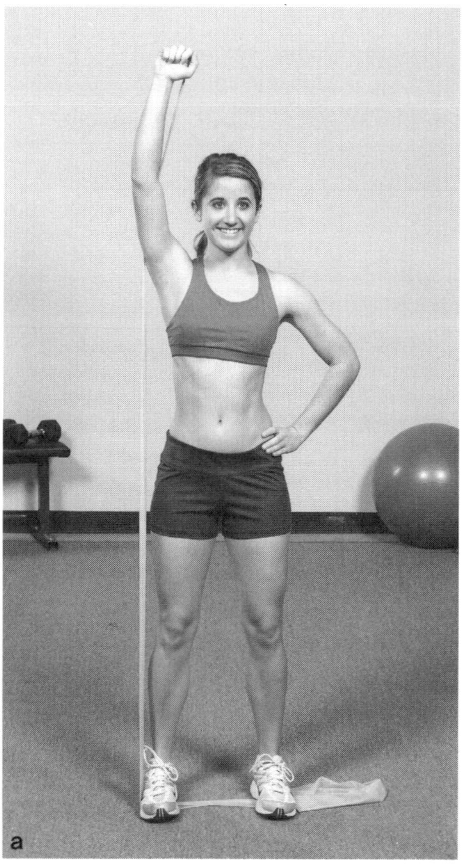

a

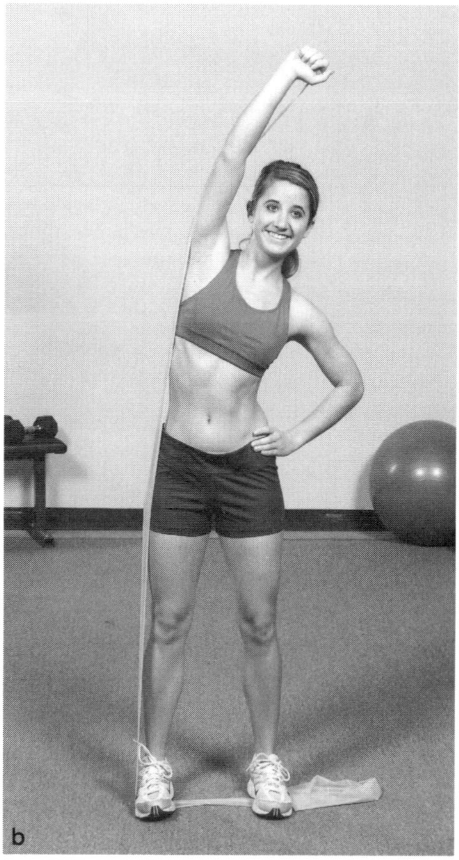

b

앉은 자세 등 신전(Seated Back Extension)

(다익근)

양발을 편 채 앉는다. 양발로 밴드나 튜브의 가운데를 고정한다. 양손으로 가슴 높이에서 밴드의 양 끝부분을 잡으며 팽팽하게 만든다(a). 뒤로 기울이며, 요추를 곧게 유지한 채 밴드를 최대한 신장시킨다(b). 천천히 복귀한다.

변형법

체간 앞으로 양팔을 쭉 편 채 운동을 시행한다.

트레이닝 조언

요추를 중립 자세(과신전도 아니고 구부정하지도 않은 자세)로 유지한다.

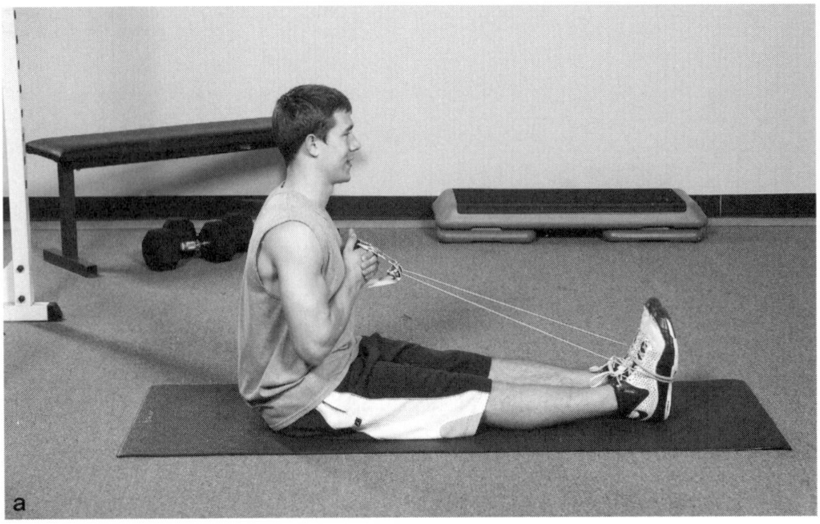

a

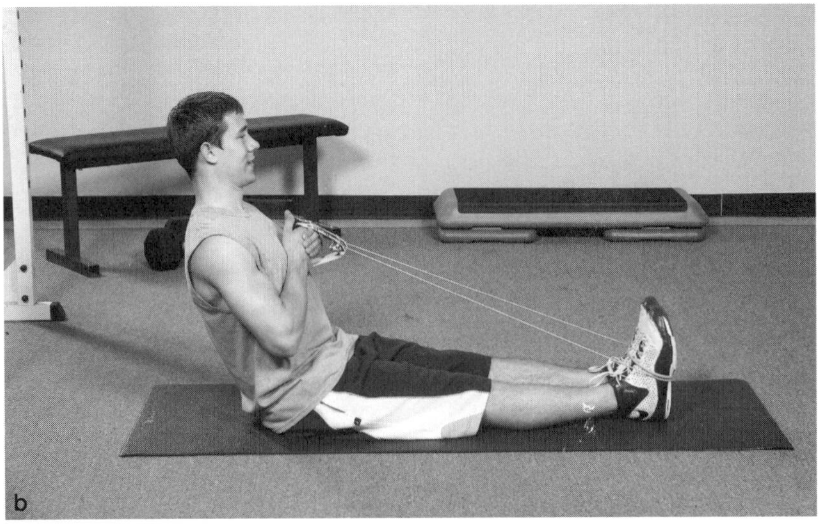

b

기립 자세 등 신전(Standing Back Extension)

(허리 신전근, 대둔근)

발을 앞으로 내밀어 밴드나 튜브의 중간을 밟아 고정한 채 런지(찌르기) 자세로 선다. 밴드의 양끝을 잡고, 양 팔꿈치는 굽힌 채, 양손은 가슴 앞에 유지한다(a). 등과 고관절을 신전시키는 동안 양손과 팔꿈치는 그대로 유지한다(b). 천천히 되돌아온다.

트레이닝 조언

요추를 중립 자세(과신전도 아니고 구부정하지도 않은 자세)로 유지한다. 움직임이 고관절에서만 발생하도록 한다.

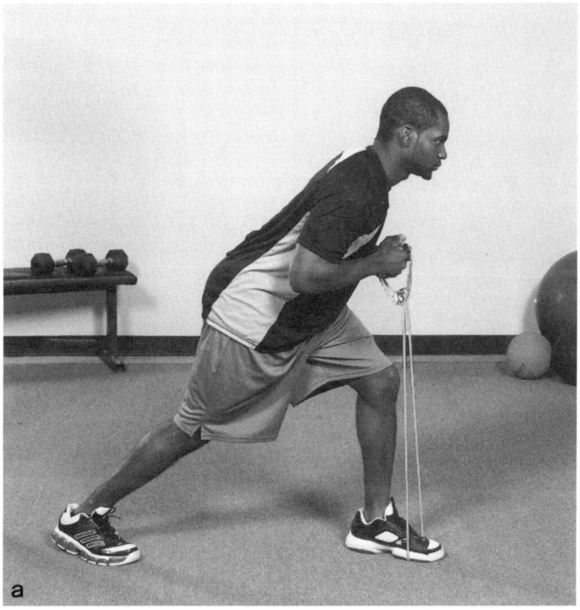

a

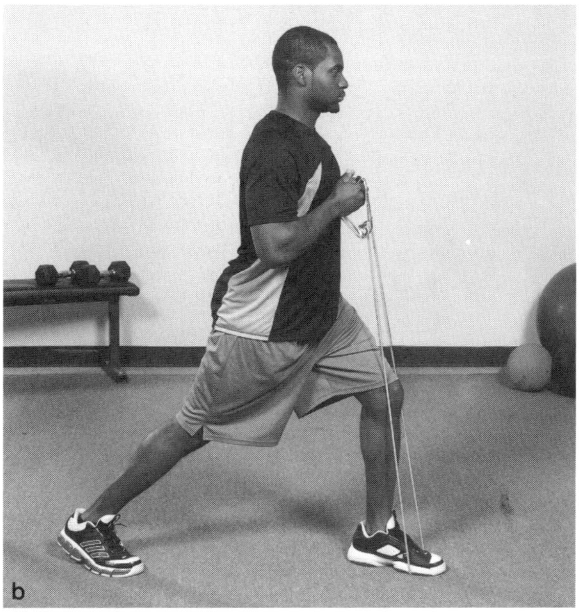

b

사이드 브리지(Side Bridge)

(요방형근)

양손으로 밴드를 잡은 채 옆으로 눕는다. 팔꿈치를 굽혀 바닥에 가까운 어깨 아래에 놓는다. 무릎과 등을 곧게 유지하며, 양 견관절과 고관절이 평행할 때까지 바닥에서부터 고관절을 들어준다(a). 동시에 반대쪽 팔을 고정한 채 위쪽 팔로 밴드를 위로 당기며 신전시킨다(b). 천천히 되돌아온다.

변형법

슬관절을 굽힌 채 운동을 시행한다.

트레이닝 조언

양 고관절과 척추를 일직선으로 정렬시킨다. 고관절이 내려가거나 체간이 회전하지 않도록 한다.

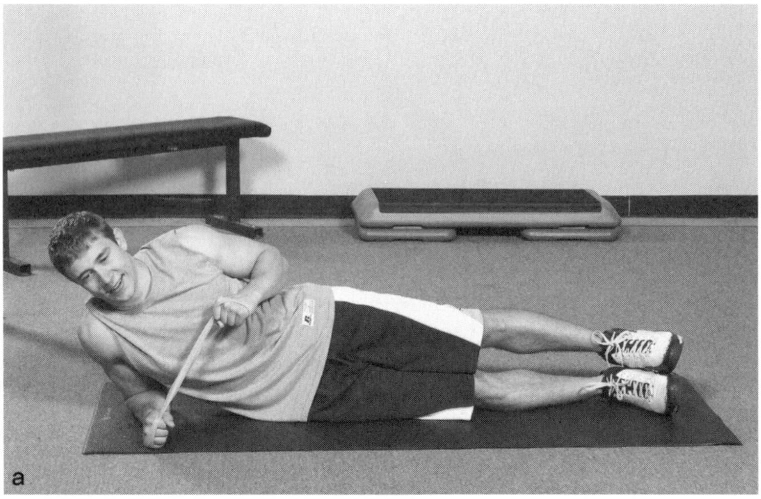
a

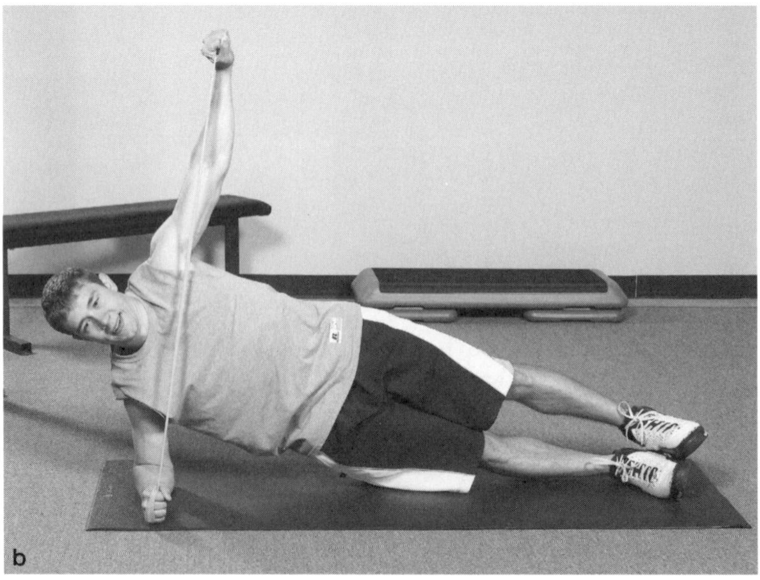
b

네발기기 고정운동
(요추 고정근)

양 무릎과 양손이 바닥에 닿도록 자세를 취한다. 한 발로 밴드의 중간을 감아주며 양손으로 밴드의 양끝을 고정시킨다(a). 등과 목을 곧게 유지한 채 밴드를 밀어내며 한 발을 신전시키고, 그 발이 바닥과 평행할 때까지 고관절과 슬관절을 완전히 펴준다(b). 동시에 몸의 앞쪽으로 반대쪽 팔을 신전시킨다. 천천히 되돌아온다. 반대쪽도 반복한다.

변형법
양손은 그대로 유지한 채 발의 신전만 시행한다.

트레이닝 조언
등과 목을 중립 자세로 유지한다. 등을 구부정하게 만들지 말고 고관절도 과신전하지 않는다. 목을 신전시키지 말고 등을 회전시키지 않는다.

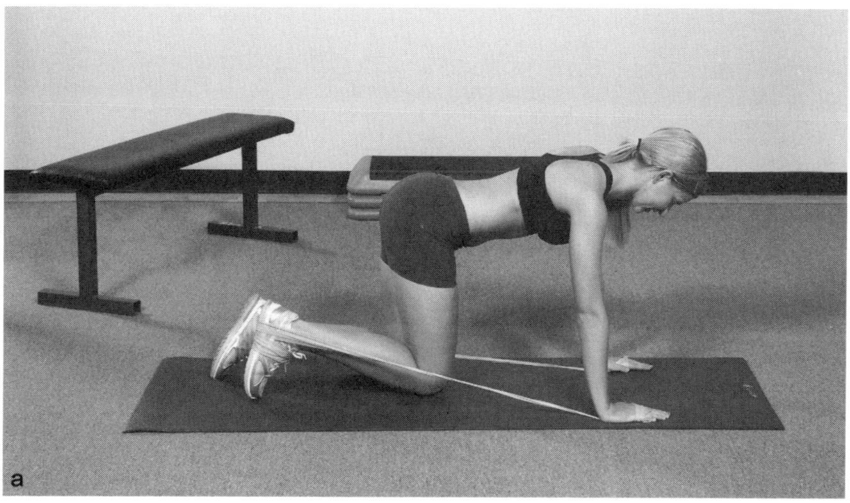
a

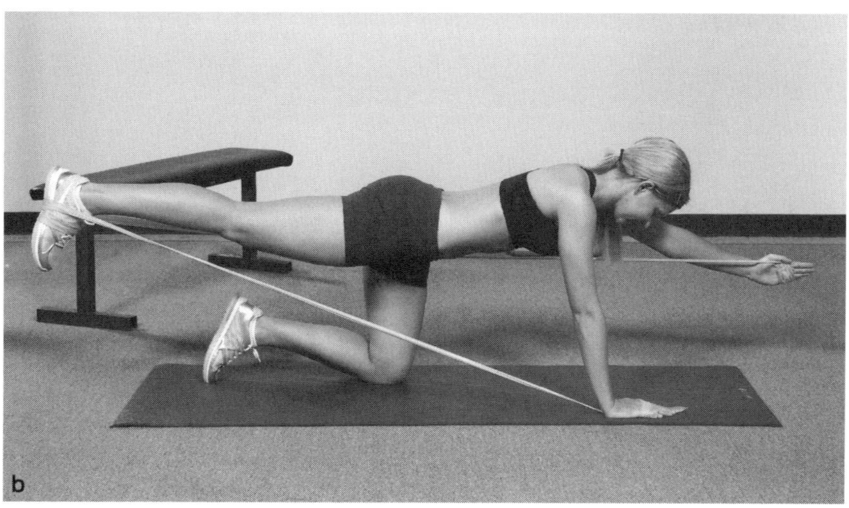
b

앙와위 고정운동

(요추 고정근)

한 발은 뻗고 다른 발은 구부린 채 앙와위를 취한다. 밴드의 중간을 쭉 편 발에 묶어주며 한 팔을 앞으로 뻗은 양손으로 밴드의 양끝을 잡는다(a). 주관절을 쭉 편 채 유지하는 동안 양팔을 번갈아서 굴전시킨다(b). 등을 곧게 유지하며 천천히 되돌아온다.

변형법

팔의 굴전과 동시에 밴드에 저항해서 (무릎을 편) 다리의 고관절 굴전과 신전을 시행한다.

트레이닝 조언

등과 목을 중립 자세에서 곧게 유지한다. 등을 굽히지 않는다.

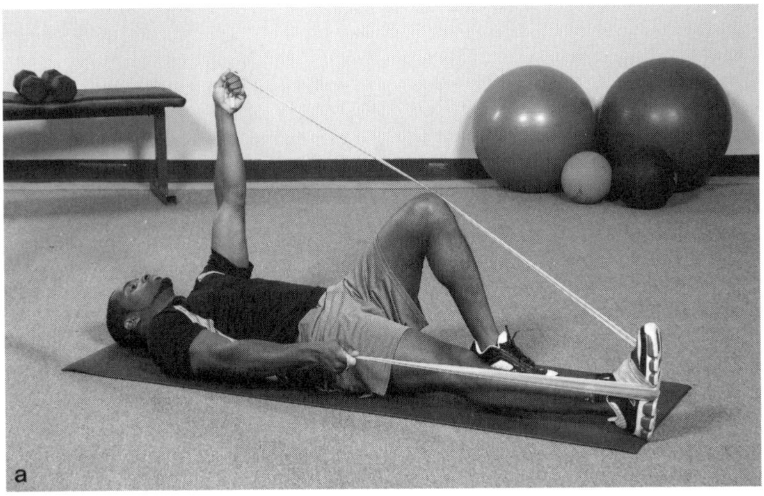

a

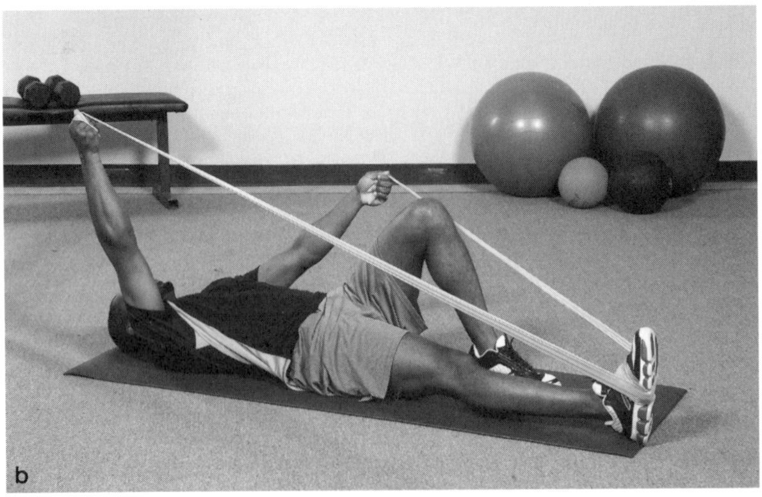

b

6

고관절, 대퇴 그리고 하체의 운동

근력 강화시켜야 하는 신체의 가장 중요한 부위 중 한 곳은 고관절과 대퇴 부위이다. 하지와 체간 사이의 주된 연결부위로서 고관절은 코어(복직근과 허리 부위)를 위한 안정적인 기반으로 작용한다. 고관절은 이동에서 주된 역할을 수행하며, 보행이나 달리기에서 중력 중심의 추진작용을 시행한다. 둔부 근육들(대둔근과 중둔근) 역시 중요한 골반 고정근들이다. 그러므로 고관절과 코어는 전신에 걸쳐서 힘을 발생시키고 전달해주는 하나의 운동학적 고리로 연결된다.

강한 고관절 근육들은 일상 동작에서 중요하며, 특히 달리기와 걷기에서 더 중요하다. 둔부 근육의 약화는 만성적인 요통 그리고 반복성의 족관절 염좌와도 연계된다. 고관절과 대퇴부 근육구조의 또 다른 중대한 역할은 신체 동작의 속도를 늦춰주거나 동작의 방향을 변화시키는 것이다. 이러한 특수화된 근육 작용(때때로 미숙한)은 스포츠 중에서 반복적인 고관절 굴전근, 서혜부 그리고 슬괵근 좌상을 유발한다. 최종적으로, 사두근과 슬괵근 간 근력과 유연성의 불균형은 슬관절 통증 및 손상과 관련된다.

흔히 간과하지만, 하지의 근육들 또한 균형과 민첩성에서 중요하다. 특히 족관절의 장비골근과 후경근은 균형과 보행을 위하여 필수적인 안정성을 제공한다. 그리고 전경근, 비복근, 가자미근은 움직임 중 파워와 민첩성을 제공한다.

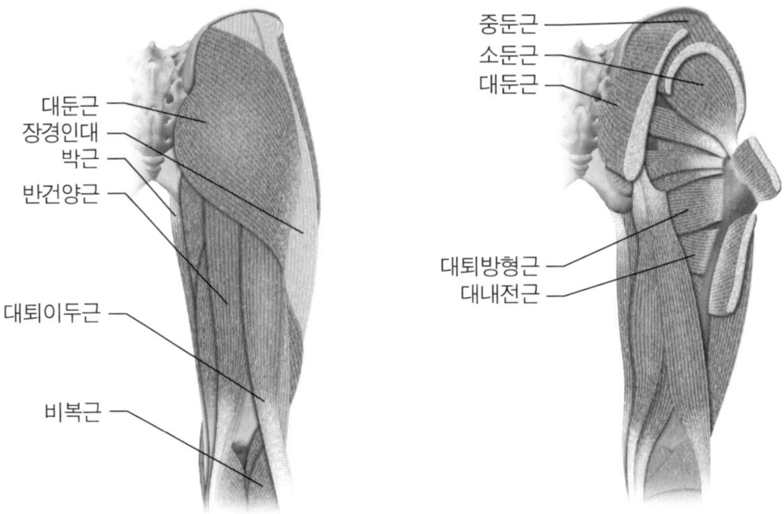

(a) 고관절, 대퇴

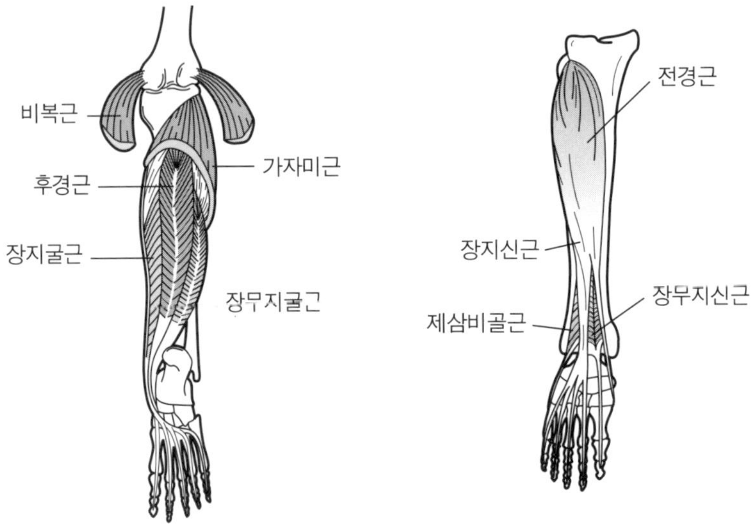

(b) 하지의 근육들

고관절 들기

(장요근)

벤치에 앉는다. 밴드의 가운데를 중간 대퇴부로 감고 양끝은 다른 발로 밟아 고정한다(a). 고관절을 굴전시키면서 대퇴를 들어 올렸다가(b) 천천히 되돌아온다.

변형법

바닥 근처에서 밴드의 양끝을 고정시킨다. 밴드의 중간을 발목에 감아준다. 밴드 부착 지점을 등지고 서서 무릎을 편 채 그 다리를 위로 들어 올린다.

트레이닝 조언

등을 굽히지 않으며 곧게 유지한다. 복직근을 긴장한 채 유지한다.

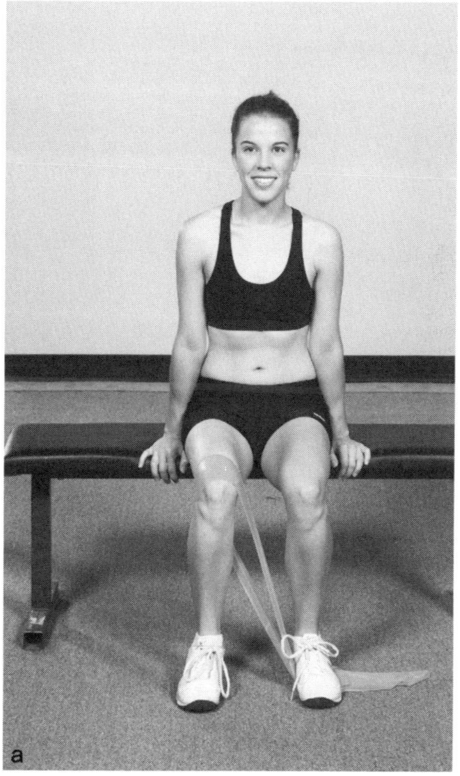

a

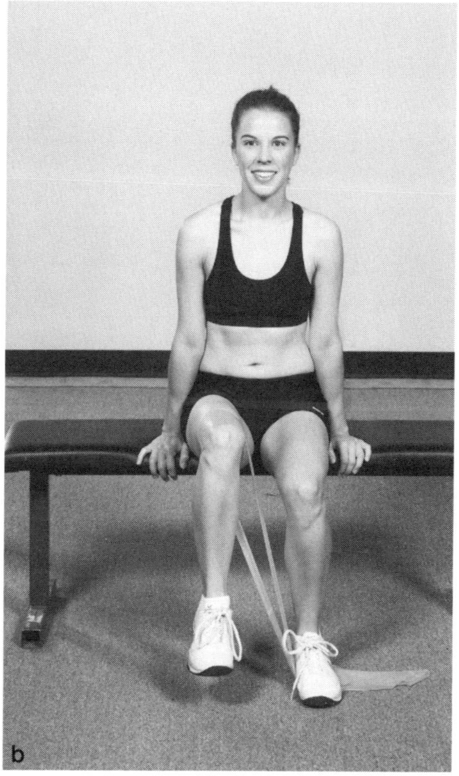

b

브리지

(대둔근)

밴드의 중간을 골반 앞에 놓고 양끝을 엉덩이 아래로 교차해서 잡아준다. 밴드를 잡고 바로 눕는다. 양손으로 밴드의 양끝을 바닥에 고정시킨다(a). 무릎을 구부린 채 엉덩이를 들어 올리며, 골반 앞쪽으로 밴드를 당긴다(b). 천천히 되돌아온다.

변형법

밴드가 당겨진 채 브리지 자세를 유지하는 동안, 번갈아서 무릎을 들어 올려준다.

트레이닝 조언

브리지의 최상부에서 고관절 수평을 유지한다. 고관절이나 등이 처지지 않도록 한다.

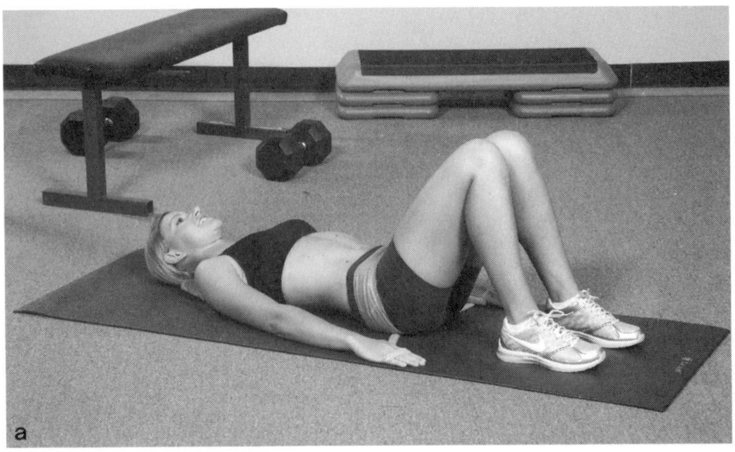

a

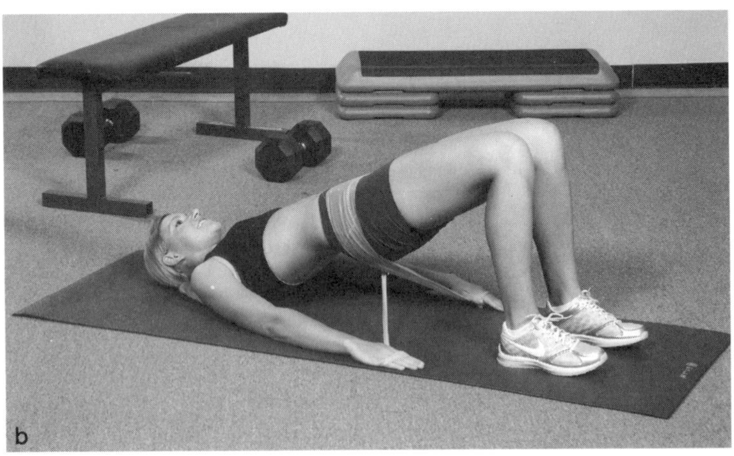

b

편측 브리지

(대둔근)

밴드의 중간을 골반 앞에 놓고 양끝을 엉덩이 아래로 교차해서 잡아준다. 밴드를 잡고 바로 눕는다. 양손으로 밴드의 양끝을 바닥에 고정시킨다. 무릎을 구부린 채 바닥에서 엉덩이를 들어 올리며 고관절 앞에서 밴드를 당겨준다(a). 엉덩이를 들어 올리며 내리는 동안 한 발을 바닥에서 들어올린다(b).

트레이닝 조언

브리지의 최상부에서 고관절 수평을 유지한다. 고관절이나 등이 처지지 않도록 한다.

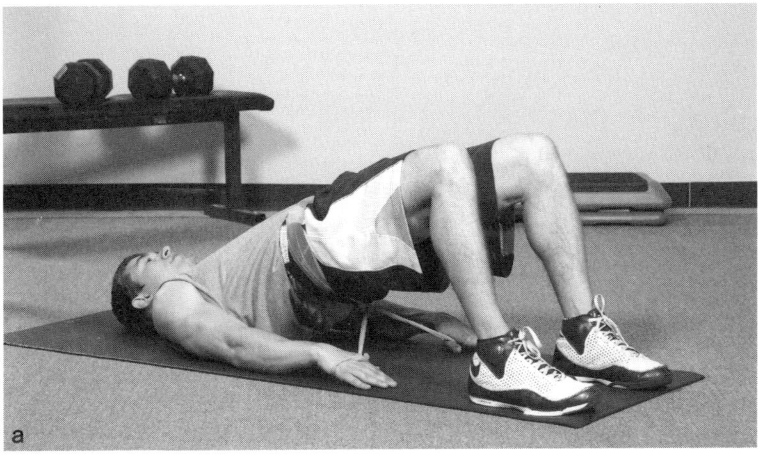

a

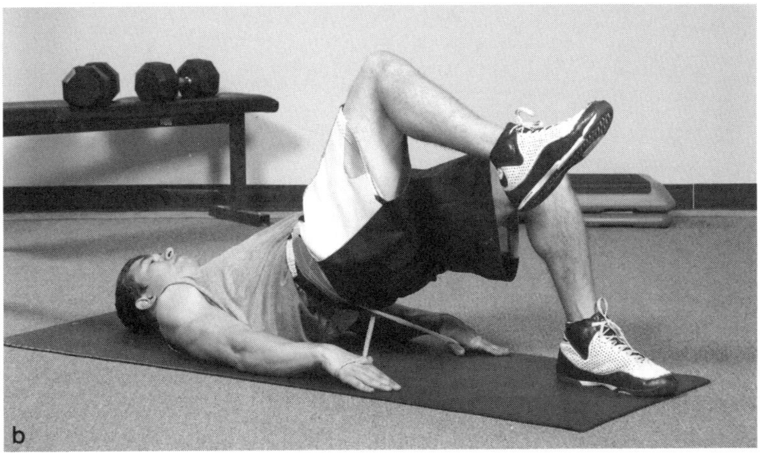

b

고관절 신전(망아지 뒷차기)

(대둔근)

네발기기 자세(양손과 양 무릎으로)를 취하며 팔꿈치를 굽혀 바닥에 대고 등을 곧게 유지한다. 양쪽 전완으로 밴드의 끝 부분을 고정하고 중간 부분을 한쪽 발에 감아준다(a). 무릎을 굽힌 채 유지하며 밴드에 대항해서 고관절을 위로 신전시킨다(b). 천천히 되돌아온다.

변형법

바닥 근처에서 고정된 물체로 밴드의 양끝을 고정시킨다. 한쪽 발목에 밴드의 중간을 감아준다. 고정 지점을 향하고 무릎을 굽힌 채 하지를 후방으로 차 올린다.

트레이닝 조언

등을 굽히지 않으며 곧게 유지한다. 복직근을 긴장한 채 유지한다.

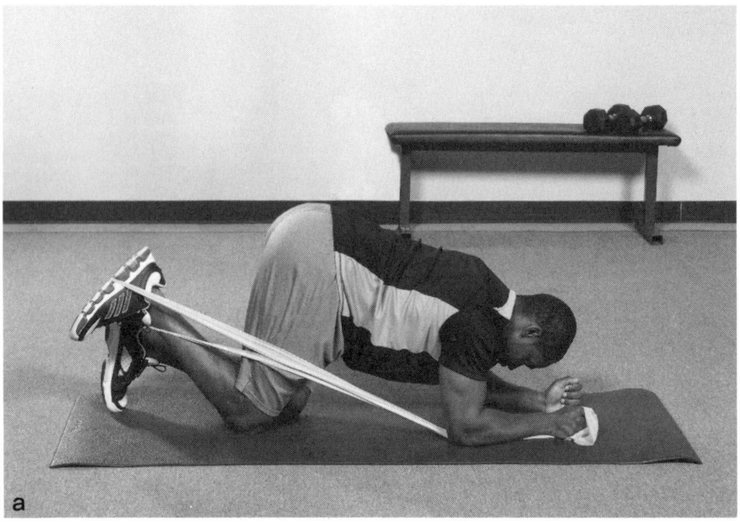

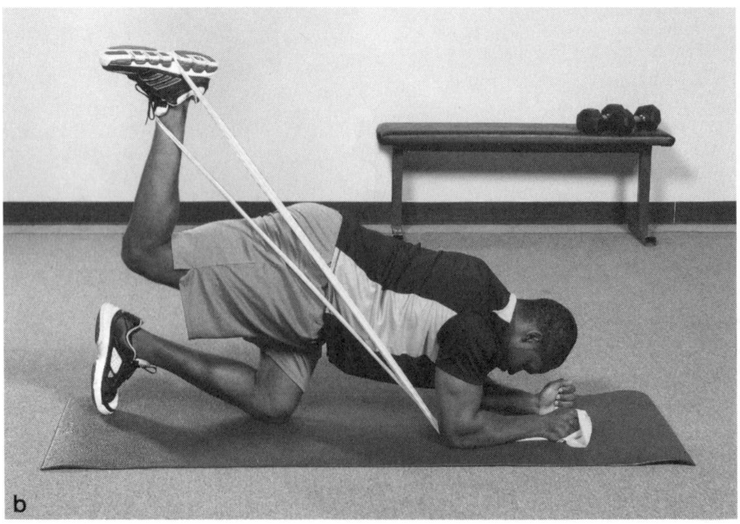

측와위 고관절 들기

(중둔근)

양발을 쭉 편 채 옆으로 누우며 양쪽 발목에 밴드를 감아준다(a). 위쪽 하지를 들어 올리며, 무릎을 편 채 유지한다(b). 천천히 되돌아온다.

변형법

운동의 저항 강도를 감소시키도록 족관절 대신 무릎에 밴드를 감아준다.

트레이닝 조언

등을 곧게 유지하며, 복직근을 긴장한 채 유지한다.

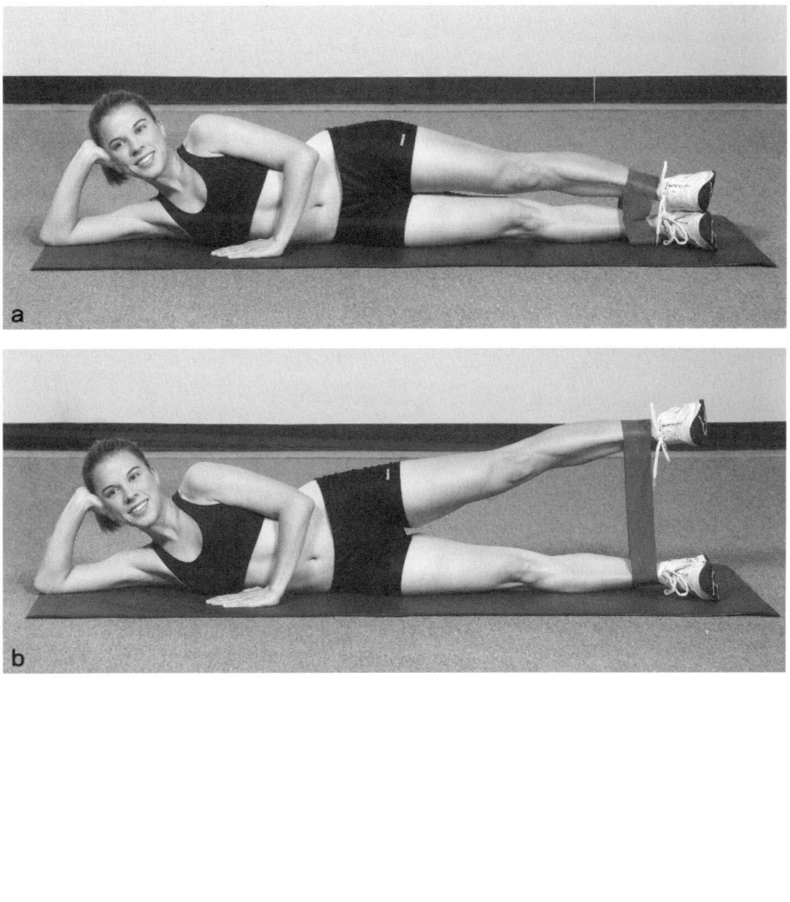

클램(대합조개)
(고관절 회전근)

밴드를 무릎 주변에 감아준 후 옆으로 누우며, 무릎을 약 30도 정도 구부린다(a). 아래쪽 무릎은 매트를 밀어주며 그동안 위쪽 무릎은 밴드를 당기며 들어 올린다(b). 잠시 유지한 후 천천히 되돌아온다.

변형법
바로 누운 자세로 운동을 시행한다. 무릎에 밴드를 감아주며 밴드에 대항해서 양 무릎을 벌려준다.

트레이닝 조언
운동 전반에서 밴드가 충분한 저항을 제공하도록 충분한 긴장을 유지하게 만든다. 움직임을 완수하기 위해 체간을 회전시키지 않는다.

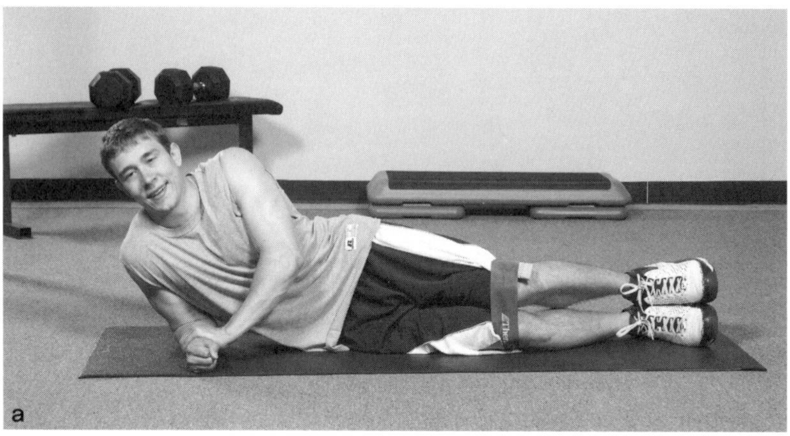
a

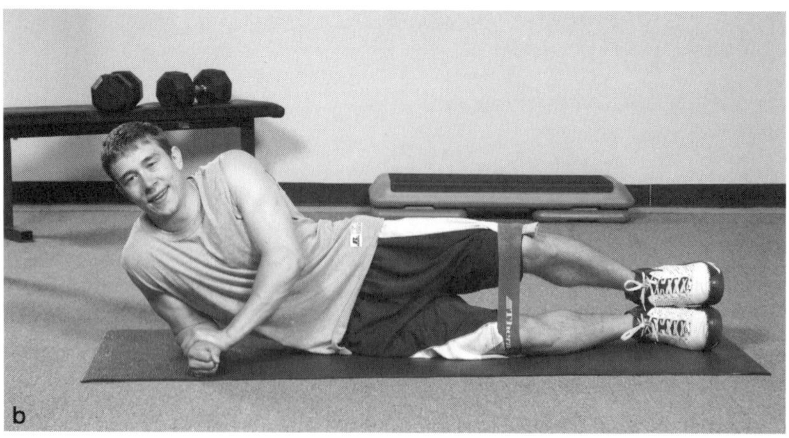
b

역 클램

(고관절 회전근)

발목에 밴드를 감은 채 옆으로 누우며 양 무릎은 함께 굽혀준다(a). 밴드에 대항해서 발목을 위로 들어주는 동안 고관절을 안으로 회전시키며, 양 무릎은 그대로 유지한다(b). 유지하고 천천히 되돌아온다.

트레이닝 조언

운동 전반에서 저항을 제공하기에 충분한 긴장이 밴드에서 유지되어야 한다. 움직임을 완수하기 위해 체간을 회전시키지 않는다.

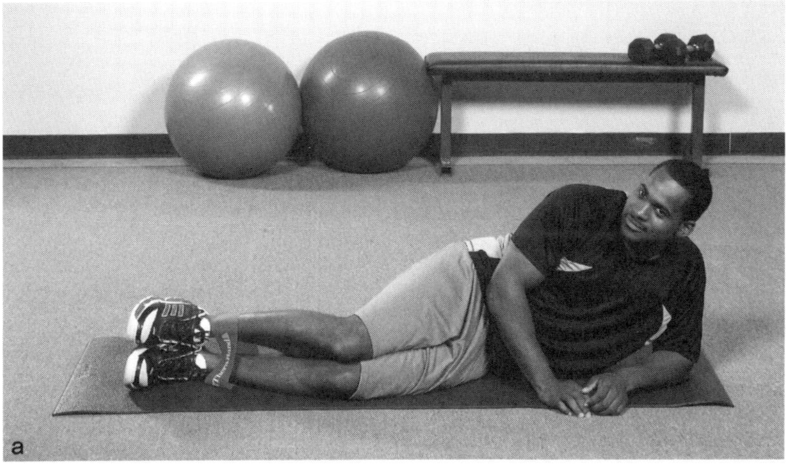

a

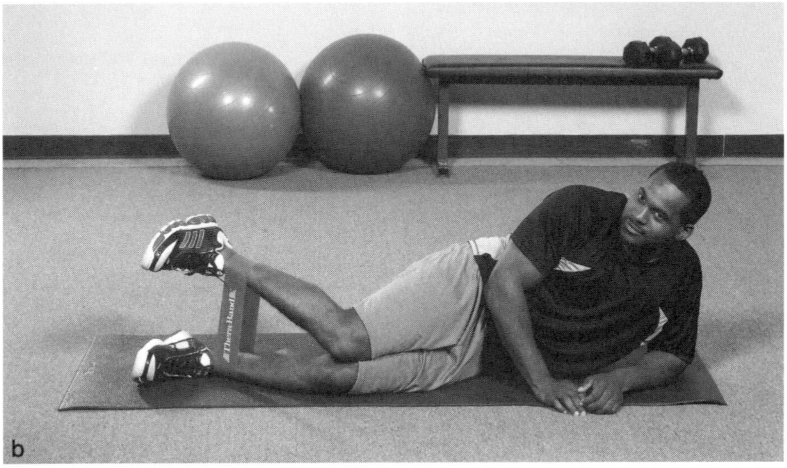

b

굿모닝

(대둔근, 슬괵근)

양발로 밴드의 중간을 밟고 선다. 밴드나 튜브의 양끝을 잡는다. 밴드가 느슨해지도록 아래로 숙인다(a). 팔꿈치와 등을 곧게 유지한 채, 고관절을 신전시키는 동안 밴드의 긴장에 대항해서 바로 선 자세로 천천히 되돌아온다(b).

트레이닝 조언

등을 굽히지 않고, 곧게 유지한다. 허리가 아닌 고관절에서 움직임이 만들어지도록 확실하게 한다.

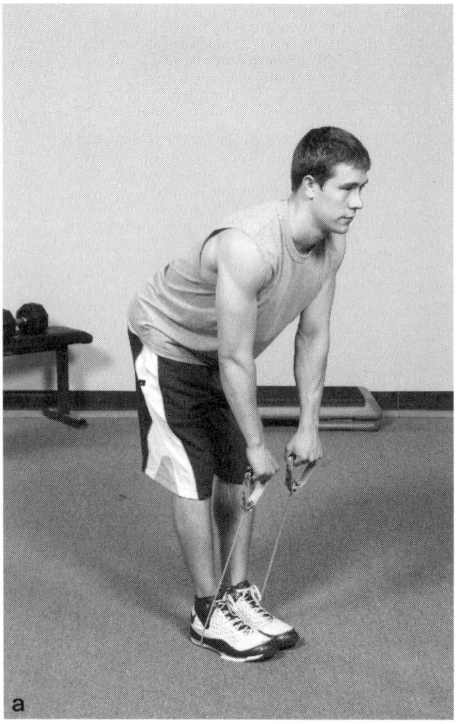

a

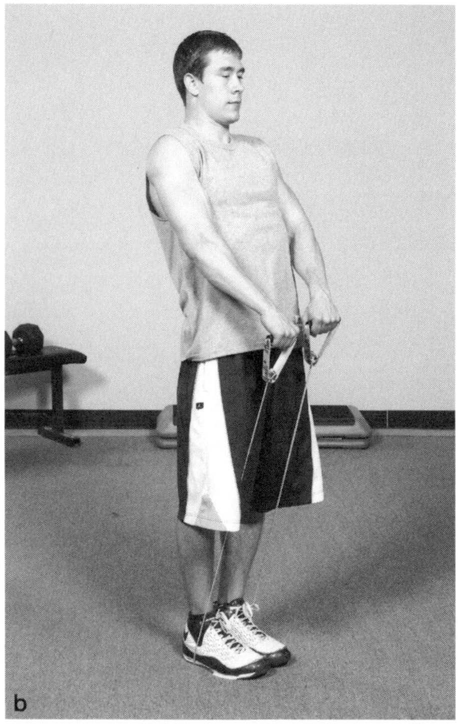

b

막힌 체인의 고관절 회전

(고관절 회전근, 대둔근, 족관절 고정근)

밴드의 중간이 고관절을 둘러싸도록 감싸주며, 양손으로 밴드의 양끝을 잡는다. 운동하고자 하는 고관절 쪽 발로만 서며 반대쪽 발은 들어준다. 운동하지 않는 쪽에서, 그쪽 팔을 앞으로 신전시키며, 밴드를 당겨준다. 다른 손은 허리춤에 유지한다(a). 몸을 받치고 있는 발 위에서 고관절을 비틀어주며, 들고 있는 발 쪽의 고관절을 후방으로 밀어준다(b). 천천히 되돌아온다.

트레이닝 조언

고관절을 회전시키는 동안 어깨를 동일한 위치로 유지한다. 움직임을 완수하기 위해 등을 신전시키거나 체간을 회전시키지 않는다. 주관절을 신전한 채 유지한다.

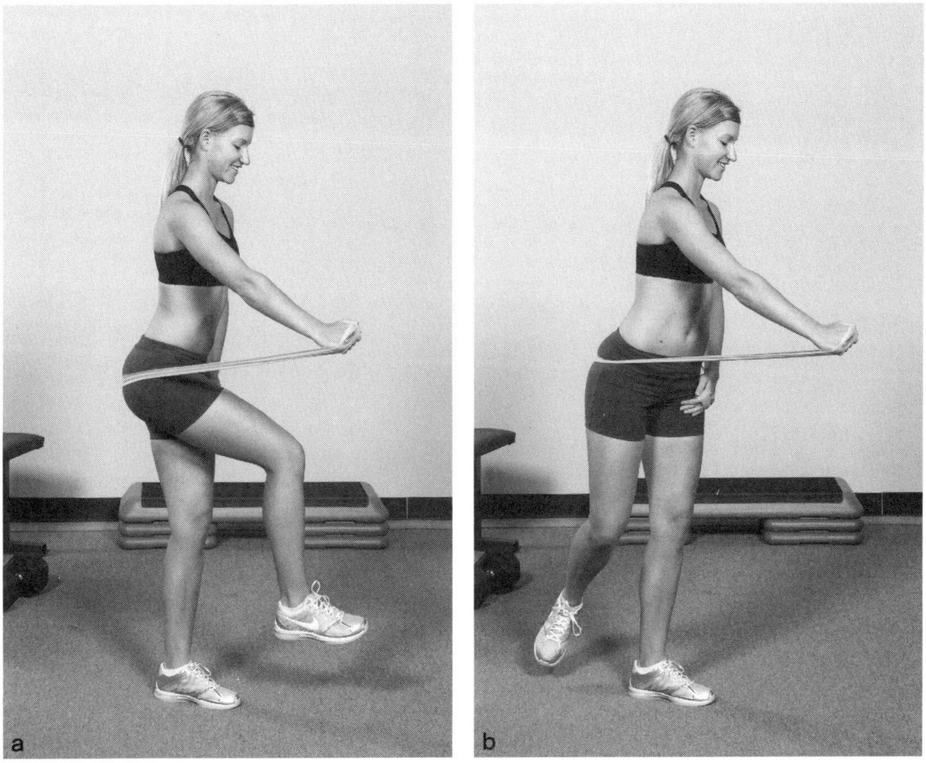

a b

런지
(대둔근, 사두근)

밴드나 튜브의 중간을 한 발로 밟고 선다. 다른 발은 무릎을 굽힌 채 뒤로 놓는다. 양쪽 팔꿈치를 구부려 가슴 높이에서 밴드의 양끝을 잡는다. 체간을 곧게 유지한 채, 앞쪽 무릎을 굽히며 고관절과 무릎을 굴전시킴으로써 체간을 내려준다(a). 밴드의 저항에 대항해서 바로 선 자세로 되돌아온다(b).

변형법
밴드를 어깨 높이에서 잡은 채 런지 운동을 시행한다.

트레이닝 조언
등을 굽히지 않으며 곧게 유지한다. 복직근을 긴장한 채 유지한다. 체간을 항상 바르게 유지한다.

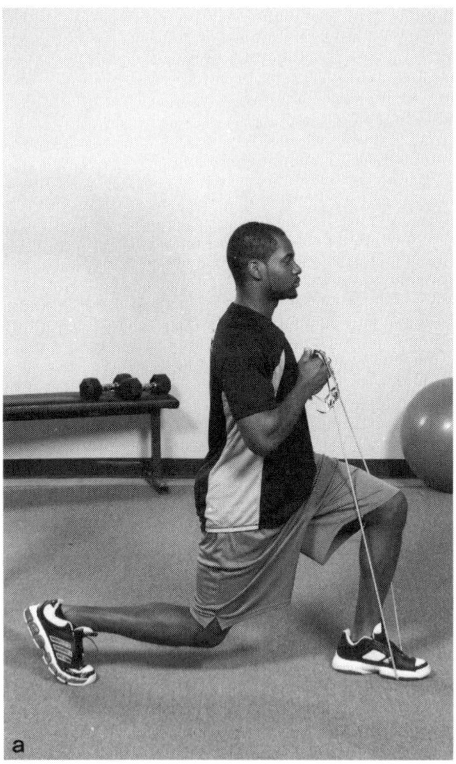
a

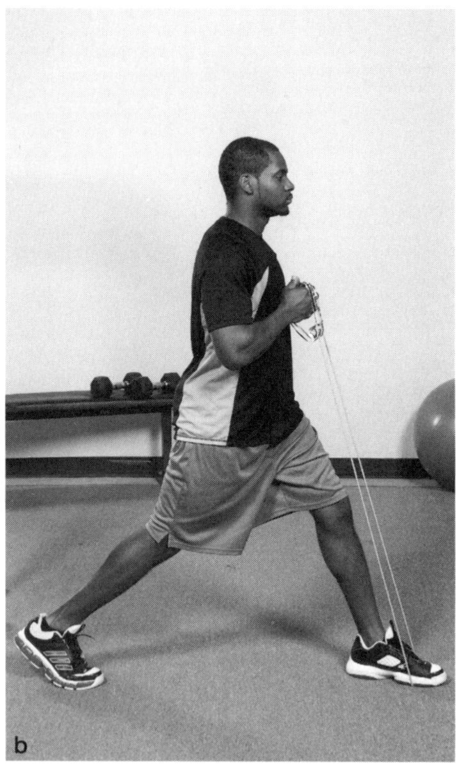
b

옆으로 런지

(중둔근, 대둔근, 사두근)

양 하지 발목 바로 위에 밴드를 묶어주면서 시작한다. 운동선수 자세로 양 무릎과 고관절을 약간 굽혀준다(a). 양 무릎을 구부려 밴드의 저항에 대항해서 한 발을 옆으로 뻗어준다(b). 천천히 복귀한다.

변형법

반대쪽 다리의 약간 앞으로 또는 뒤쪽이나 옆으로 스텝의 각도를 변화시킨다.

트레이닝 조언

등을 곧게 유지하며, 허리를 숙이거나 비틀지 않는다.

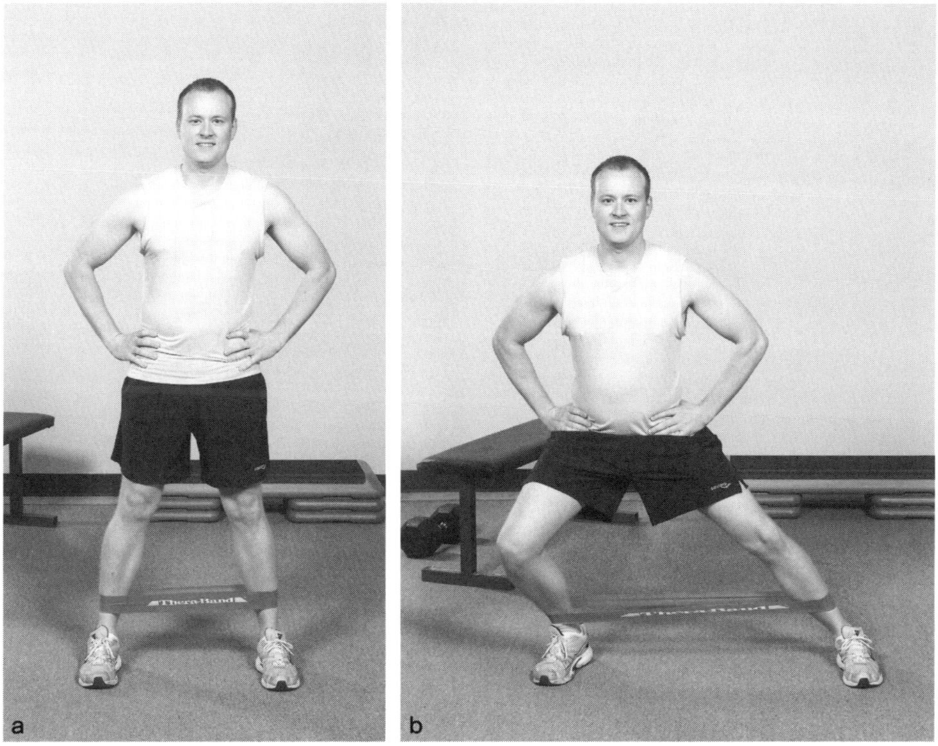

쪼그리기

(대둔근, 사두근)

양발로 긴 밴드의 중간을 밟고 선다. 밴드의 양끝을 발 바깥쪽에 위치시킨다 밴드가 고관절 위치에 놓이도록 유지하며 양끝을 잡는다(a). 허리를 곧게 유지한 채, 쪼그리기 자세로 몸을 낮춘다(b). 천천히 되돌아온다.

변형법

밴드의 양끝을 어깨 높이에서 잡은 채 쪼그리기를 시행한다.

트레이닝 조언

등허리를 굽히지 않으며, 곧게 유지한다. 복부를 긴장한 채 유지한다.

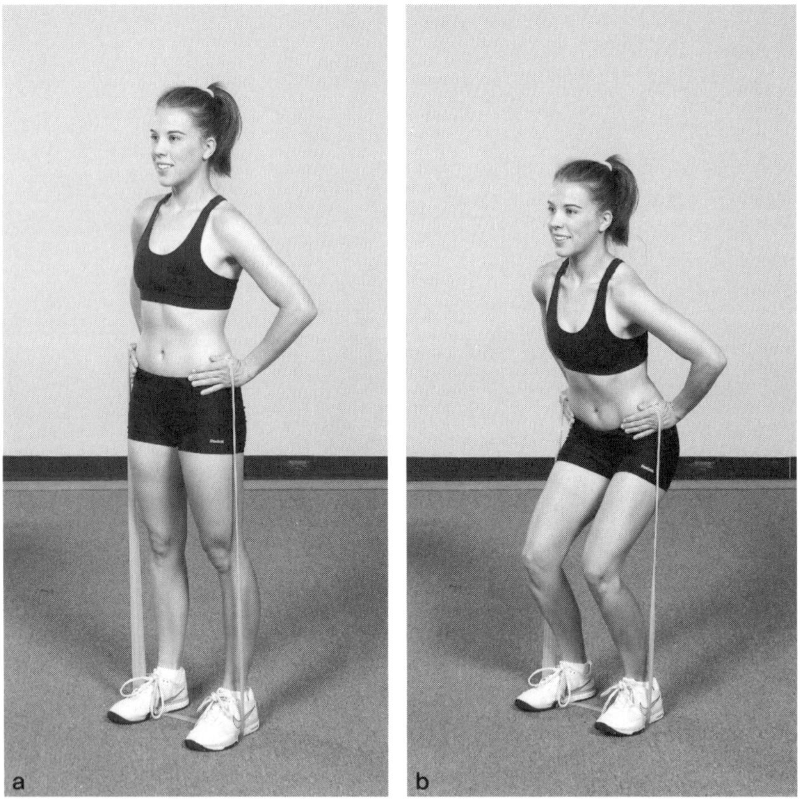

바벨 쪼그리기

(대둔근, 사두근)

각 밴드의 끝 부분을 바벨의 양 끝부분에 걸어주며, 바벨은 목 뒤에서 어깨를 가로질러 놓이도록 위치시킨다. 쪼그리기 운동이 일어서는 단계에 놓일 때 중등도의 저항이 주어질 수 있도록 양발 아래로 밴드의 끝 부분을 조절해서 밟고 선다(a). 바벨을 바른 위치로 놓은 채 몸을 쪼그리기 자세로 내려준 다음 탄력 밴드에 의한 부가적인 저항에 대항하며 올바른 자세로 바벨을 들어 올리며 천천히 다시 일어선다(b).

변형법

바벨의 바를 목 앞쪽 가슴 위로 위치시키고 전방 쪼그리기를 시행한다.

트레이닝 조언

움직임 전반에서 등을 곧게 유지한다. 바의 양 끝부분에서 반드시 균등한 긴장력을 유지해야 한다.

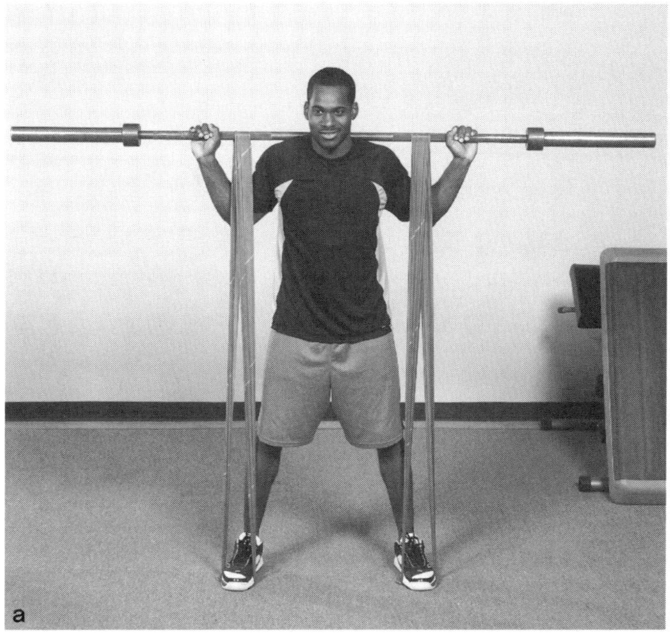

a

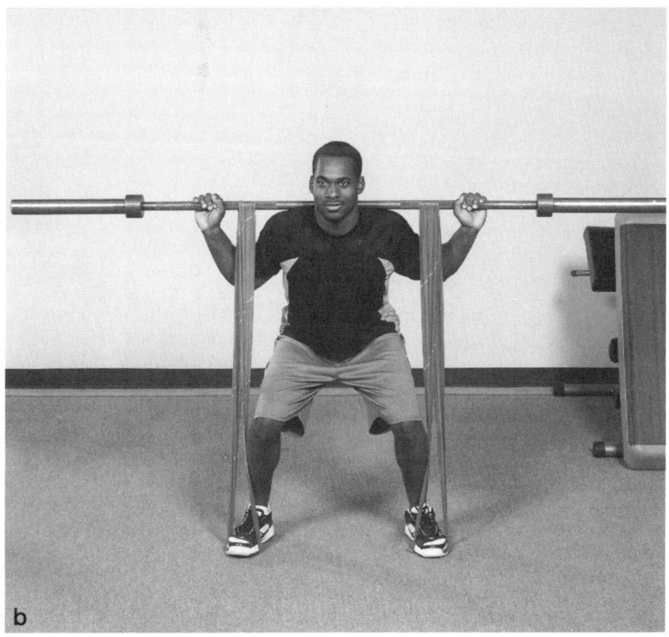

b

한발 쪼그리기

(대둔근, 사두근, 족관절 고정근)

한쪽 발로 밴드의 중간을 밟고 한 발로 선다. 고관절 높이에서 밴드의 양끝을 잡는다(a). 무릎을 45에서 60도 정도 구부리며 한발 쪼그리기를 시행한다(b). 천천히 복귀한다. 필요하다면 외부의 보조를 이용한다.

변형법

더 많은 저항을 주도록 어깨 높이에서 밴드를 잡고 한다.

트레이닝 조언

슬개골과 두 번째 발가락이 일직선에 놓이도록 슬관절을 곧게 굽혀준다. 무릎을 안쪽이나 바깥쪽으로 회전시키지 않는다. 운동 중 등과 목을 곧게 유지한다.

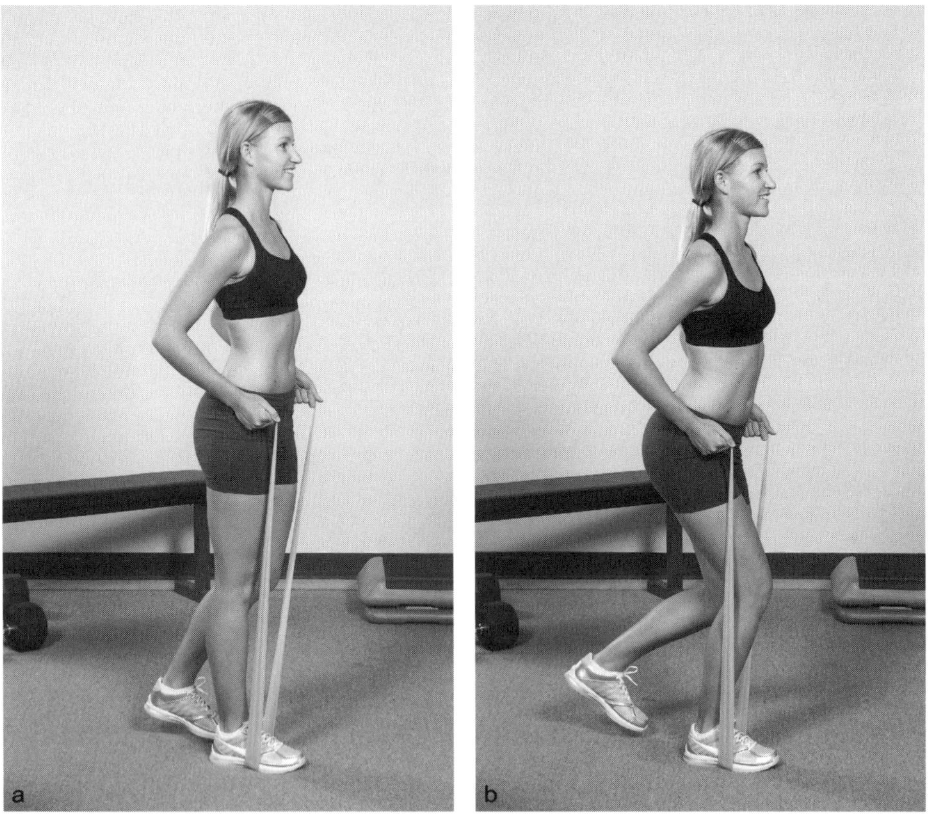

몬스터 걷기

(중둔근, 대둔근, 사두근)

무릎 위 양 대퇴부에 밴드를 걸어준다. 양 고관절과 슬관절을 약간 굽힌 준비 자세를 취한 채 선다(a). 밴드의 저항에 대항해서 한쪽 발을 한 발 옆으로 내딛는다(b). 질질 끌고 가는 동작에서 여러 발자국을 걷도록 한 방향으로 움직인다.

변형법

옆으로, 대각선으로, 앞으로 그리고 뒤쪽으로 등 여러 방향으로 걷는다. 더 많은 저항을 위하여 밴드를 발목으로 내려준다.

트레이닝 조언

운동 전반에 걸쳐 등과 목을 곧게 유지한다. 운동을 완수하기 위해 체간과 고관절을 회전시키지 않는다.

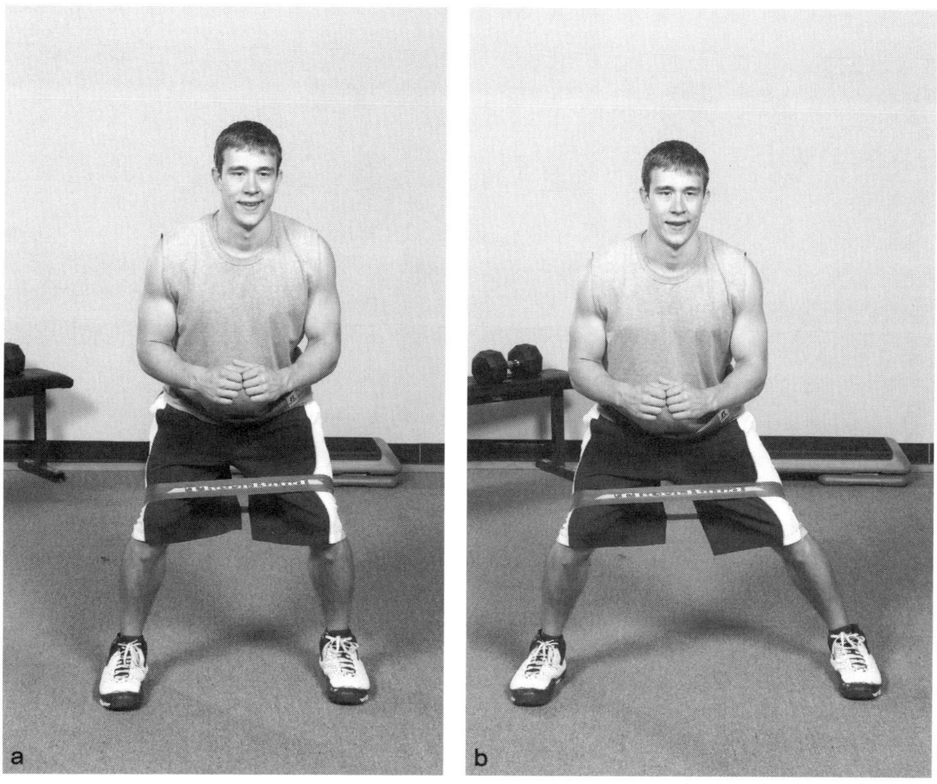

쪼그리고 걷기

(중둔근, 대둔근, 사두근)

밴드를 발목 바로 위 하퇴부에 걸어준다(a). 체간과 하체의 굴전된 자세를 유지하며 옆 방향으로 걸어간다(b).

변형법

대각으로, 전방으로, 후방으로 등 여러 방향으로 걸어준다.

트레이닝 조언

체간이 지나치게 굽혀지지 않도록 머리를 곧게 유지한다. 운동선수 자세를 유지한다.

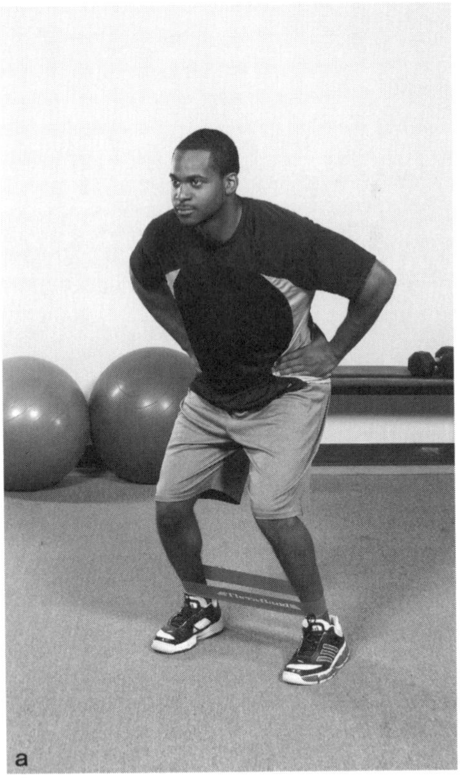

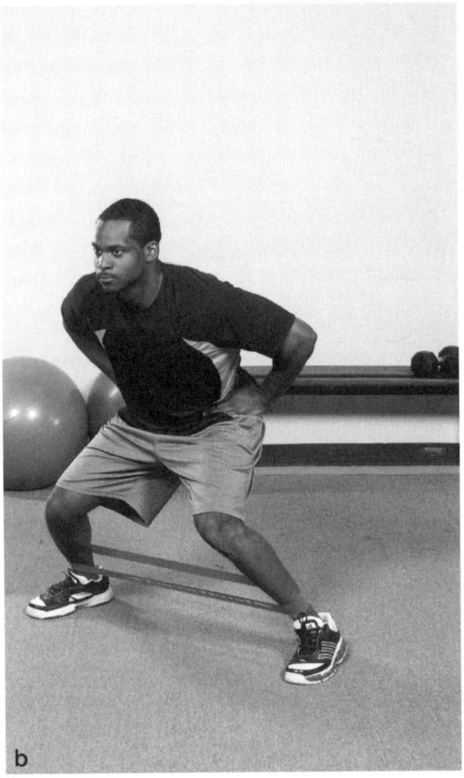

레그 프레스

(대둔근, 사두근)

등을 대고 눕는다. 밴드의 중간을 한쪽 발에 걸어준 채 밴드의 양끝을 손으로 잡는다(a). 다리가 쭉 펴지고 체간과 일직선이 될 때까지 밴드의 저항에 대항해서 무릎과 고관절을 신전시킨다(b). 천천히 되돌아온다.

변형법

양 무릎을 굽히고 앉으며 밴드의 가운데를 한 발에 걸어준다. 양 팔꿈치로 기댄 채 반쯤 굽힌 자세를 취하며 밴드의 양끝을 양손으로 잡는다. 곧게 펴질 때까지 고관절과 슬관절을 펴준다. 천천히 되돌아온다.

트레이닝 조언

등을 굽히지 않으며 곧게 유지한다. 복부를 긴장한 채 유지한다.

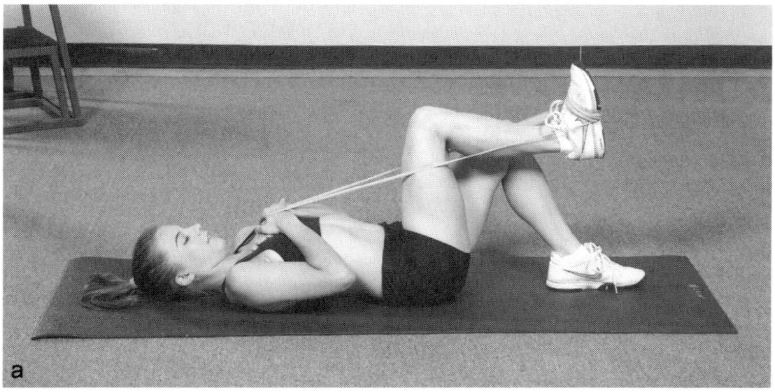

a

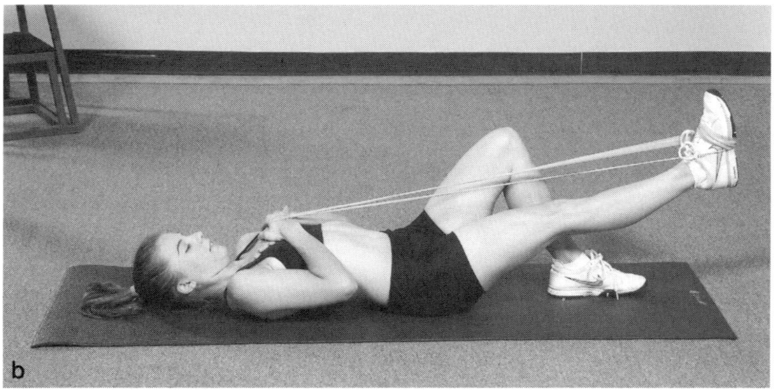

b

선 자세에서 다리 당기기

(슬괵근, 대둔근)

밴드의 양끝을 앞에 놓인 단단한 물체의 바닥 근처에 묶어준다. 족관절 바로 위 하퇴에 밴드의 중간 부분을 걸어준다. 필요하다면 균형을 잡도록 외부 물체를 이용한다. 전면에서 굴전된 고관절과 신전된 슬관절로 시작한다(a). 밴드에 대항해서 다리를 뒤로 당기며, 동시에 슬관절을 굴전하며 고관절을 신전시킨다(b). 천천히 되돌아온다.

변형법

반복 속도를 높인다.

트레이닝 조언

운동 전반에서 등과 목을 곧게 유지한다. 운동을 완수하기 위해 체간을 굽히지 않는다.

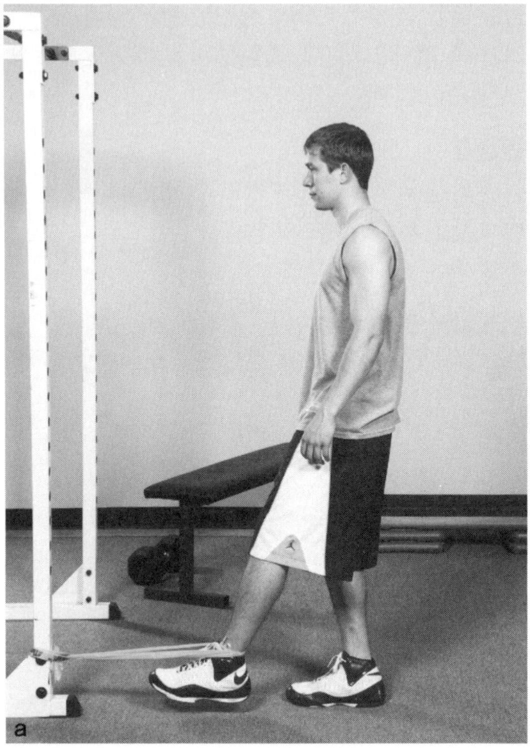

a

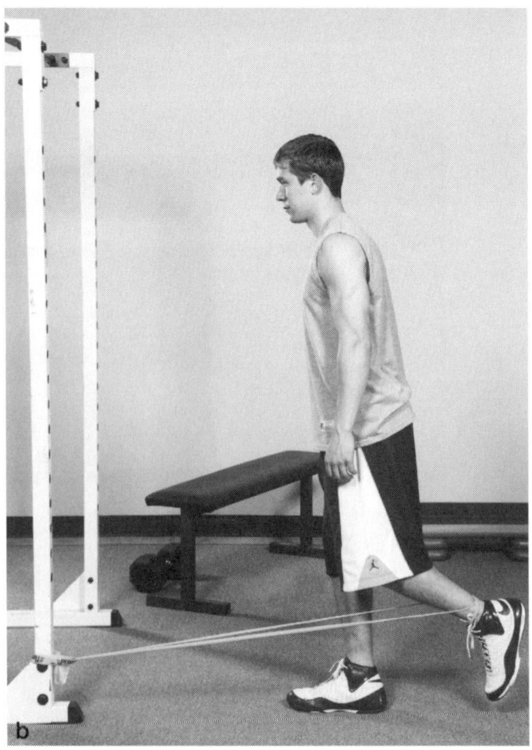

b

세라밴드 킥(차기)

(대둔근, 중둔근, 장요근, 사두근, 족관절 고정근)

발목 바로 위 하퇴에 밴드를 걸어준다(a). 필요하다면 균형을 잡도록 외부 물체를 이용한다. 슬관절을 곧게 유지한 채 밴드의 저항에 대항해서 한 발을 반복적으로 앞으로 차준다(b). 반복해서 차는 동안 그 발이 바닥에 닿지 않도록 한다.

변형법

옆으로 차기와 함께 뒤로도 차준다.

트레이닝 조언

등과 목을 곧게 유지한다. 운동을 완수하기 위해 체간을 뒤로 기울이지 않는다. 운동 전반에서 밴드의 적절한 긴장이 반드시 유지되어야 한다.

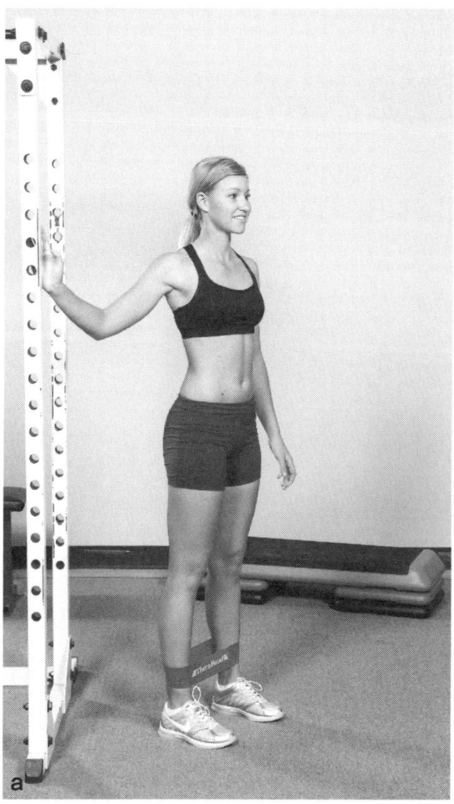
a

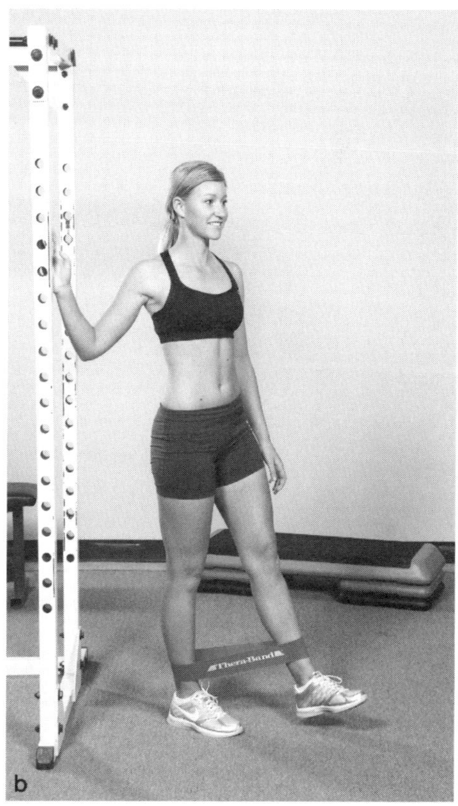
b

7

전신 운동

운동과 기능적인 움직임은 체간과 골반 주변의 근육으로 이루어진 강력한 코어, 즉 복부와 허리를 필요로 한다. 이러한 근육들은 가동근, 고정근 그리고 힘의 전달 근육들로서 기능해야 한다. 상지(야구의 던지기와 같은 동작에서 사용되는)의 기능적인 근력강도는 종종 하체에 의하여 먼저 만들어지며 코어를 통해서 전달된다. 이러한 부위의 근력을 개별적으로 강화시키는 것이 중요한 한편(5장을 참조), 전신 운동을 통해서 이러한 부위를 기능적인 근력으로 통합하는 것 역시 중요하다.

기능적인 트레이닝 프로그램은 코어 안정작용을 도와주며 상지와 하지 사이에서 힘의 전달을 도와주는 전신 운동을 포함해야 한다. 탄력 저항 운동은 쪼그리기나 런지와 같은 움직임과 조합된 사지 움직임을 통해서 코어 안정작용 근육을 강화시키도록 상이한 저항 벡터를 만들 수 있다. 또한 탄력 저항 운동은 들기 또는 스텝과 함께 밀기 등과 같은 전신의 기능적 움직임에 관련된 근육들을 운동시킬 수 있다.

대각선 굴전과 함께 쪼그리기

(삼각근, 요추 고정근, 사두근)

양발을 어깨너비로 벌린 채, 긴 밴드(9피트)의 중간을 밟고 선다. 양발의 외부에서 밴드의 양끝을 잡고 대퇴부 전면에서 밴드를 교차시킨다. 고관절 근처에서 밴드의 양끝을 잡는다(a). 쪼그린 자세로 몸을 낮춘다. 동시에, 양팔을 동시에 바깥쪽 위로 들어 올려 대각선 굴전을 시행한다(b). 천천히 되돌아온다.

변형법

왼팔과 오른팔을 번갈아서 대각선 굴전시킨다. 더 높은 난이도를 위하여 스폰지 표면 위에 선다.

트레이닝 조언

등을 굽히지 않으며 곧게 유지한다. 복부를 긴장한 채 유지한다.

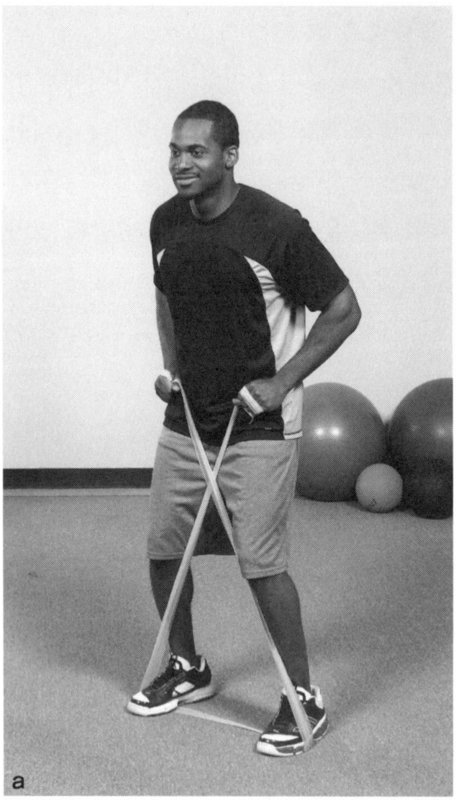
a

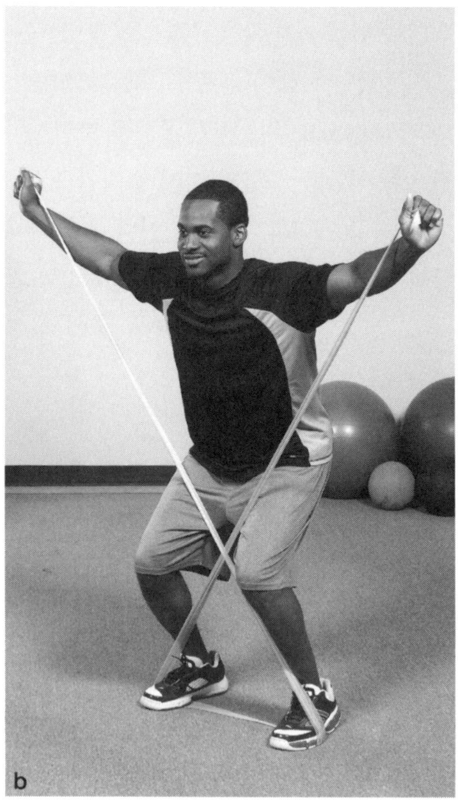
b

대각선 굴전과 함께 런지

(삼각근, 요추 고정근, 사두근)

한쪽 발로 밴드의 중간을 밟고 선다. 다른 쪽 발은 그 발의 뒤에 무릎을 약간 굽힌 채 놓아두고 고관절 높이에서 밴드의 양끝을 잡는다(a). 체간을 곧게 유지하며, 앞쪽 무릎을 굽히면서 체간을 내린다. 동시에, 양팔을 바깥쪽 위로 들어 올려 양쪽 어깨에서 대각선 굴전운동을 시행한다(b).

변형법

난이도를 높이도록 푹신한 표면에 선다. 런지 중 왼팔과 오른팔을 번갈아서 올린다.

트레이닝 조언

등을 굽히지 않으며 곧게 유지한다. 복부를 긴장한 채 유지한다. 체간을 항상 똑바로 유지한다.

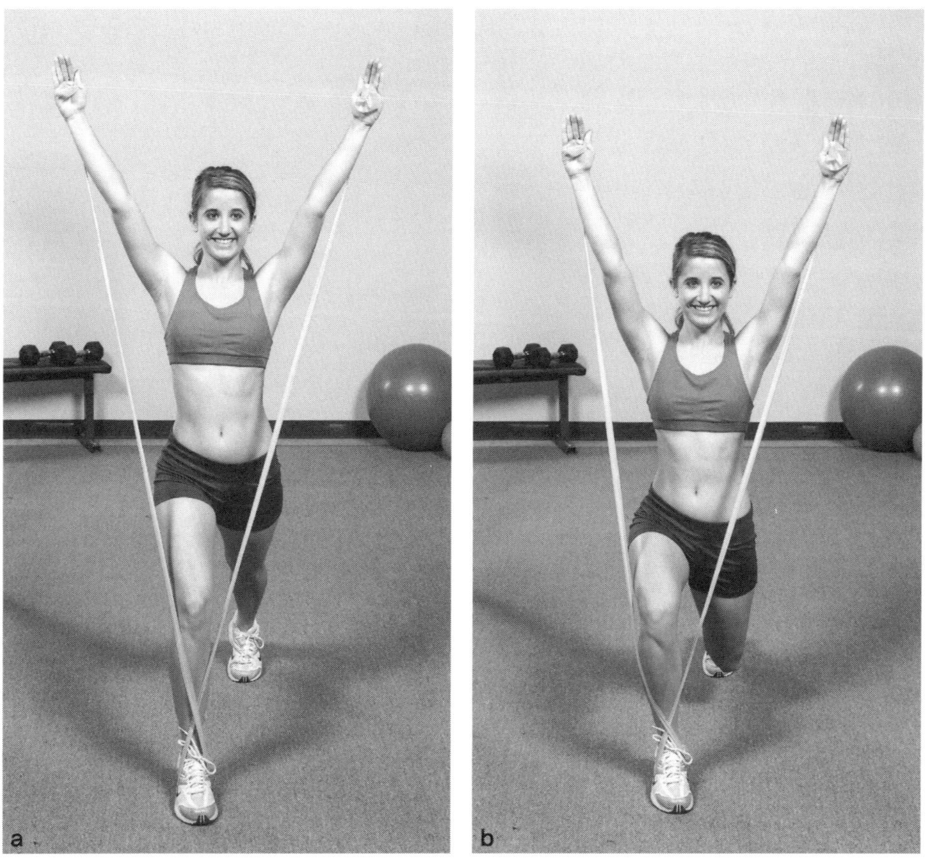

a b

양측성 내리치기(Chop)

(전방 체간, 견관절)

밴드의 한끝을 머리 위쪽의 고정된 물체에 단단하게 묶어준다. 부착 지점 옆에 서며, 양쪽 고관절과 슬관절을 약간 굽힌 채 운동선수 기립 자세를 취한다. 부착 지점과 가까운 어깨 쪽에서 양손으로 밴드를 잡는다. 체간을 밴드 쪽으로 약간 회전시킨다(a). 양손으로 밴드를 고관절 바깥쪽으로 당기면서 체간은 부착 지점에서 먼 쪽으로 돌려준다(b). 천천히 되돌아온다.

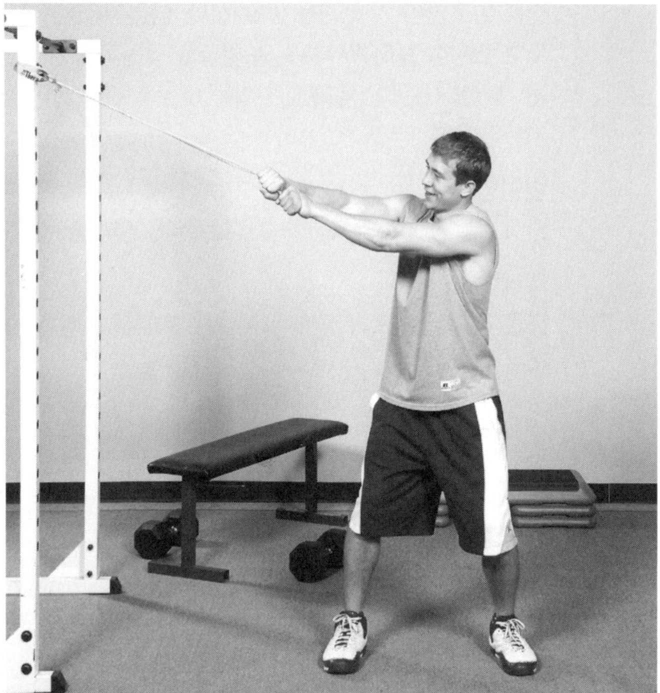
a

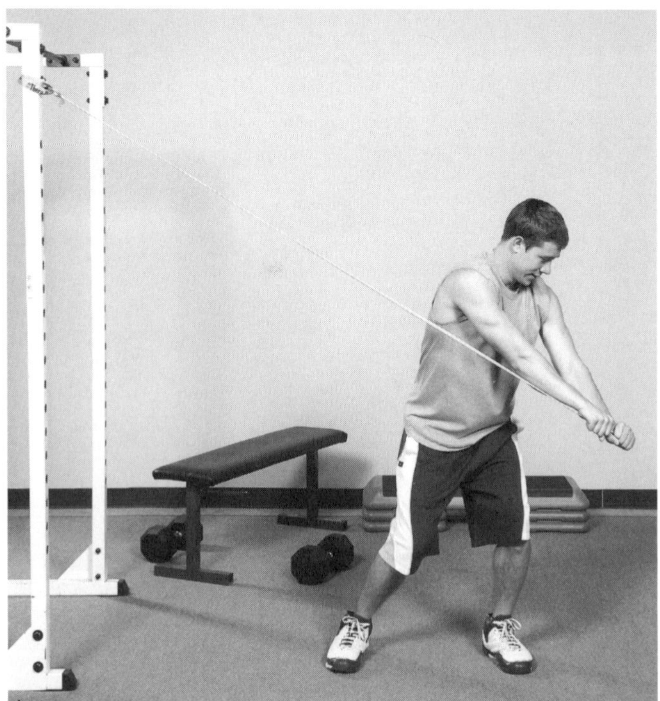
b

변형법

들어 올리는 동작에서 체간의 더 많은 회전, 측방 굴전 또는 굴전을 추가한다.

트레이닝 조언

움직임의 정점에서 등을 중립의 자세로 유지한다. 등을 굽히지 않는다.

양측성 들어 올리기

(후방 체간근, 견관절)

밴드의 한끝을 단단한 물체의 바닥 근처에 확고하게 묶어준다. 양 고관절과 슬관절을 약간 굽힌 채 운동선수 기립 자세로 시작한다. 체간을 밴드를 향해서 약간 회전시키며, 밴드 부착 지점 옆에 서서 양손으로 밴드를 잡는다(a). 체간을 밴드 부착 지점에서 먼 쪽으로 돌리면서 양손으로 반대쪽 어깨 위쪽으로 밴드를 들어 올린다(b). 천천히 되돌아온다.

변형법

들어 올리기 동작에서 체간의 더 많은 회전, 측방 굴전, 또는 굴전을 추가한다.

트레이닝 조언

움직임의 정점에서도 등을 곧게 유지한다. 등을 굽히지 않는다.

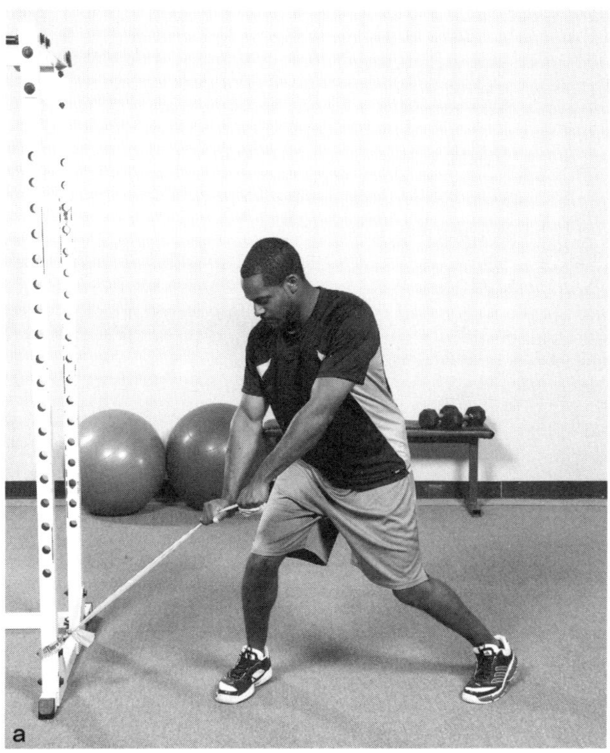

a

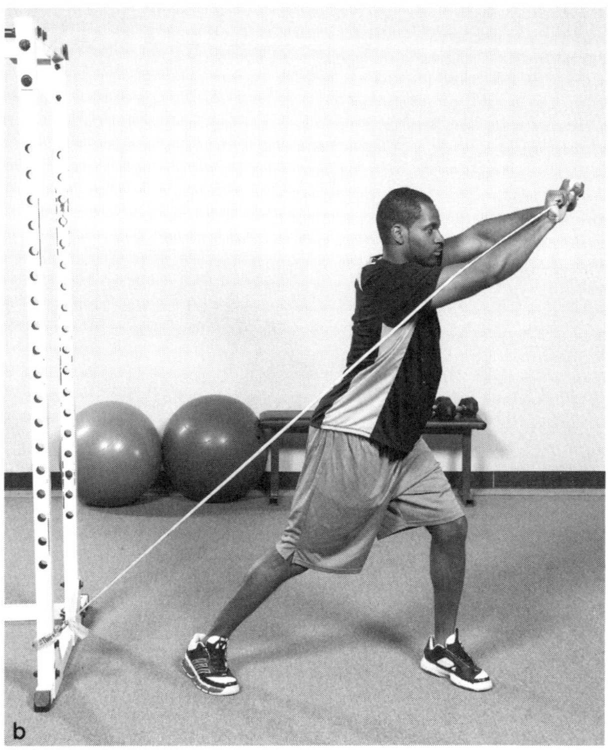

b

사이드 브리지 자세에서 편측성 노젓기

(능형근, 요방형근)

단단한 물체의 바닥 근처에 밴드를 묶어준다. 어깨 바로 아래쪽에 팔꿈치를 대고 옆으로 눕는다. 다른 손으로 밴드를 잡고(a), 바닥에서부터 고관절을 들어 올린 채 사이드 브리지 자세를 유지하는 동안 한 팔 노젓기를 시행한다(b). 천천히 되돌아온다.

변형법

팔이 수직으로 놓일 때까지 팔꿈치를 편 채 천장 쪽으로 뻗은 상태에서 사이드 브리지 자세를 취한다.

트레이닝 조언

체간을 일직선으로 유지하며, 복부와 둔부 근육을 긴장시킨다.

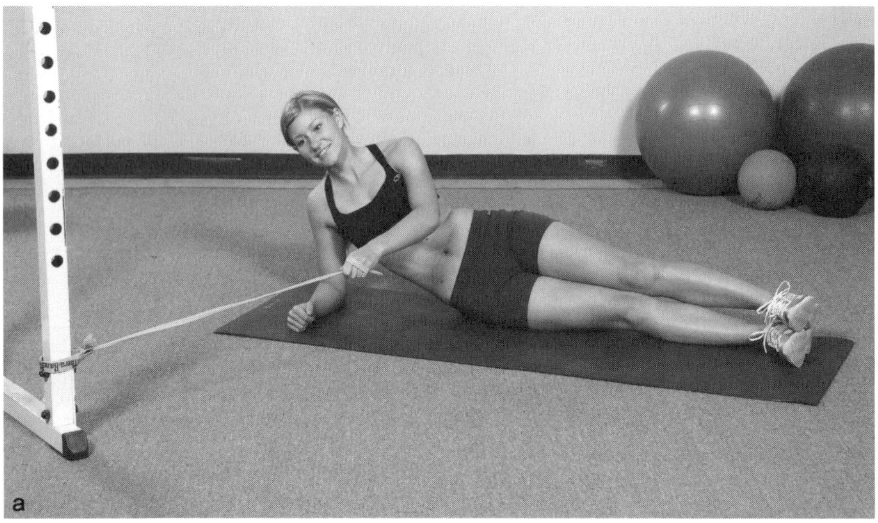

a

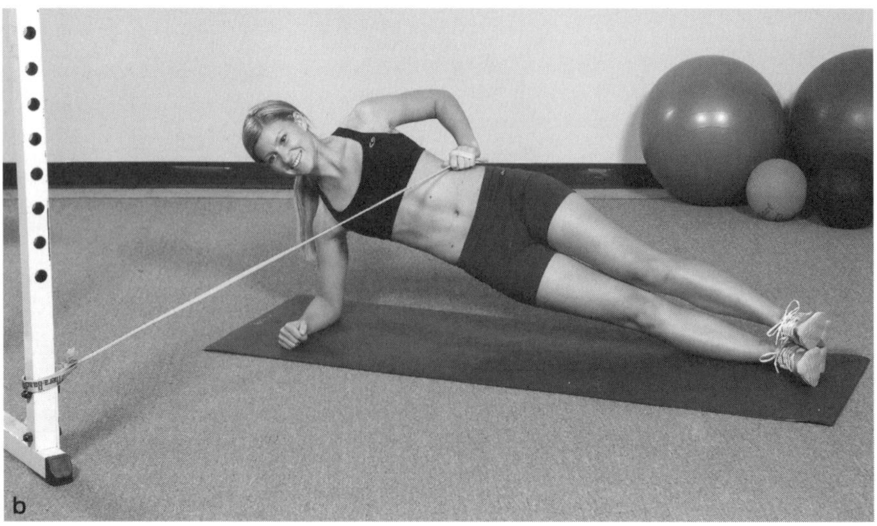

b

스텝 밀기

(대흉근, 삼두근)

밴드의 중간을 견갑골 높이에서 등 뒤로 두르고 양끝은 겨드랑이 아래에서 앞으로 빼준 다음 가슴 높이에서 양손으로 잡는다(a). 밴드의 양끝을 앞으로 뻗어주는 동안 한 발을 앞으로 내딛는다(b). 천천히 복귀한다.

변형법

더 높은 난이도를 위하여 푹신한 표면 위에서 발을 내딛는다. 팔 뻗는 각도를 변화시킨다.

트레이닝 조언

운동 이전과 도중에 복부를 긴장시킨다. 움직임을 완수하는 동안 등과 목을 곧게 유지해야 한다.

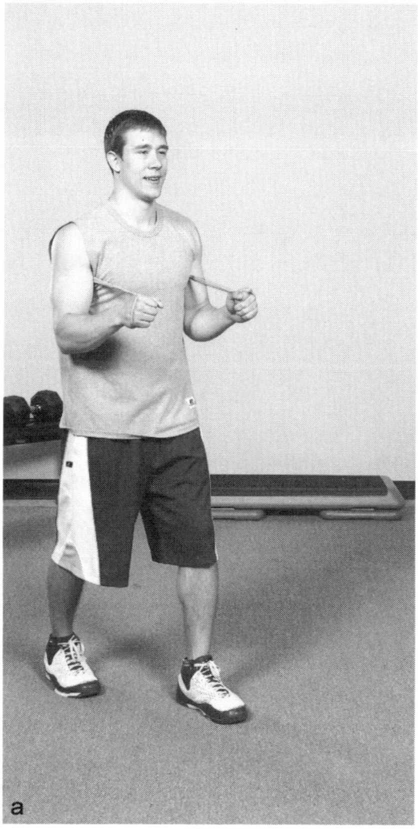

a

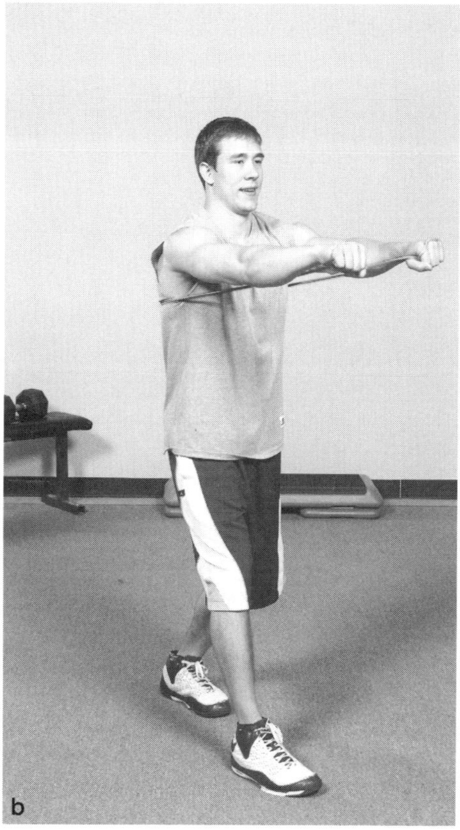

b

들기 흉내내기

(대둔근, 사두근, 요추 고정근)

엇갈린 스텝 자세에서 시작한다. 밴드의 중간 부분을 앞쪽 발로 밟는다. 양 무릎을 굽히고 양 팔꿈치를 굽힌 팔로 무릎 근처에서 밴드의 양 끝부분을 손으로 잡고 허리를 곧게 유지한다(a). 양 팔꿈치를 굽힌 채 유지하며, 슬관절이 펴질 때까지 그리고 양손이 고관절 위치에 놓일 때까지 마치 상자를 들어 올리듯이 밴드에 대항해서 몸을 들어준다(b). 천천히 시작 자세로 되돌아온다.

변형법

보다 높은 난이도를 위해 푹신한 표면 위에 선다.

트레이닝 조언

양발을 사용하며 양팔을 고정시킨 채 유지한다. 운동 이전과 도중에 복부를 긴장시킨다. 동작을 완수하는 동안 목과 등을 곧게 유지한다. 등을 구부정하게 만들지 않는다.

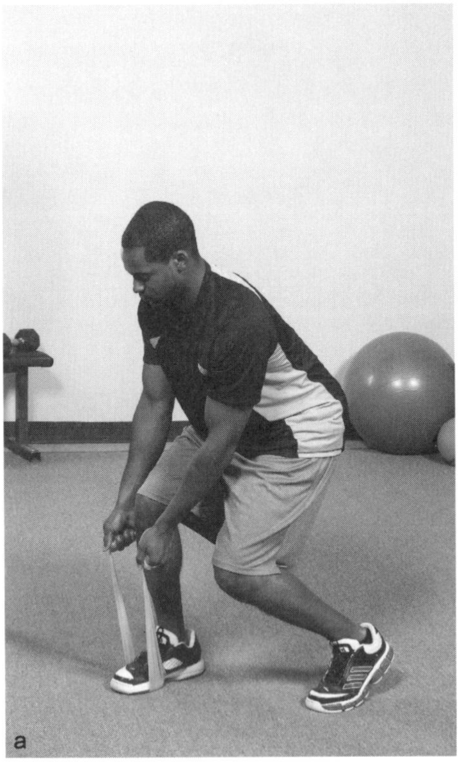
a

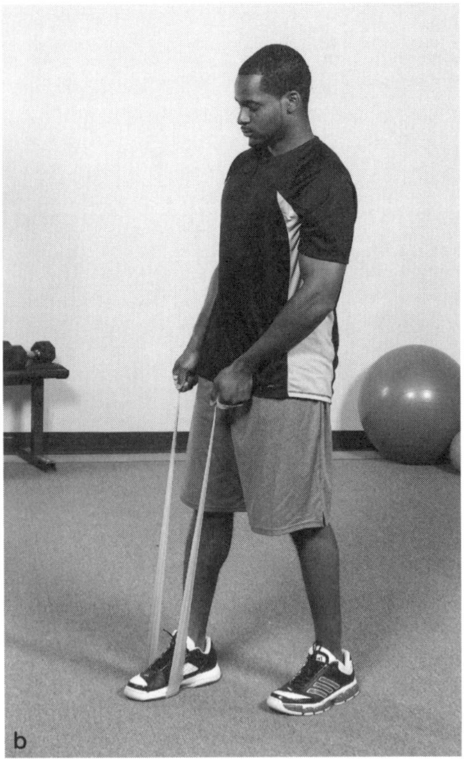
b

스텝 리프트

(대둔근, 사두근, 요추 고정근)

밴드의 중간 부분을 한 발로 밟고 서며 다른 발은 뒤쪽에 놓는다. 양 무릎을 굽히고 무릎 근처에서 밴드의 양끝을 잡고 등을 곧게 유지한다(a). 양 무릎을 신전시키며 뒤쪽 발을 앞으로 한 발 내디디면서 밴드를 밟고 있는 발을 그대로 유지한다. 동시에, 마치 상자를 들어 올리듯이 고관절 높이까지 밴드의 양끝을 들어 올린다(b). 천천히 시작 자세로 되돌아간다.

변형법

더 높은 난이도를 위하여 푹신한 표면 위에 선다. 들어 올리는 밴드의 높이를 더 높여준다.

트레이닝 조언

양발을 사용하며 양팔을 고정시킨 채 유지한다. 운동 이전과 도중에 복부를 긴장시킨다. 동작을 완수하는 동안 목과 등을 곧게 유지한다. 등을 구부정하게 만들지 않는다.

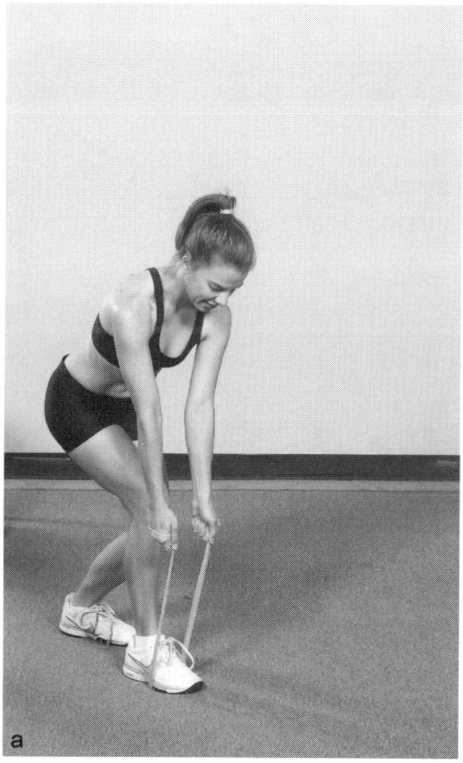

a

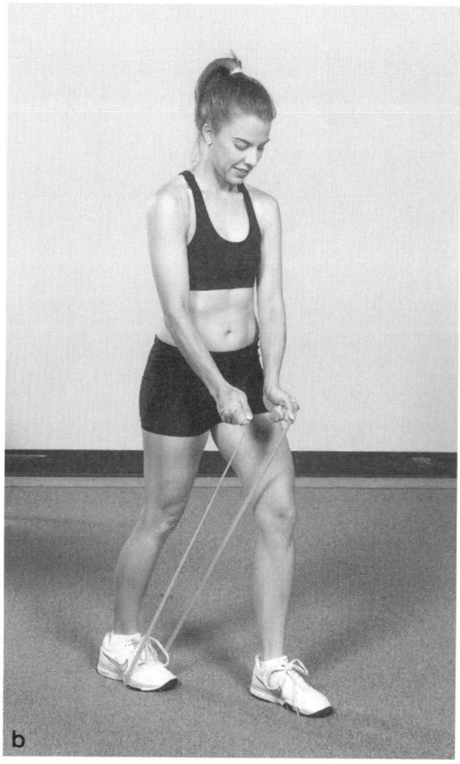

b

스텝 인클라인 프레스

(대흉근, 삼두근, 삼각근)

밴드의 중간을 견갑골 높이의 등에 걸어주며 양끝은 겨드랑이 앞으로 가져온다. 양끝을 가슴 높이에서 양손으로 잡는다(a). 밴드를 약간 위쪽 앞으로 뻗어주면서 한 발을 앞으로 내딛는다(b). 천천히 시작 자세로 되돌아온다.

변형법

더 높은 난이도를 위하여 푹신한 표면 위에 선다. 들어 올리는 밴드의 높이를 더 높여준다.

트레이닝 조언

양발을 사용하며 양팔을 고정시킨 채 유지한다. 운동 이전과 도중에 복부를 긴장시킨다. 동작을 완수하는 동안 목과 등을 곧게 유지한다. 등을 구부정하게 만들지 않는다.

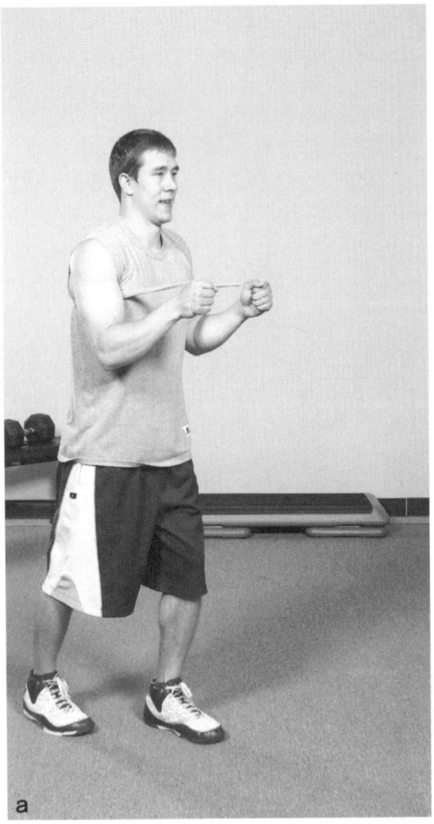
a

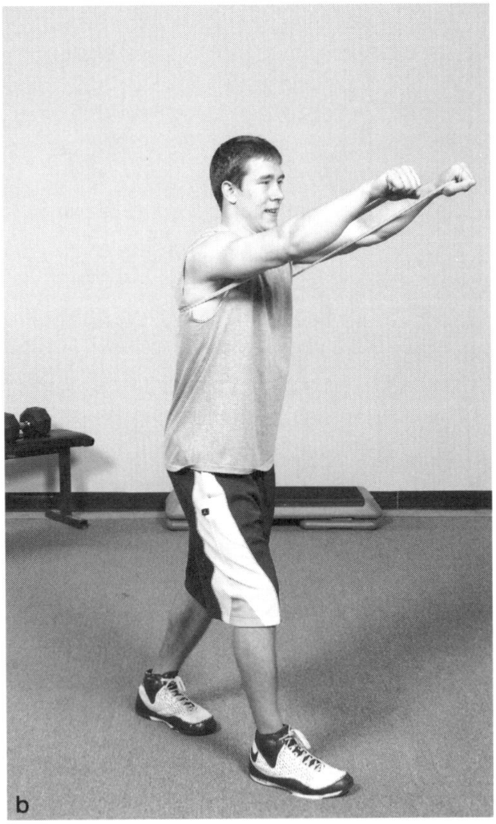
b

역방향 스텝 당기기

(능형근, 광배근)

전면에 있는 단단한 물체의 허리 높이에 밴드의 중간을 묶어준다. 몸 앞에서 양손으로 밴드의 양 끝부분을 잡아준다. 한 발을 앞으로 내딛는다(a). 고관절 쪽으로 밴드를 당기는 것과 함께 앞쪽 발을 뒤로 디뎌준다(b). 천천히 되돌아온다.

변형법

더 높은 난이도를 위하여 스폰지 표면 위에 선다. 밴드의 각도를 변화시킨다.

트레이닝 조언

운동 이전과 도중에 복부를 긴장시킨다. 동작을 완수하는 동안 목과 등을 곧게 유지한다. 등을 구부정하게 만들지 않는다.

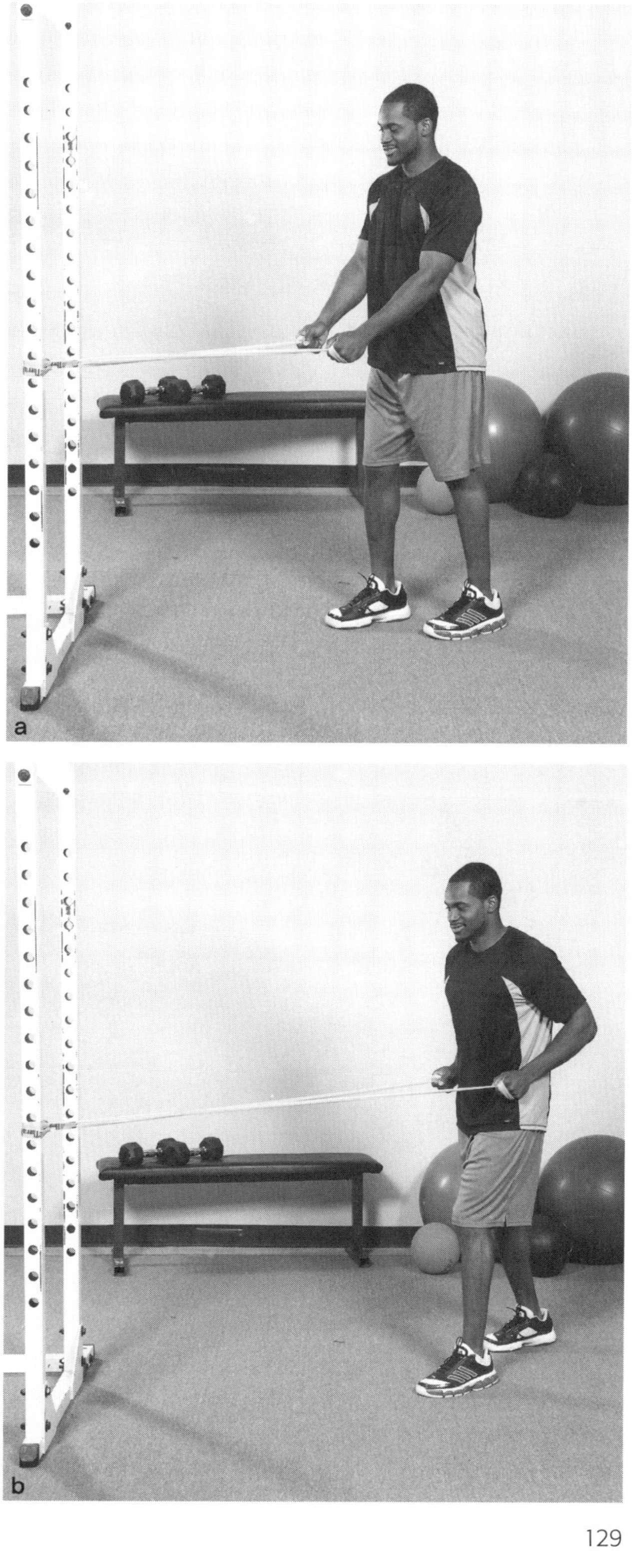

스텝-업(계단 오르기)

(사두근, 대둔근, 이두근)

운동 발판 위에 올린 한쪽 발로 밴드의 중간을 밟고 양손으로 밴드의 양끝을 잡는다(a). 밴드의 저항에 대항해서 팔꿈치를 굽히면서 다른 쪽 발을 발판 위로 들어준다(b). 천천히 되돌아간다.

변형법

더 높은 난이도를 위하여 스펀지 표면 위에 선다.

트레이닝 조언

운동 이전과 도중에 복부를 긴장시킨다. 동작을 완수하는 동안 목과 등을 곧게 유지한다. 등을 구부정하게 만들지 않는다.

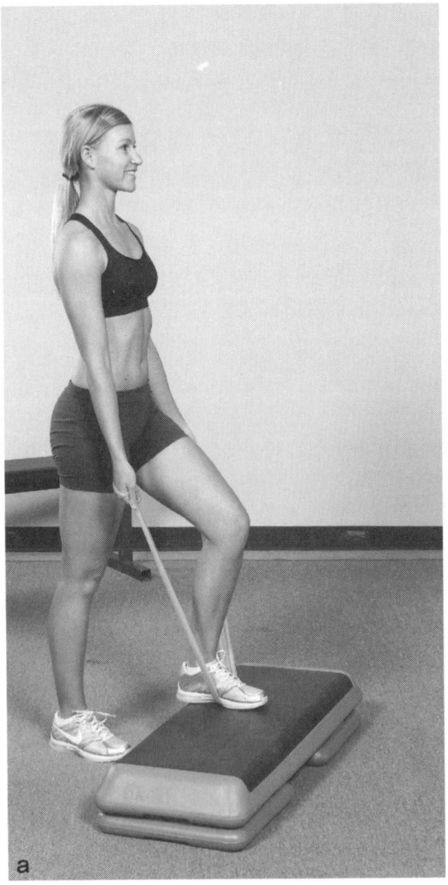

a

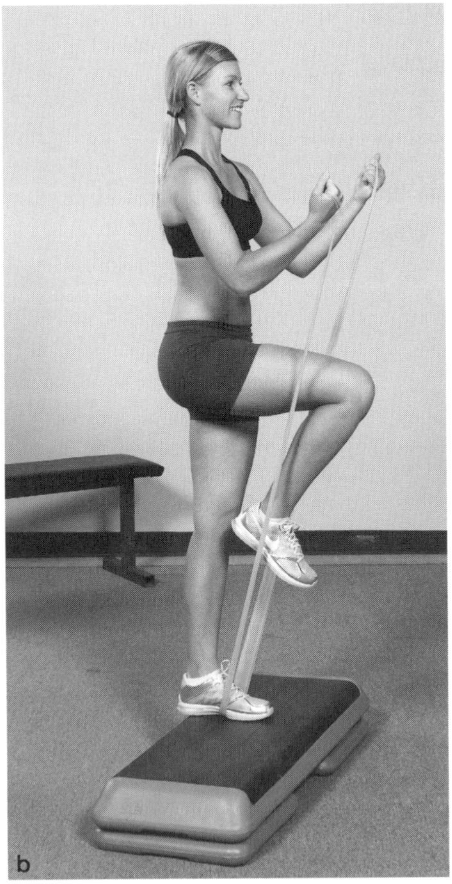

b

견관절 외회전 스텝

(회선근개, 능형근, 체간 회전근)

밴드의 한끝을 단단한 물체의 허리 높이나 약간 더 높은 위치에 묶어주고 운동하지 않는 쪽을 가깝게 한 채 나란히 선다. 허리춤에서 팔꿈치를 굽혀 밴드의 한끝을 잡는다(a). 견관절을 외회전시키며 전완은 바닥과 평행하게 유지하고 팔꿈치가 몸 옆에 놓이게 한다. 동시에 부착 지점에서 먼 쪽으로 한 발 내딛으며, 발이 나간 쪽으로 체간과 고관절을 회전시킨다(b). 천천히 되돌아온다.

변형법

난이도를 높이도록 푹신한 표면에서 시행한다.

트레이닝 조언

당신으로 옆으로 발을 내딛으며 체간과 고관절이 함께 회전함을 분명하게 한다.

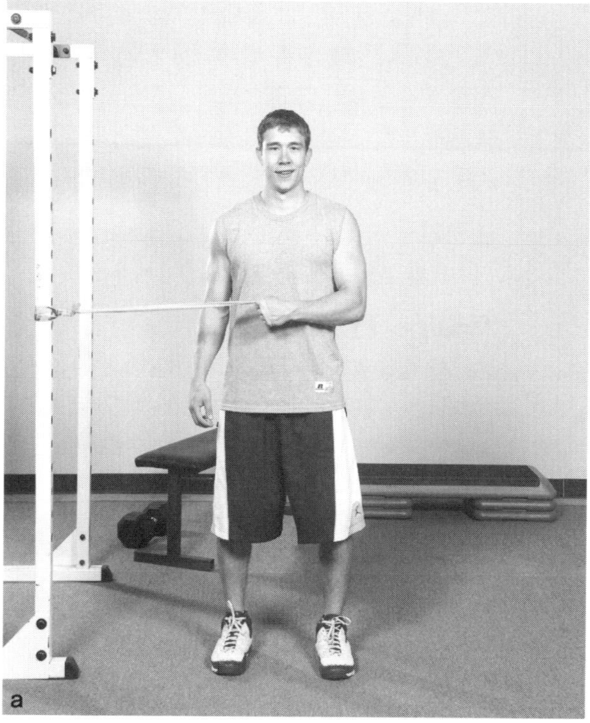

a

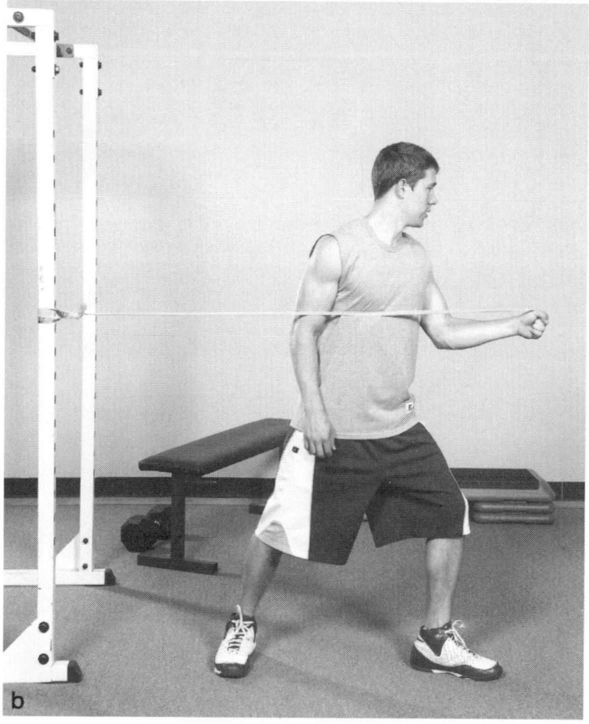

b

견관절 내회전 스텝

(회선근개, 대흉근, 체간 회전근)

밴드의 한끝을 단단한 물체의 허리 높이나 약간 높은 위치에 묶어주고 운동하는 쪽을 가깝게 한 채 나란히 선다. 팔꿈치를 굽힌 채 외회전된 전완의 손으로 밴드의 한끝을 잡는다(a). 전완 부분을 바닥과 평행하게 유지하고 팔꿈치는 몸 옆에 붙인 채 견관절을 내회전시킨다. 동시에 부착 지점에서 먼 쪽으로 벌어지게 발을 내딛으며 발을 내디딘 쪽으로 고관절과 체간을 같이 회전시킨다(b). 천천히 되돌아온다.

변형법

난이도를 높이도록 푹신한 표면에서 시행한다.

트레이닝 조언

옆으로 발을 내디뎌 체간과 고관절이 분명히 함께 회전하게 한다.

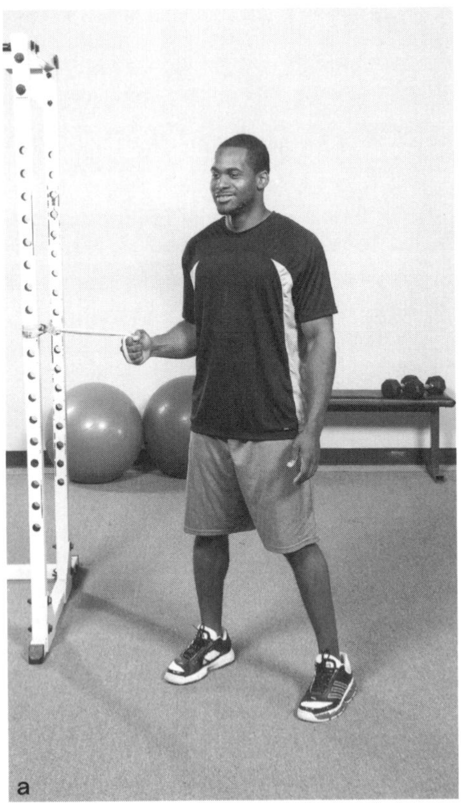
a

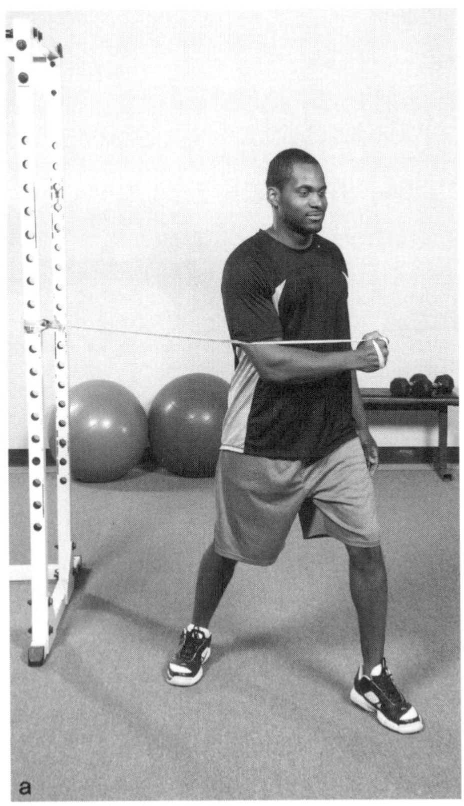
a

8

파워, 스피드, 그리고 민첩성 운동

탄력 저항은 파워, 민첩성 그리고 스피드라는 스포츠 수행력의 한 요소를 개선시키는 데 유용하다. 파워는 매우 짧은 시간 내에 힘을 만들고 발휘하는 능력이다. 민첩성은 신체의 훌륭한 조절력을 보여주는 동안 신속하게 방향을 변화시키고 가속시키며 감속시킬 수 있는 능력이며 마지막으로 스피드란 신체 분절이 움직이는 비율로 정의할 수 있다. 탄력 저항 운동은 파워, 민첩성 그리고 스피드의 발달을 도와주도록 짧아의(중심성 근육작용), 길어짐(이심성 근육작용) 그리고 고정(등척성 근육작용)의 근육을 도와준다. 여러 운동에서 탄력 밴드와 튜브를 적용할 때 파워, 민첩성, 스피드를 개선할 수 있다. 특히 플리오메트릭스(근육의 빠른 신장과 수축 작용)는 스피드와 파워의 증진에서 가장 성공적인 방법 중 하나다.

실제로 전반적인 신체적 동작들은 세 가지 요소 모두에서 어떤 조합을 요구한다. 특정한 스포츠 트레이닝의 목표 중 한 가지는 수행력을 최적화하고 손상을 예방하기 위하여 가장 적합한 방식과 범위에서 요소들을 발달시킨다. 하체의 폭발적인 다중 방향 움직임이 반복적으로 수행되는 테니스 같은 경기의 운동선수들을 예로 들어보자. 이들에게 파워, 민첩성 그리고 스피드를 강조하는 트레이닝 훈련은 그 선수들이 잠재력을 최대한 발휘하도록 해주는 필수적인 요소이다. 탄력적 저항은 피트니스 동작들에 대한 공통적인 움직임—달리기, 던지기, 차기, 흔들기, 점프 그리고 기타 일반적인 운동 방식들—과 연관되므로 인간 수행력의 이러한 중요한 측면을 강화시켜준다.

저항 달리기

(하지 근육군)

달리기에 방해받지 않도록 밴드의 중간을 허리춤에 걸고 끝 부분은 뒤쪽에 묶어준 채 선다(a). 탄력 밴드의 저항에 대항해서 앞으로 달리기를 시작한다(b).

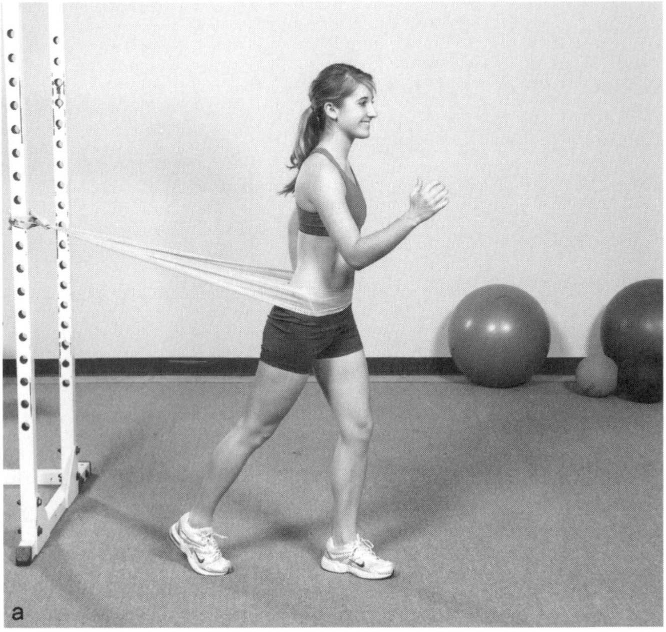

a

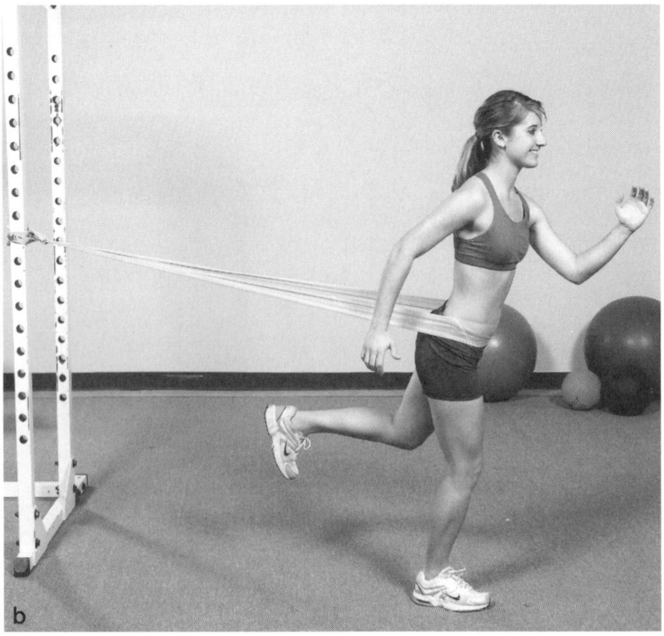

b

저항 준 뒤로 달리기

(하지 근육군)

달리기에 방해받지 않을 정도로 충분하게 전면에서 밴드의 양끝을 고정하고, 중간을 허리춤에 걸어준 채 선다(a). 탄력 저항에 대항해서 뒤로 달리기를 시작한다(b).

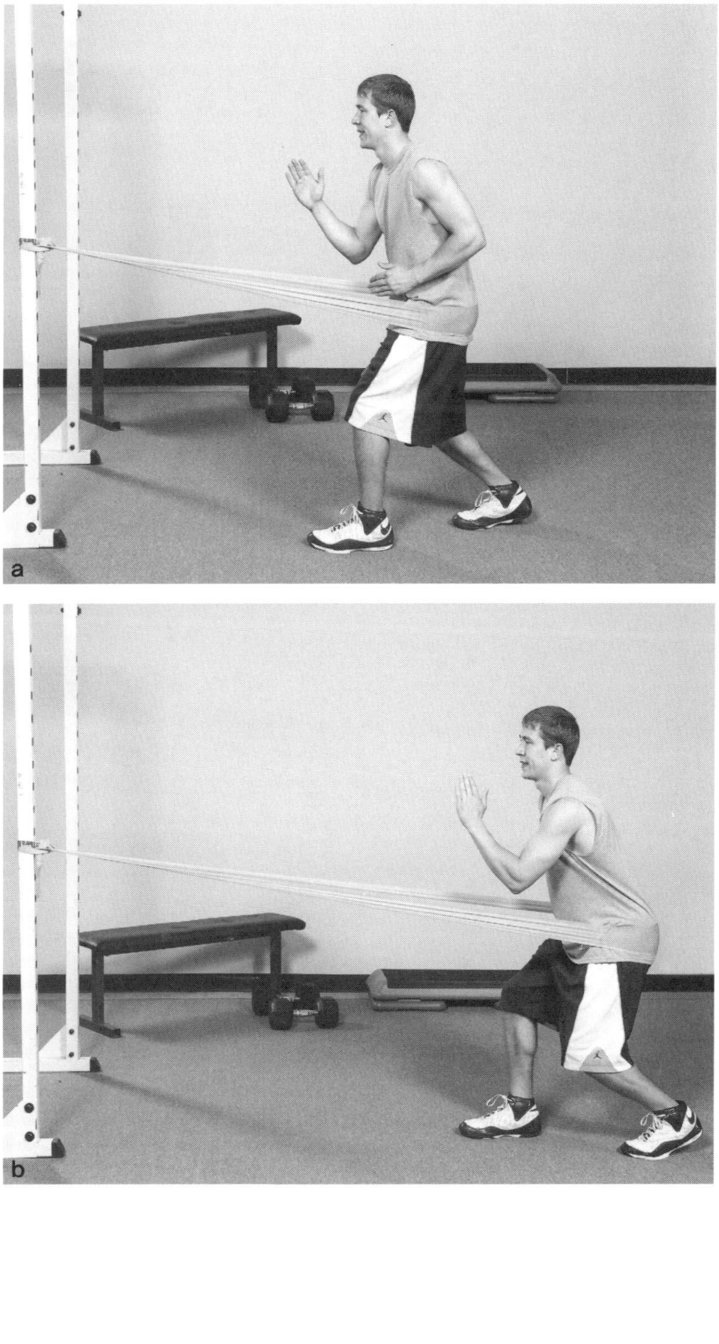

가속 운동
(하지 근육군)

허리에 밴드를 걸어주고 끝 부분을 뒤에 묶은 채 세 지점 자세로 시작한다(a). 출발 자세에서 폭발적으로 출발하며 한 걸음 앞으로 내딛는다(b).

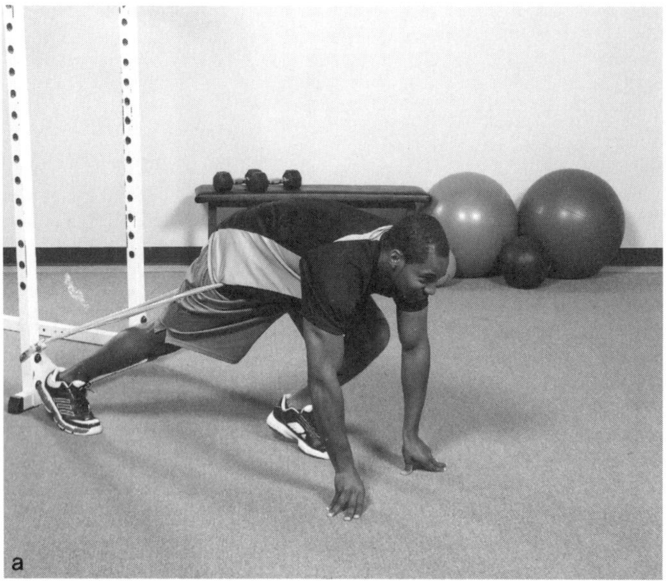

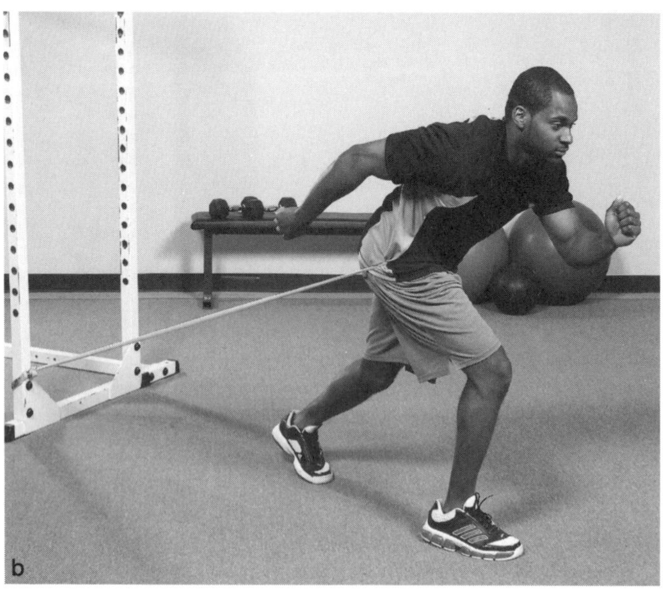

보조된 전력질주

(사두근, 비복근, 가자미근)

밴드를 허리에 감고 폭발적인 앞으로 향한 움직임의 몇 발자국을 밴드가 방해하지 않을 정도로 그 끝 부분을 충분한 거리가 있는 전면의 물체에 묶어준다(a). 밴드에 대항해서 반드시 가벼운 저항이 존재해야 한다. 밴드가 전방으로 잡아당기는 동안 몇 발자국 전력질주한다(b). 밴드의 장력이 없어질 때 운동은 끝난다.

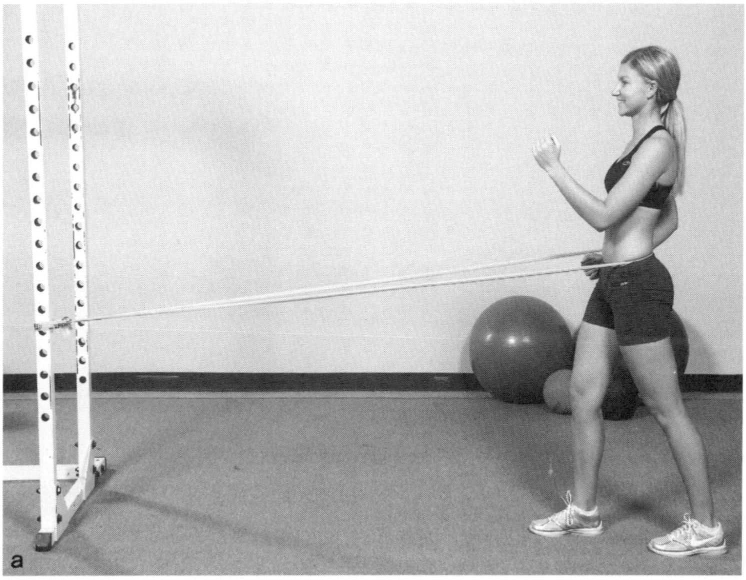
a

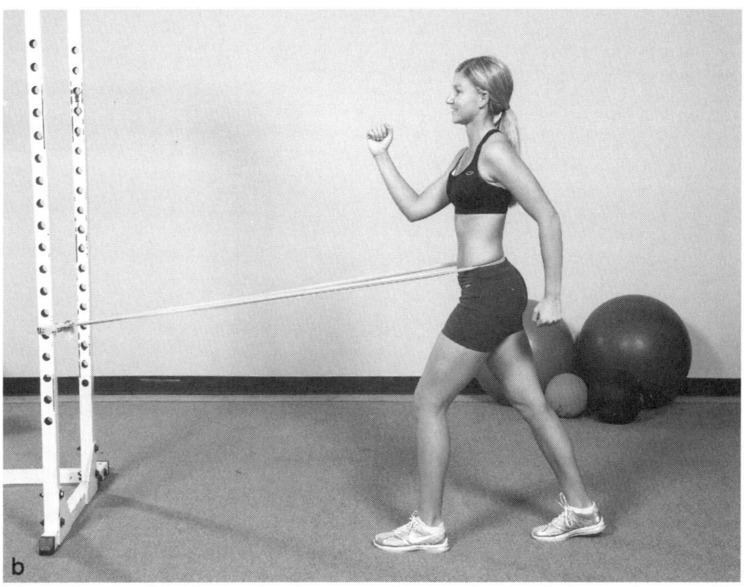
b

상반적인 팔과 다리의 동작
(고관절 굴전근, 사두근, 코어 고정근)

밴드의 양 끝부분을 뒤쪽 물체의 무릎 높이에 단단히 묶어준다. 한쪽 대퇴부에 밴드의 중간을 감아준다(a). 고관절을 전방으로 굴전하면서 같은 쪽 팔은 뒤로, 반대쪽 팔은 전방으로 저어준다(b). 되돌아가며 반복한다.

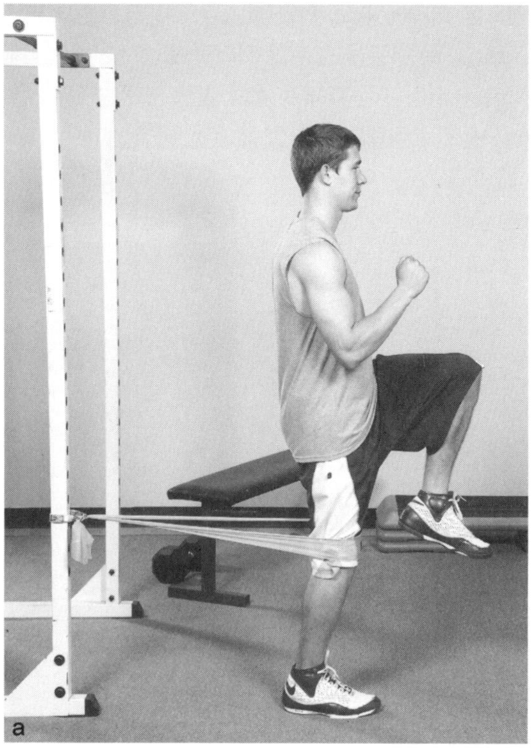
a

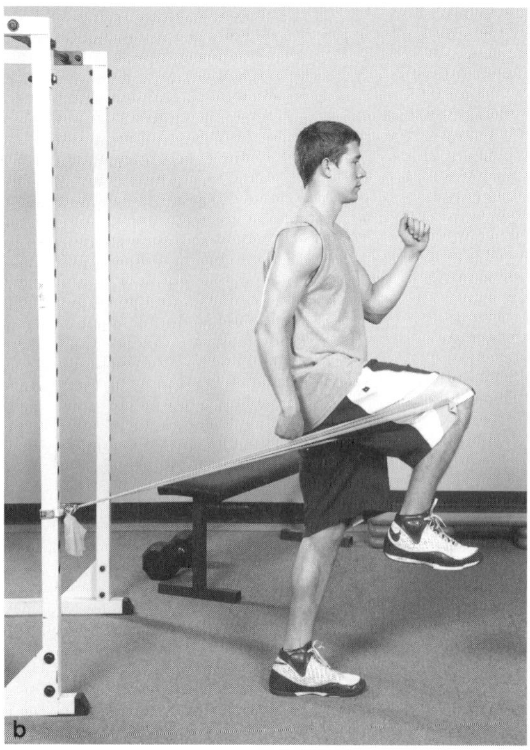
b

머리 위에서 던지기

(코어 근육들, 견갑하근, 대흉근, 광배근)

밴드의 한끝을 뒤쪽에 어깨 높이 이상으로 단단히 묶어준다. 한 손으로 다른 끝을 잡는다(a). 던지기에서 이용되는 근육들에 천천히 과부하를 주도록 밴드의 저항을 이용하며, 머리 위에서 던지기 동작을 시행한다(b).

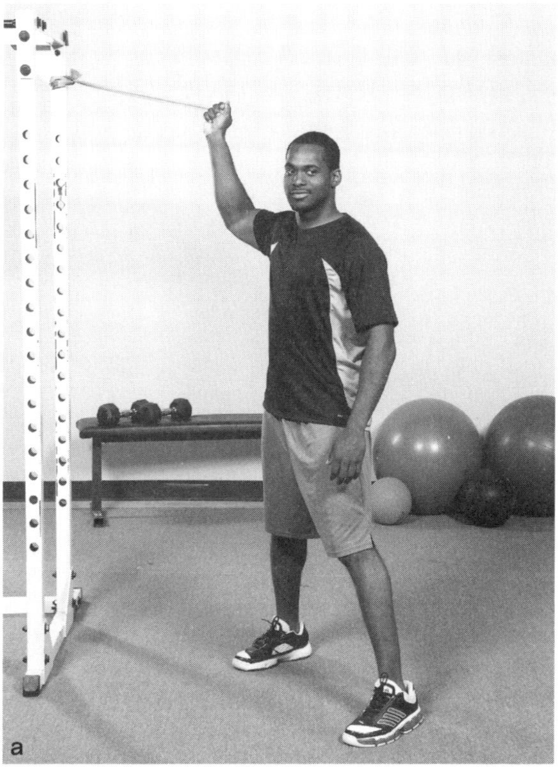
a

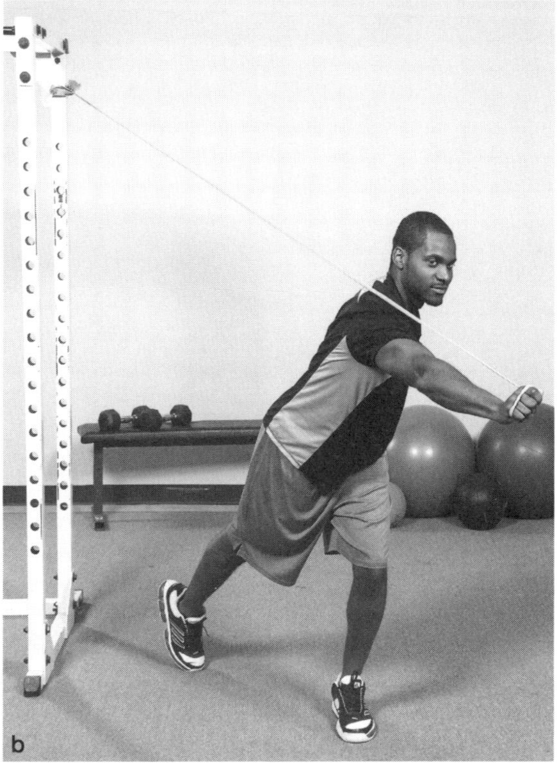
b

손 아래로 던지기(Underhand Throw)

(전방 삼각근, 대흉근, 고관절 신전근, 사두근, 손목 굴전근, 비복근)

밴드의 한끝을 뒤쪽 물체의 허리 높이에 단단하게 묶어준다. 다른 쪽 끝을 잡고, 팔꿈치는 쭉 펴고 팔을 뒤쪽으로 신전시킨다(a). 한 발을 앞으로 내딛는 자세를 취한다. 팔꿈치를 최대한 쭉 편 자세에서 아래로 던지기 동작으로 밴드를 몸 앞으로 신속하게 당기면서 동작을 하는 팔의 반대쪽 발을 앞으로 내딛는다(b).

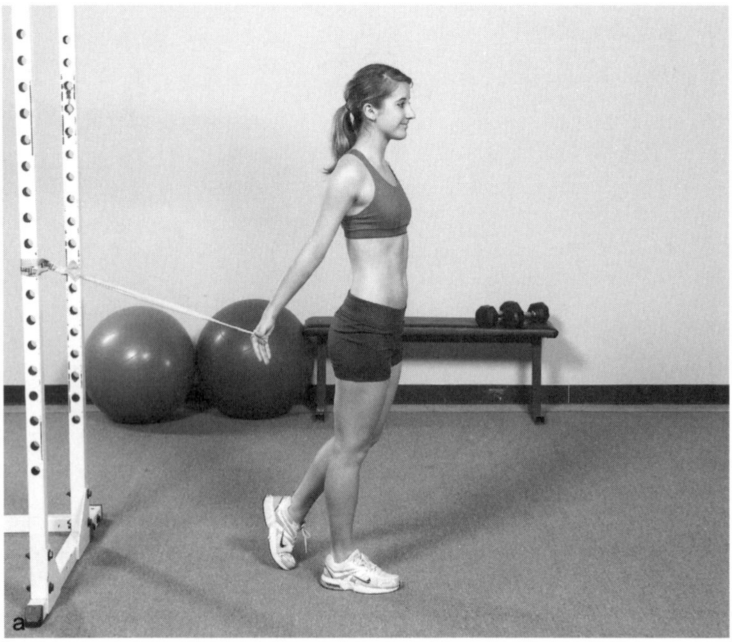
a

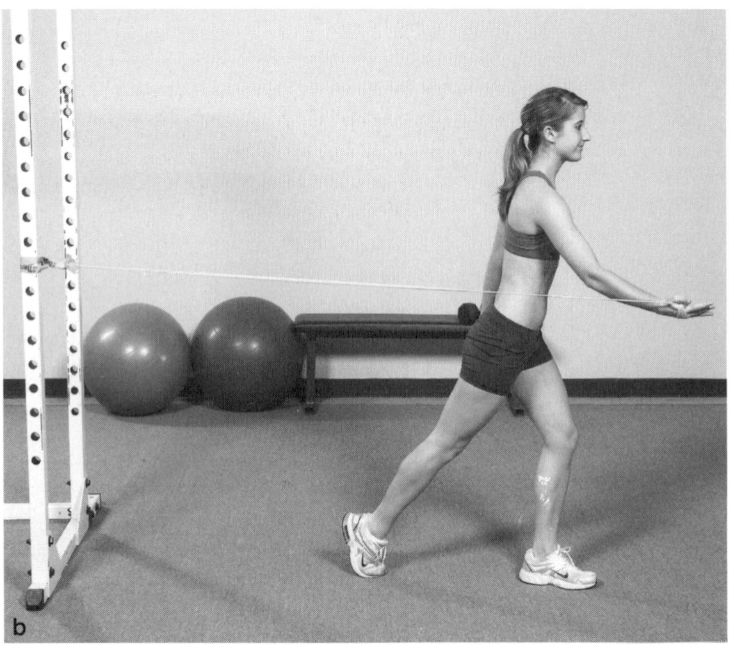
b

양측성 머리 위 던지기

(코어 근육들, 광배근, 삼두근)

밴드의 한끝을 뒤쪽 물체의 머리보다 높은 위치에 단단히 묶어준다. 밴드의 부착 부분을 등지고 서서 양팔을 머리 위로 쭉 뻗은 채 양손으로 밴드를 잡는다(a). 고관절과 체간을 약간 전방으로 숙이면서 축구의 옆줄 던지기 패턴을 흉내낸다(b). 복사근을 운동하기 위하여 한발 내딛기나 비틀기 동작을 조합한다.

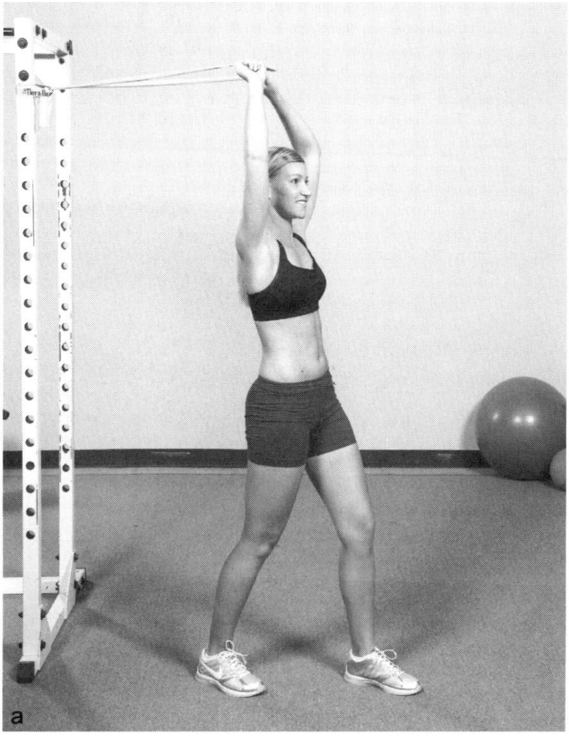
a

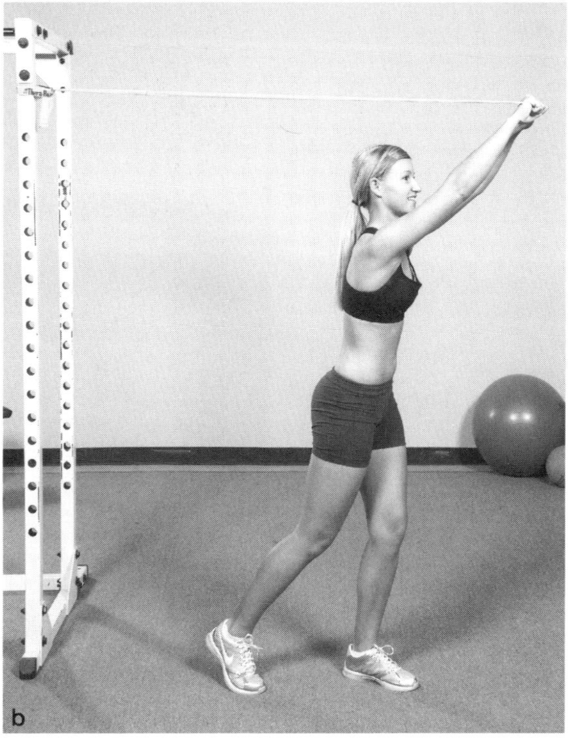
b

팔 가속동작 훈련

(회선근개, 견갑골 고정근)

밴드를 전면의 단단한 물체에 무릎 높이로 단단히 묶어준다. 시작 자세에서 밴드의 다른 쪽 끝 부분을 잡는다(팔은 엄지손가락을 등 뒤로 한 채 어깨 높이로 든다)(a). 중등도의 저항이 존재하도록 묶은 지점에서부터 충분한 거리를 확보한다. 팔을 공던지기 동작과 유사한 대각선 패턴으로 하여 몸의 전면을 움직이며(b), 시작 자세로 복귀할 때 밴드의 저항에 대항해서 운동한다.

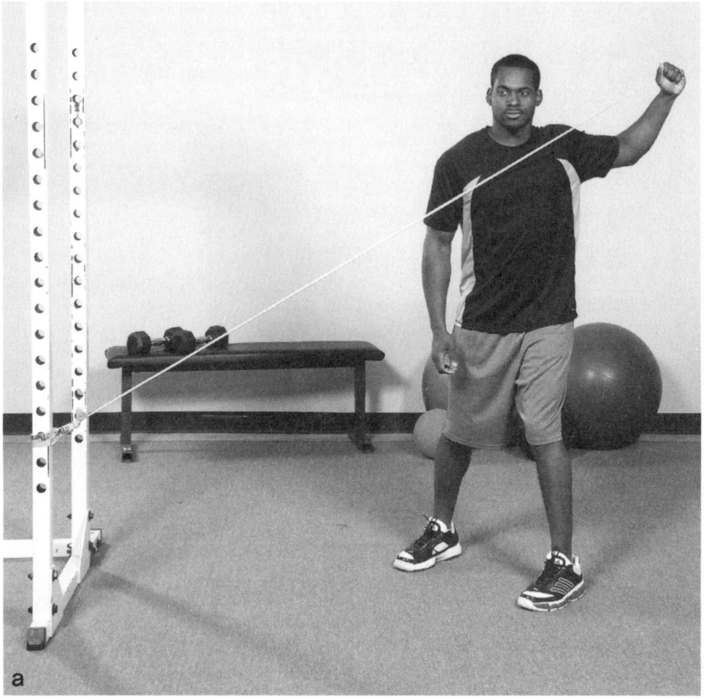
a

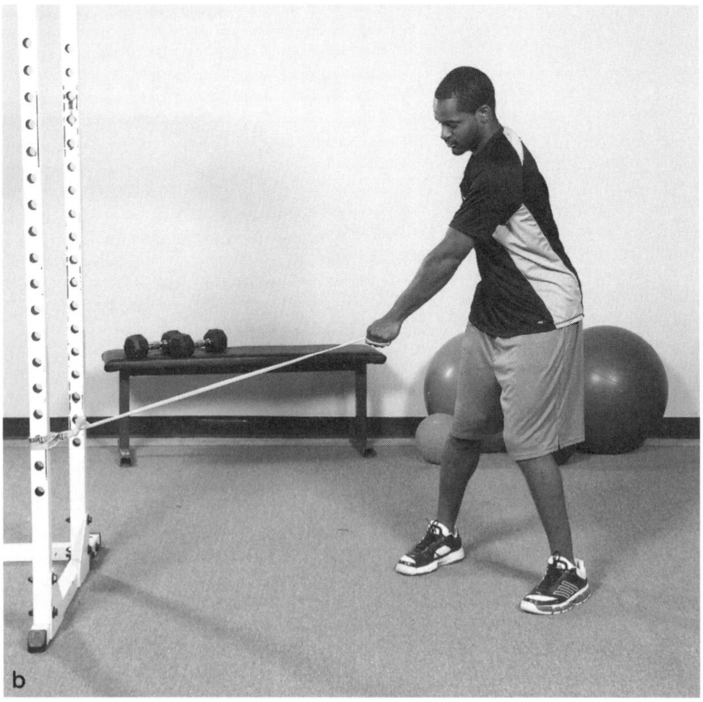
b

플리오메트릭 견관절 외회전 90/90

(회선근개, 견갑골 고정근)

단단한 물체의 어깨 높이에 밴드를 묶어주고, 다른 끝을 잡고 한쪽 견관절을 90도로 거상한 채 부착 지점을 향해서 선다. 밴드에서 중간 정도의 저항이 유지되도록 하고 전완이 90도 굴전된 채 수직으로 유지된 자세에서 시작한다(a). 전완이 수평으로 놓일 때까지 신속하게 견관절을 움직이며(b), 멈추지 말고 신속하게 다시 시작 자세로 되돌아간다. 팔꿈치는 운동 전반에서 90도로 유지한다.

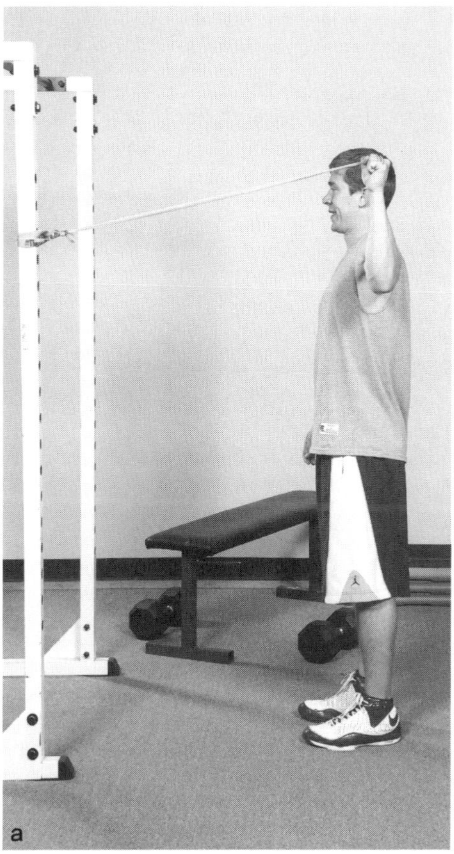
a

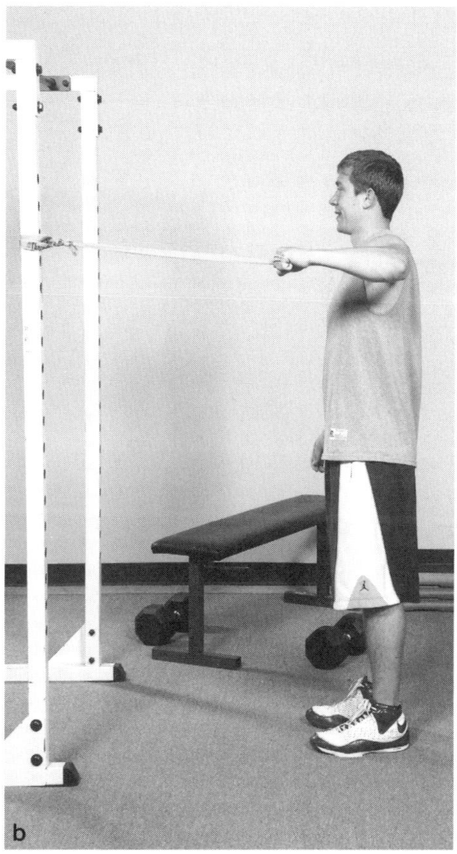
b

이두근 플리오메트릭 주관절 신전
(이두근, 상완근, 상완요골근, 전방 삼각근)

앞쪽의 단단한 물체에 어깨 높이로 밴드의 한끝을 묶어준다. 견관절을 전방으로 90도 굴전한 채 기립하여 밴드의 다른 끝을 잡는다. 다른 팔로 운동하는 팔의 팔꿈치 아래를 받쳐준다(a). 팔꿈치를 90도 굴전한 채 시작하며 팔꿈치를 펴는 동작에서 탄력적 저항을 이용한다(b). 시작자세로 신속하게 복귀하며, 잠깐 멈춘 후 반복한다.

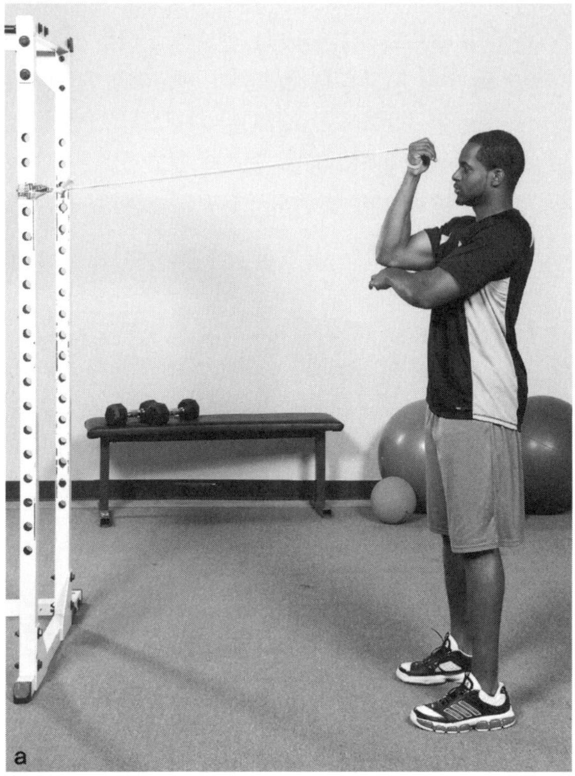

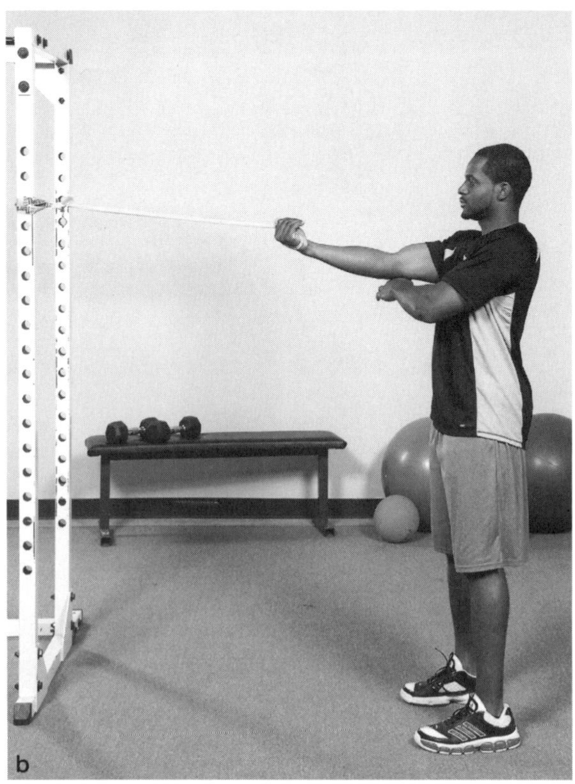

발차기 흉내

(하지 근육군, 코어 근육들)

뒤쪽의 단단한 물체에 발목 높이로 밴드의 양끝을 묶어준다. 밴드의 중간을 발차기하는 발의 발등에 걸어준다. 밴드에서 주는 가벼운 저항과 함께 발차기하는 발을 몸 뒤에 둔 채 시작한다(a). 발차기 동작을 흉내낸다(b). 천천히 되돌아간다.

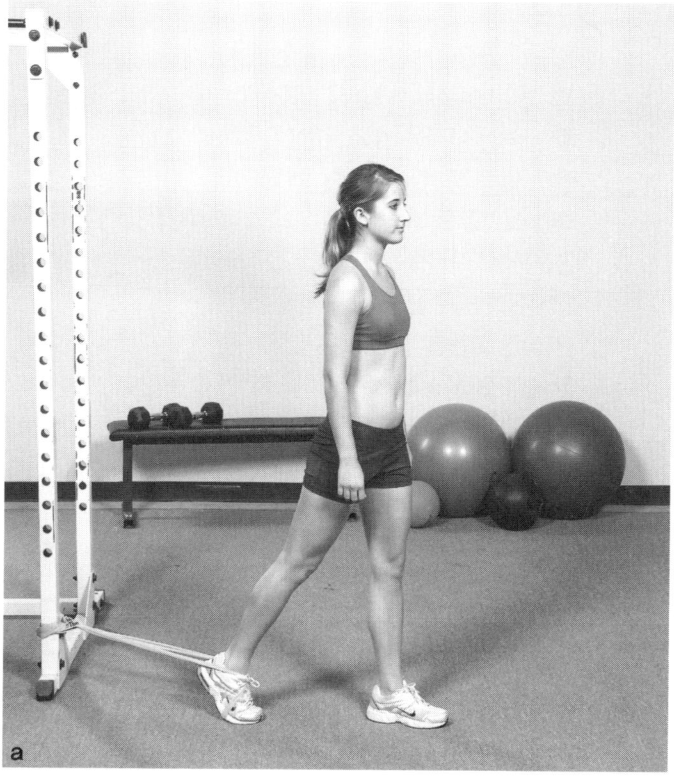

a

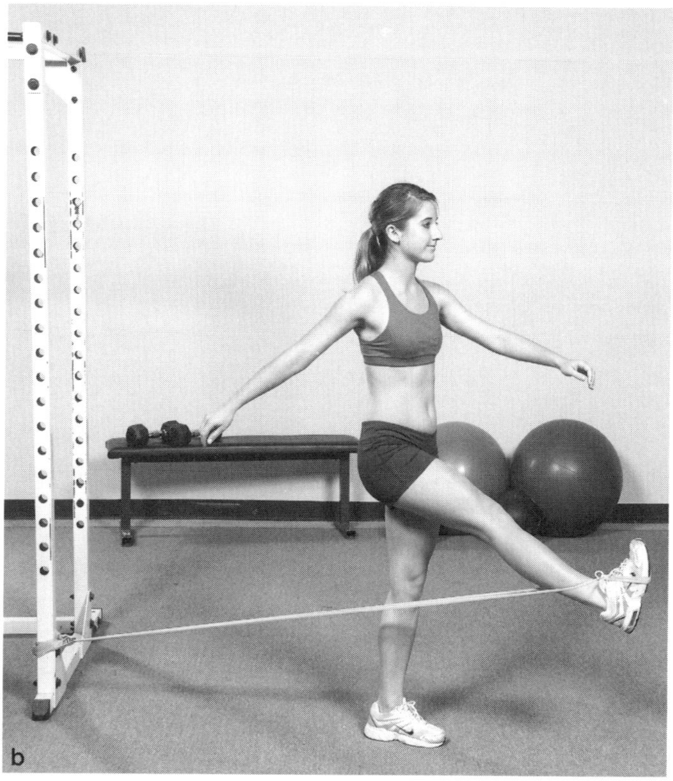

b

슬괵근 플리오메트릭 고관절 굴전

(슬괵근, 대둔근, 중둔근)

밴드의 양끝을 전면의 단단한 물체에 허리 높이로 단단히 묶어준다. 밴드 중간 부분을 발목 뒤쪽에 걸어준다. 몸의 균형을 유지한 채(필요하다면 보조물을 사용해서), 고관절을 굴전하며 다리를 대략 45도 정도 들어주고, 슬관절도 45도 정도 굴전한다(a). 고관절 굴전을 유지하는 동안 슬관절이 신전으로 향하도록 밴드의 당김을 따라간다. 일단 무릎이 펴지면 신속하게 밴드를 당겨주며 슬관절이 다시 45도 정도 굴전하도록 만든다. 잠깐 멈추고 반복한다.

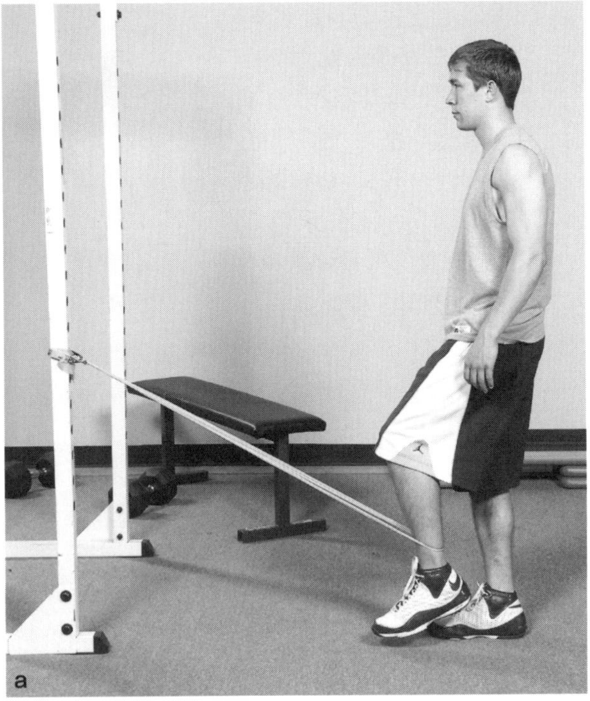

a

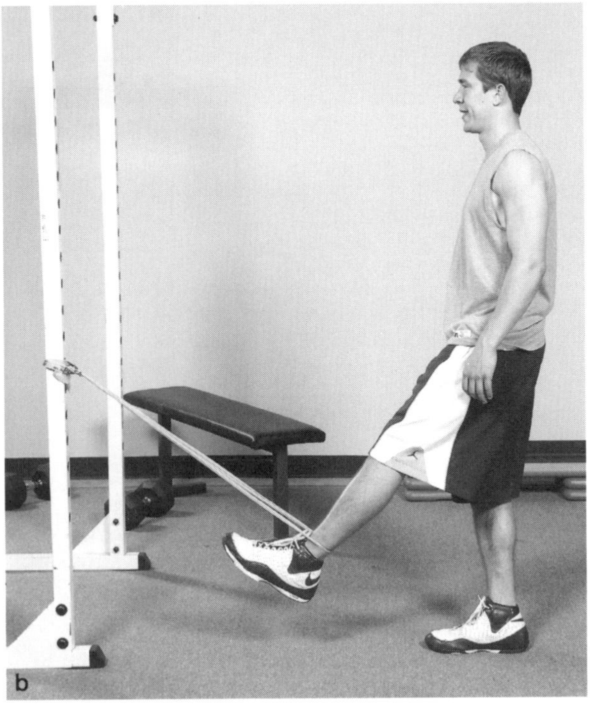

b

빠른 발차기

(코어 근육들, 중둔근)

밴드를 묶어 고리로 만들어 양발목 바로 위에 걸어준다(a). 한 발로 앞뒤로 빠르게 발차기를 하면서 양 무릎을 쭉 편 채 유지한다(b). 다른 발도 반복한다. 마찬가지로 옆차기도 시행한다. 더 높은 난이도를 위해 푹신한 표면 위에서 시행한다.

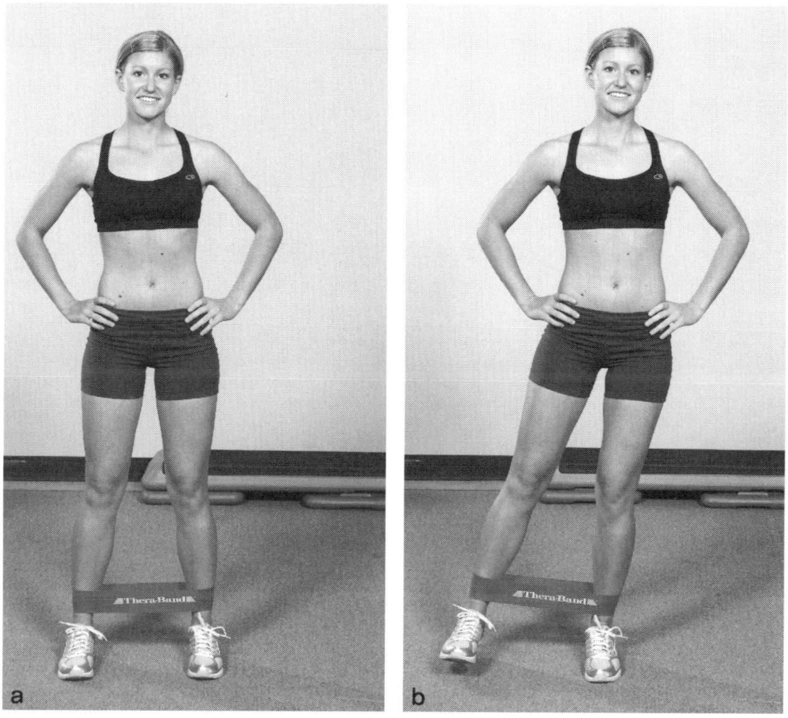

스윙(Swinging)

배트 스윙 흉내내기

(모든 근육군)

긴 밴드의 한끝을 단단한 물체의 어깨 높이에 묶어준다. 밴드의 다른 쪽 끝을 잡고 마치 야구 배트를 휘두르듯 동작을 한다(a). 공을 정상적으로 쳐내듯이 스윙을 흉내낸다(b). 천천히 되돌아가며 반복한다.

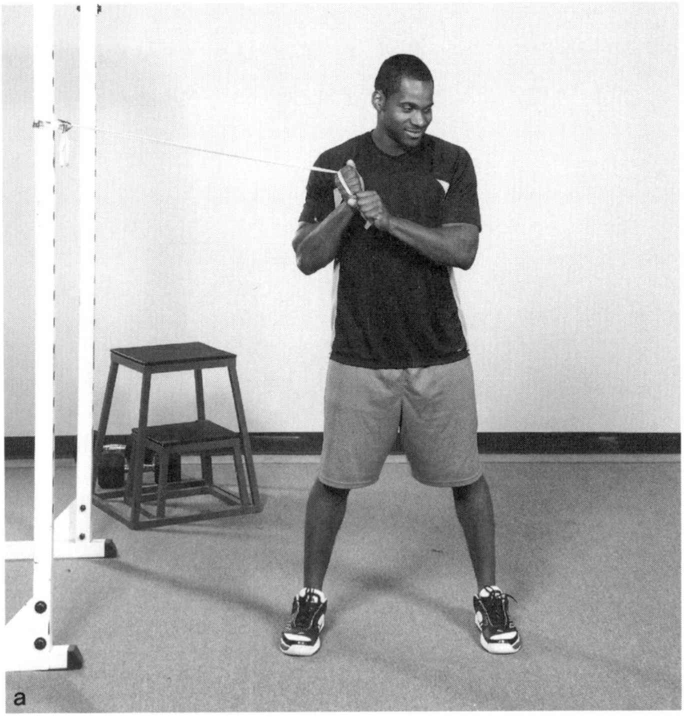

a

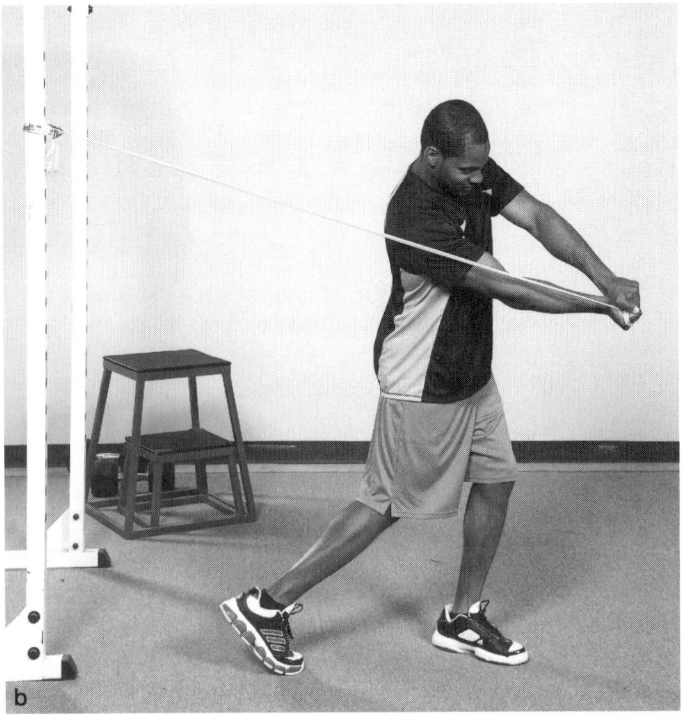

b

테니스 포핸드

(모든 근육군)

긴 밴드를 단단한 물체의 허리 높이에 묶고 허리에 걸어준다. 부착 지점에 우세손이 가깝게 향하도록 나란히 옆으로 선 준비자세를 취한다(a). 이어서 포핸드 스윙을 흉내내며 한쪽 발을 옆으로 벌린 자세로 내딛는다(b). 천천히 되돌아오며 반복한다.

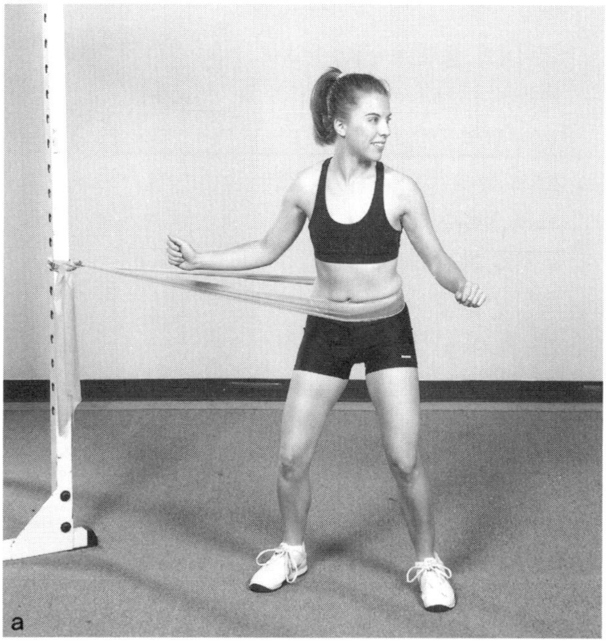
a

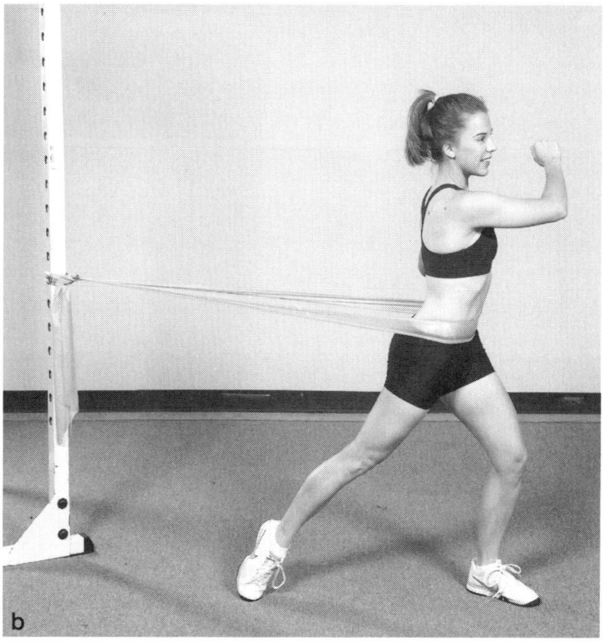
b

테니스 백핸드

(후방 삼각근, 회선근개, 견갑골 고정근, 코어 근육들)

밴드의 한끝을 단단한 물체의 어깨 높이에 묶어준다. 운동하는 손이 먼 쪽에 놓이도록 부착 지점과 옆으로 나란히 서며, 라켓을 잡듯 밴드의 한끝을 잡는다. 높은 위치의 한 손 백핸드 스윙을 위한 비틀린 자세(cocked position)로 팔을 위치시킨다(a). 팔을 몸 앞으로 움직이며 밴드의 저항에 대항해서 밖으로 내뻗는다(b). 천천히 되돌아간다. 어깨에서 만들어지는 운동의 양을 증가시키도록 팔꿈치를 단단하게 유지하며 거의 쭉 편 자세를 취한다.

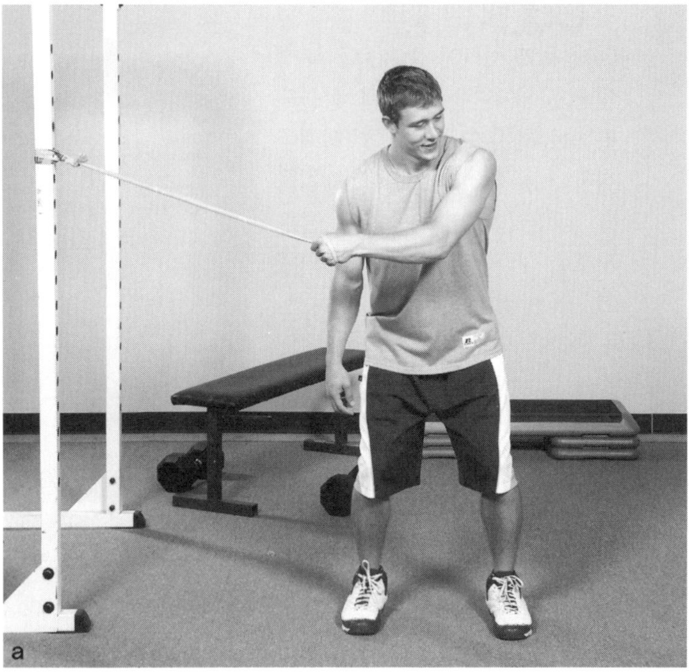

a

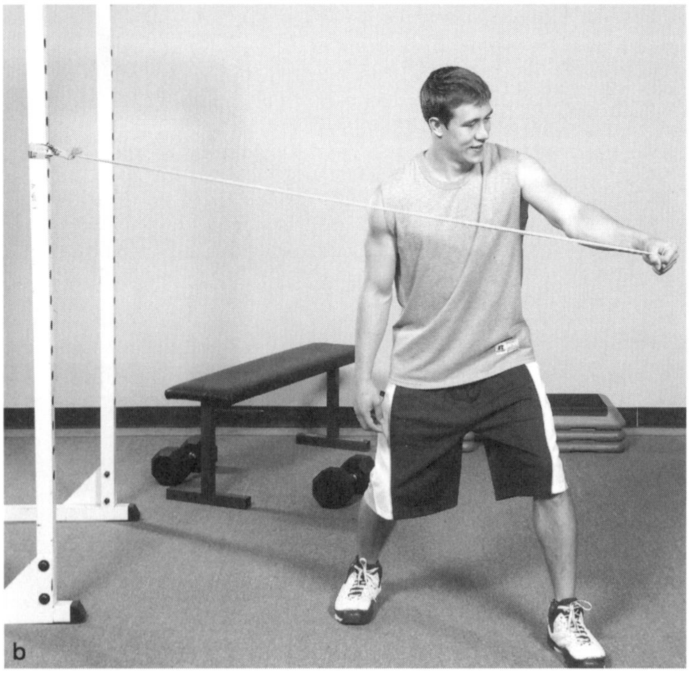

b

견관절 거상과 함께 팔꿈치 신전

(삼두근, 코어 근육들)

뒤쪽 발로 밴드를 밟고 서서 견관절을 약 100도 정도 올려주며 팔꿈치는 90도 정도 굴전한다(a). 서브 자세에서 견관절을 확고하게 유지하기 위해 필요하다면 다른 팔로 서브하는 팔을 받쳐준다. 서브하는 자세를 흉내내도록 체간을 밴드에서 먼 쪽으로 대략 30도 정도 앞으로 숙이며 팔꿈치를 신전시킨다(b). 천천히 시작 자세로 되돌아가며 반복한다. 주의: 서브하는 동작에서 체간의 측방 굴전으로 인해 견관절이 단지 90도에서 100도 정도만 거상되기 때문에 바로 머리 위로 견관절을 들어 올리지 않도록 한다.

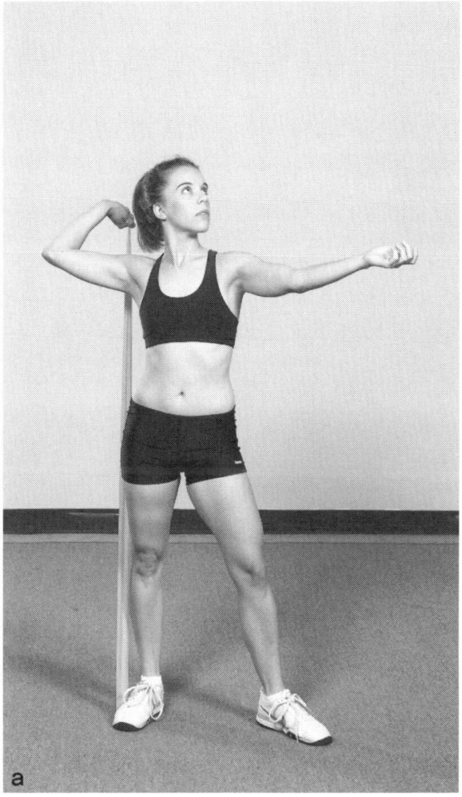

a

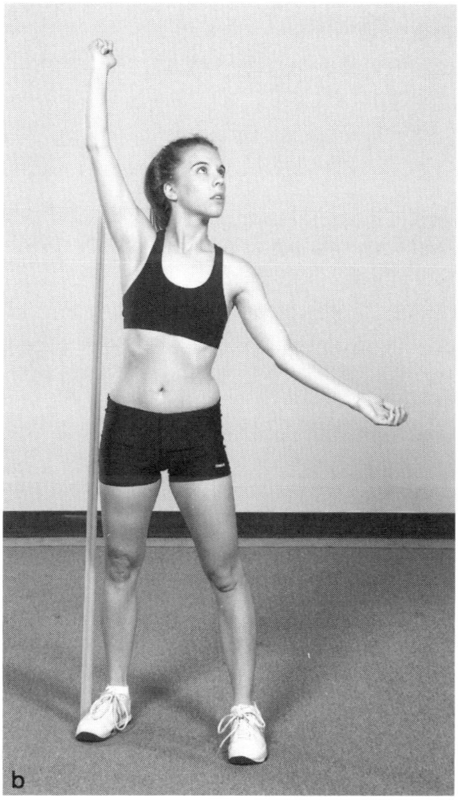

b

골프 스윙

(상지 근육군, 코어 근육들)

밴드의 한끝을 고정된 물체의 아래에 단단히 묶어준다. 양손으로 밴드를 잡고 양발을 어깨너비로 벌리고 선다. 골프 스윙의 시작 자세에서 (a), 그리고 밴드의 저항에 대항해서, 팔을 백스윙 자세로 움직인다 (b). 밴드의 저항에 대항해서 폴로우-뜨로우를 통한 완전한 골프 스윙을 만들어본다.

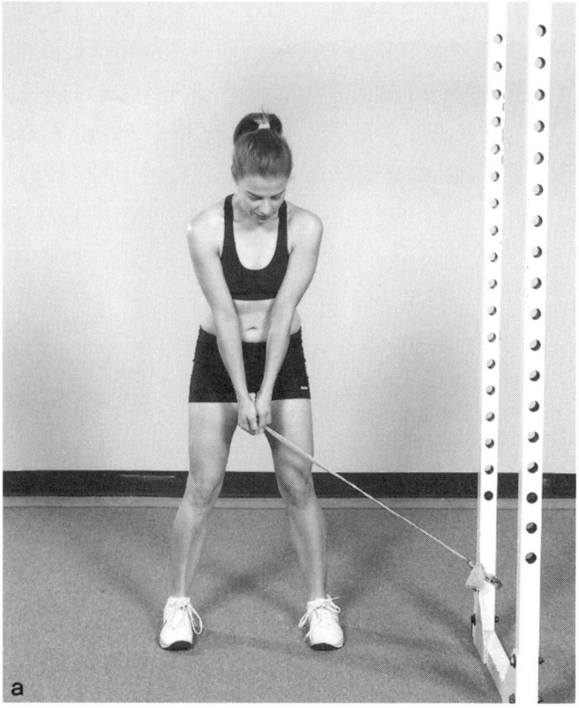

a

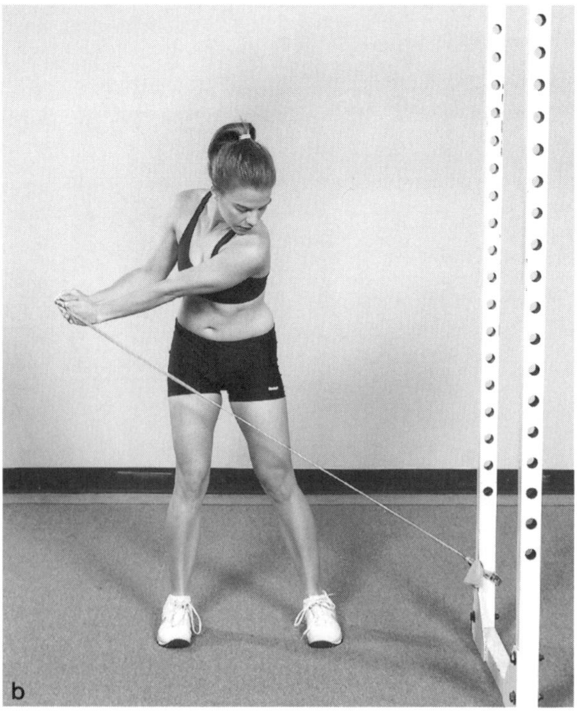

b

수영의 완전 팔 당기기(Pull-Through)

(광배근, 삼두근, 코어 근육들)

밴드의 중간 부분을 전면의 단단한 물체에 허리 높이나 그보다 약간 높게 묶어준다. 양 무릎을 약간 굽히고 체간은 90도 정도 굴전한 채 시작한다. 밴드의 양끝을 각각의 손으로 약간 앞쪽에서 잡으며 머리는 중립 자세를 유지한다(a). 수영의 완전 팔 당기기를 흉내내며 양 팔을 뒤로 당겨준다(b). 천천히 시작 자세로 복귀한다.

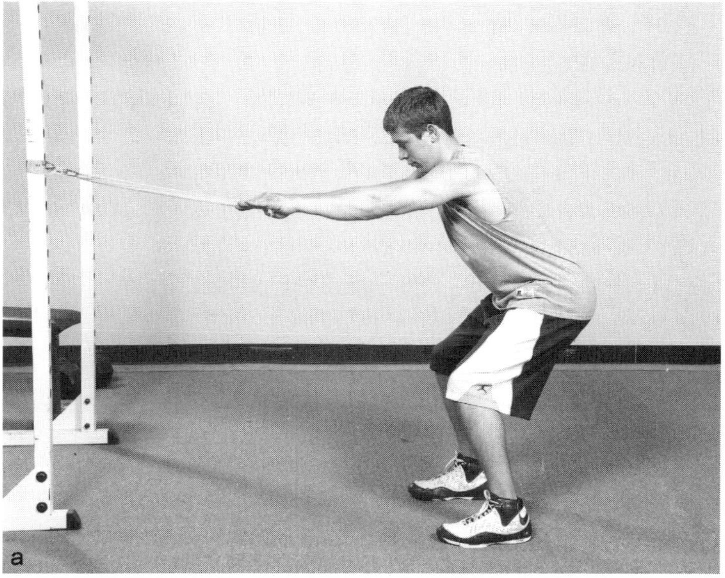

a

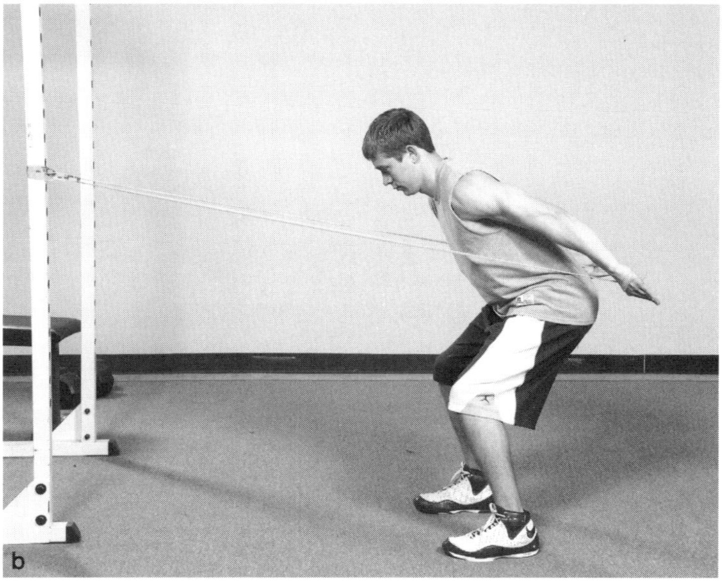

b

점프

(하지 근육군, 코어 근육들)

밴드의 끝 부분을 뒤쪽에 있는 단단한 물체의 바닥 근처에 묶고, 밴드 중간 부분을 허리에 감아준다. 몸을 아래로 쪼그린 다음 밴드의 가벼운 저항부터 중등도 저항을 이끌어내기에 충분하도록 앞으로 강하게 점프한다(a, b)

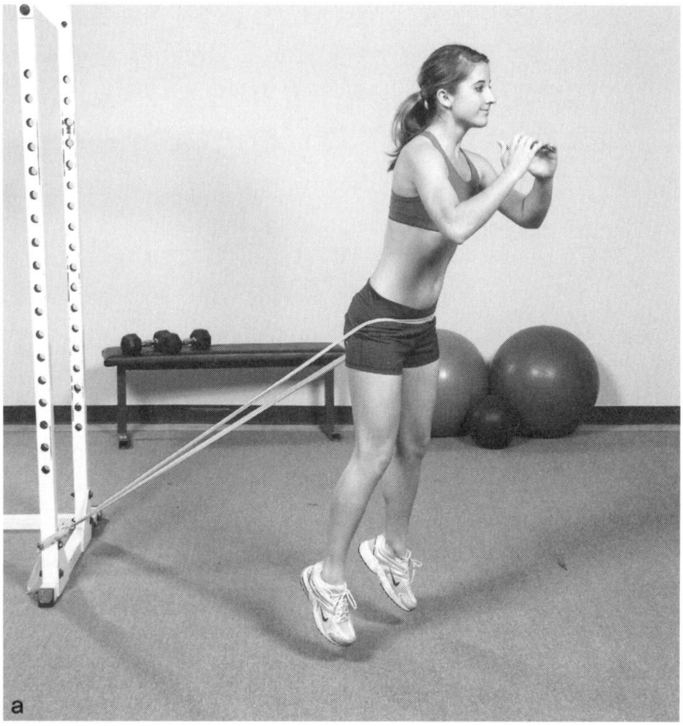

a

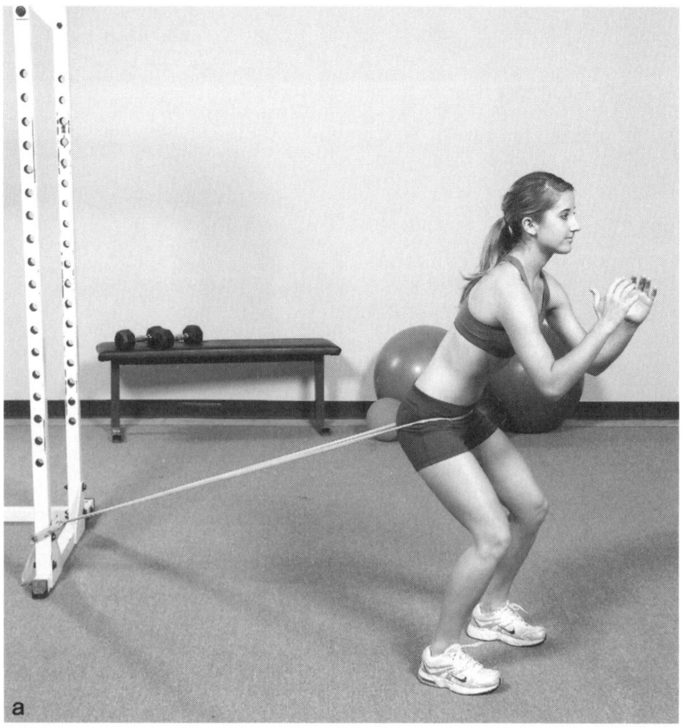

a

제자리뛰기 착지하기

(사두근, 고관절 신전근, 중둔근, 코어 근육들)

양 무릎을 어깨너비로 벌리고 밴드는 양 무릎에 단단히 걸어주며 중등도 긴장을 유지한 채 선다. 위로 깡총 뛰어오르며(a), 착지 시 양발을 어깨너비로 유지한다(b). 착지 시 무릎이 안쪽으로 회전하지 않도록 주의한다.

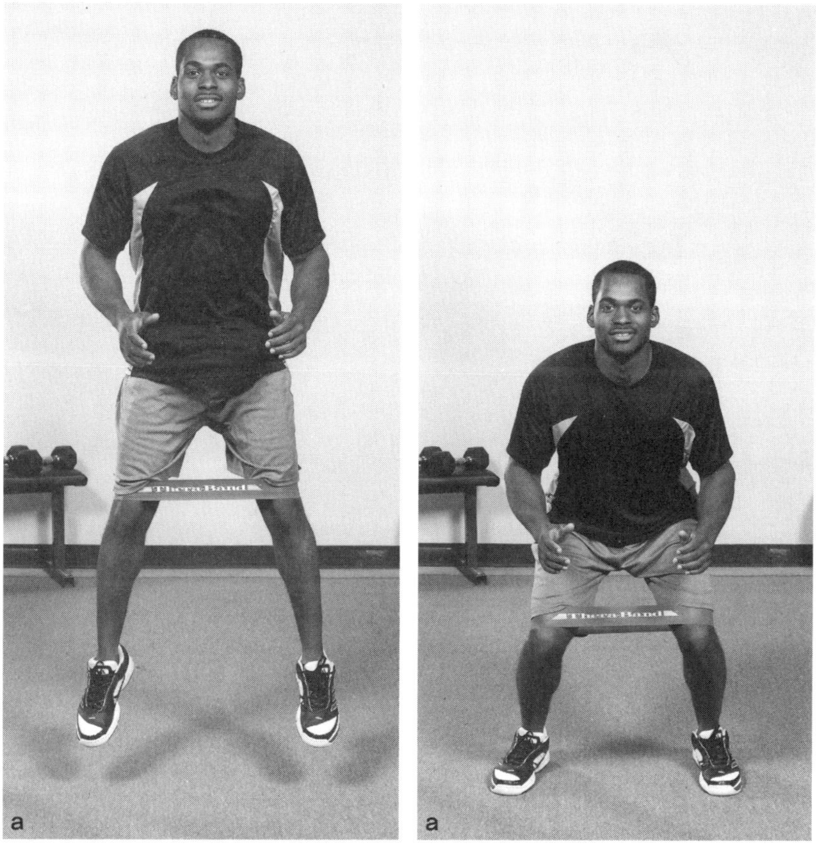

아래로 뛰어 내리기

(사두근, 고관절 신전근, 중둔근, 코어 근육들)

양 무릎을 어깨너비로 벌리고, 중등도 긴장이 되도록 밴드를 무릎에 걸어준 채 발판 위에 선다(a). 발판에서 뛰어내리며 착지 시 양발은 어깨너비를 유지한다(b). 착지 시 무릎이 안으로 회전하지 않도록 주의한다.

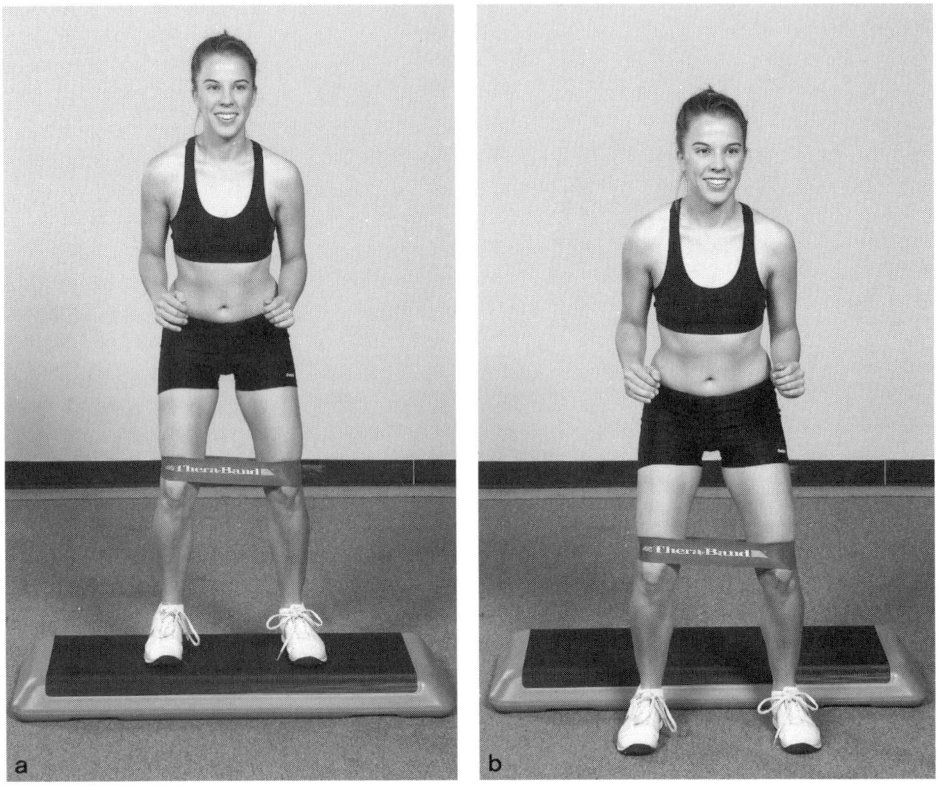

옆으로 점프하기

(하지 근육군, 코어 근육들)

고정된 물체의 허리 높이에 밴드의 양끝을 묶어주고 그 옆에 나란히 선다. 밴드의 중간부를 허리에 감아주고(a) 부착 지점에서 먼 쪽으로 옆으로 점프한다. 한 발로 착지하며, 그 자세를 잠깐 유지한다(b). 천천히 되돌아온다.

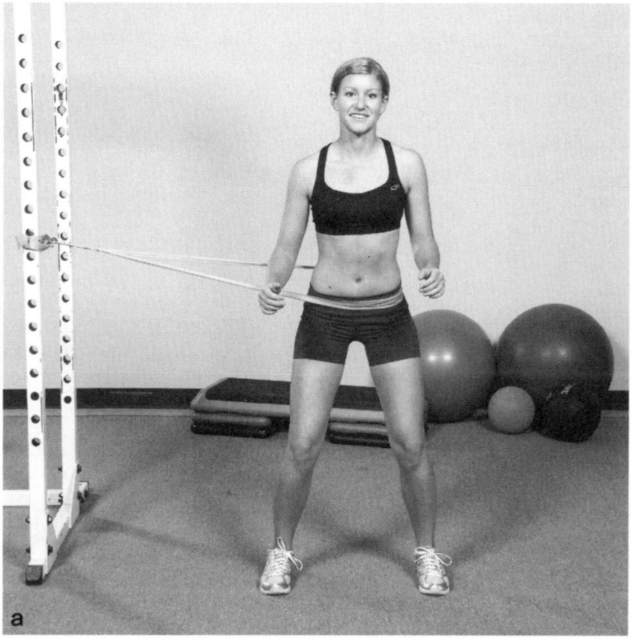

a

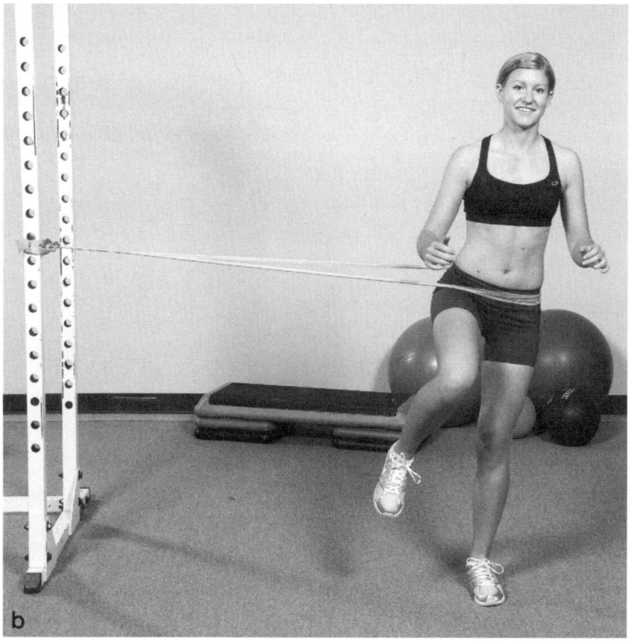

b

저항 준 플리오메트릭 옆으로 점프 발판

(사두근, 고관절 신전근, 비복근, 코어 근육들)

밴드의 양끝을 단단한 물체의 허리 높이에 묶어주며 중간부를 허리에 걸어준 채 옆으로 선다. 밴드에서 먼 쪽에 발판을 놓는다. 발판 쪽 발을 발판 위로 올린다(a). 밴드 고정 지점에서 먼 쪽으로 점프하며 발판을 가로질러 넘어가 반대쪽 발을 발판 위에 놓는다(b). 밴드는 부착 지점에서 먼 쪽으로 점프하는 동안 저항을 제공하며 부착 지점으로 되돌아오는 점프에서는 보조를 제공한다. 뒤돌아 서며(180도로) 시작 자세를 반복한다.

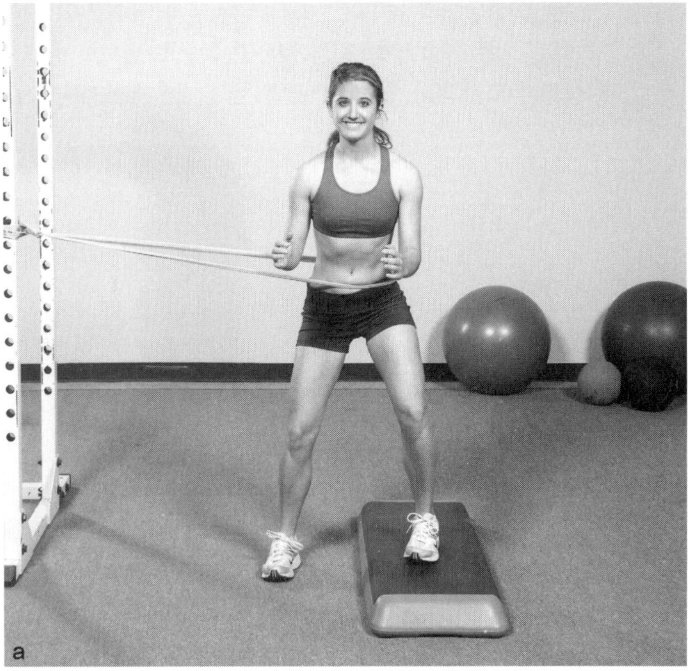

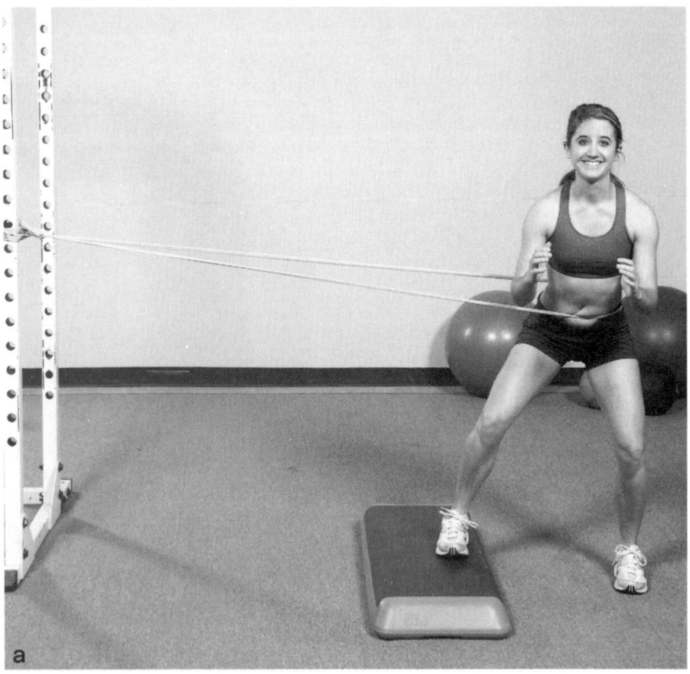

발판 점프
(하지 근육군)

밴드의 양끝을 뒤쪽에 있는 단단한 물체의 허리 높이에 묶고 허리에 감아준다(a). 발판을 몸 앞에 놓고 한 발씩 반복적으로 점프해서 올라가며 다른 발로 내려선다(b). 몸을 곧게 유지하며 저항으로 인해 균형을 잃지 않도록 주의한다.

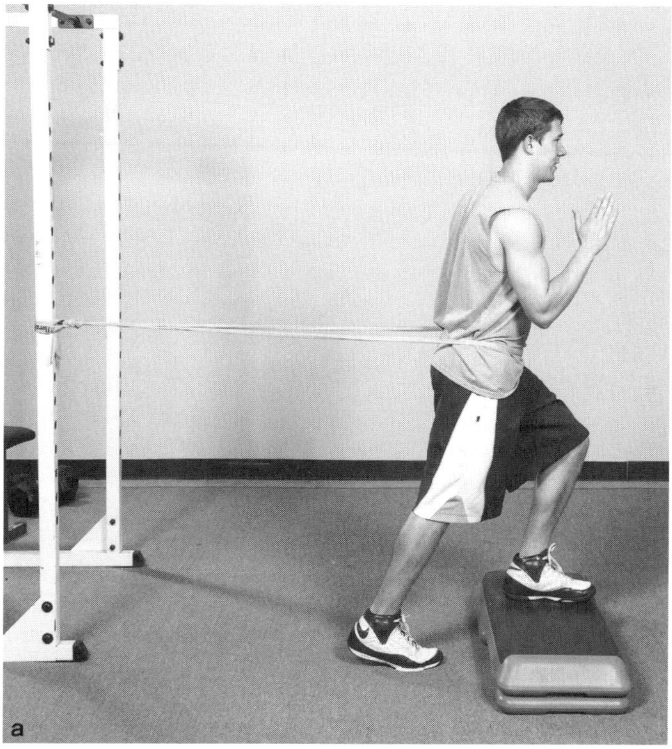
a

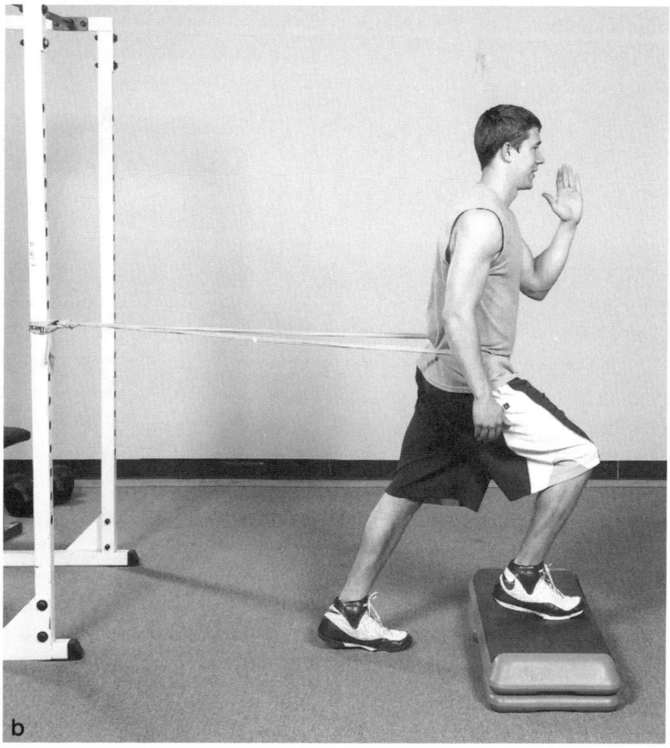
b

저항 중 옆으로 끌고 가기

(하지 근육군, 코어 근육들)

밴드를 허리에 두르고 양 끝부분은 몸 옆에 있는 단단한 물체로 허리 높이에 묶어주며 달리기를 방해하지 않을 만큼 충분히 멀리 걸어준다(a). 탄력 밴드의 저항에 대항해서 옆으로 달리기 또는 끌고 가기를 시작한다(b). 균형을 이룬 트레이닝을 위하여 방향을 바꿔준다.

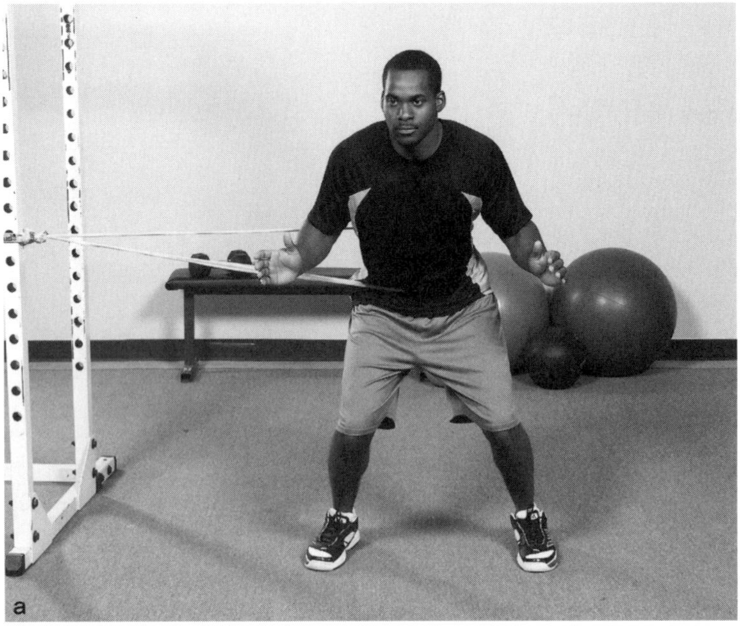

a

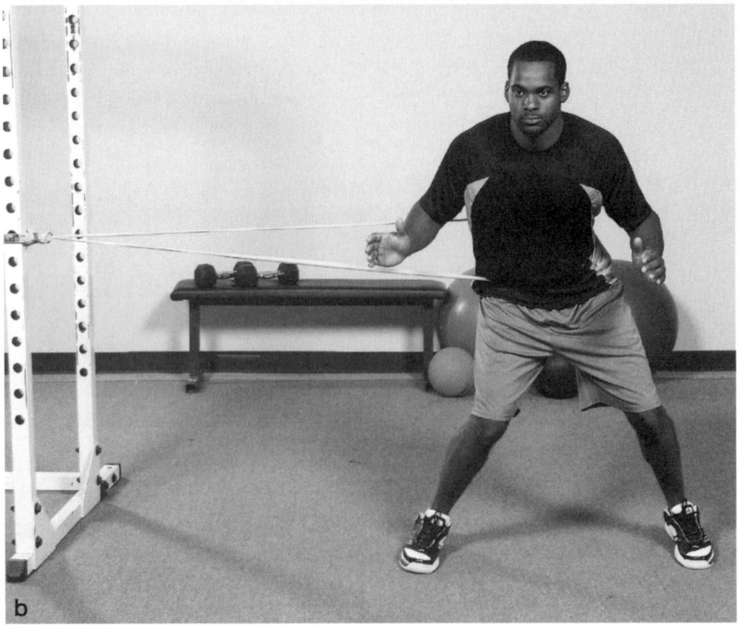

b

옆으로 걷기

(중둔근, 사두근, 비복근, 코어 근육들)

양 하지의 발목 바로 위에 밴드를 걸어 고정한다(a). 한쪽 발로 빠르게 옆으로 걸어준다(b). 반복해서 다른 쪽 발도 옆으로 걸어준다.

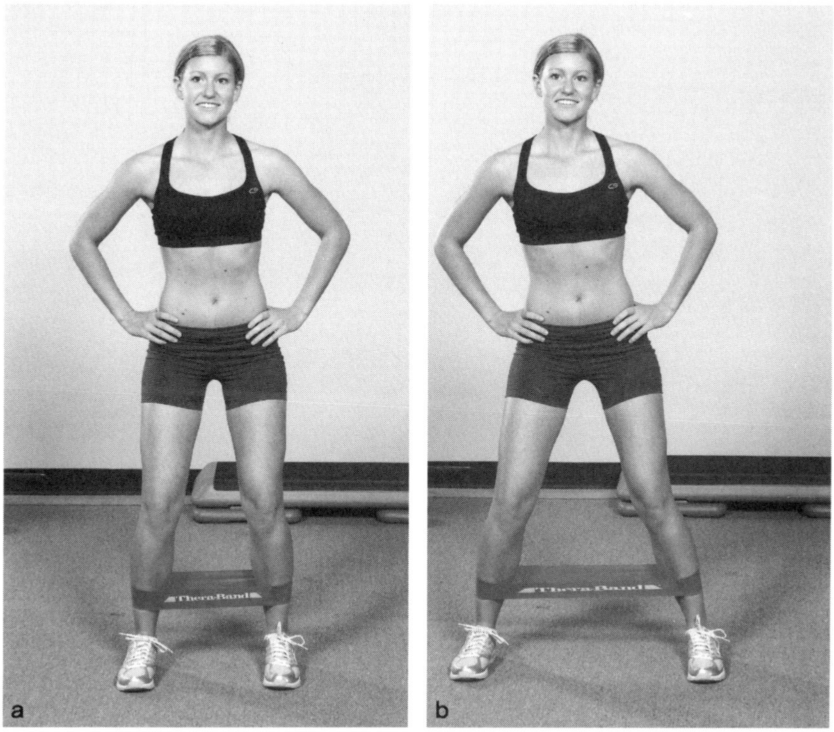

양쪽 옆으로 측방 민첩성

(하지 근육군, 코어 근육들)

밴드의 양끝을 옆에 놓인 단단한 물체의 허리 높이에 묶어준다(a). 밴드를 허리춤에 감아주며 부착 지점에서 먼 쪽을 향해서 점프한다. 한 발로 착지하며 잠깐 그 자세를 유지한다(b). 천천히 되돌아간다. 여러 차례 반복 후, 방향을 바꿔주며 반대쪽으로 점프하고 반대쪽 발로 착지한다.

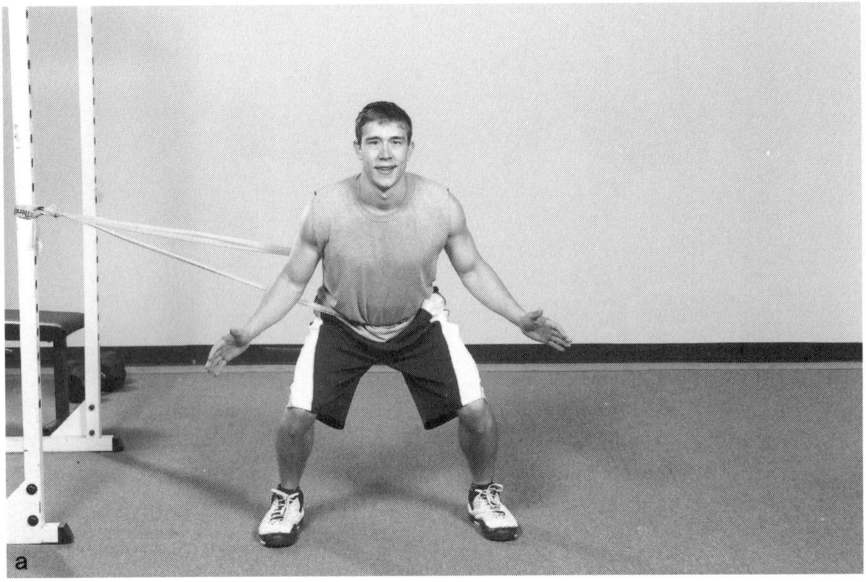

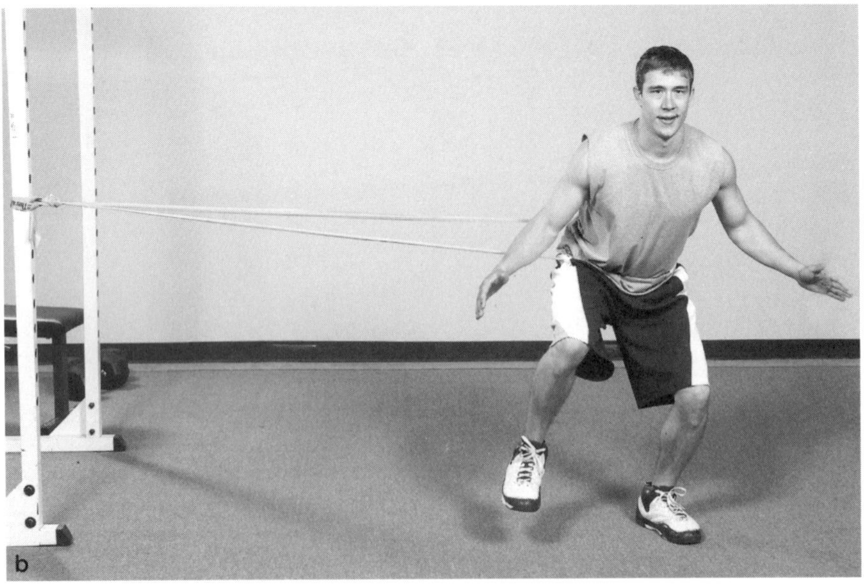

저항 준 카리오카

(하지 근육군, 코어 근육들)

밴드의 양끝을 움직임에 방해되지 않을 만큼의 거리가 있는 고정된 물체에 묶고, 허리춤에 밴드 중간 부분을 걸고 옆으로 선다(a). 탄력 밴드의 저항에 대항하면서 몸의 앞쪽과 뒤쪽으로 번갈아 발 내딛기(카리오카 동작)를 하며 옆으로 움직인다(b).

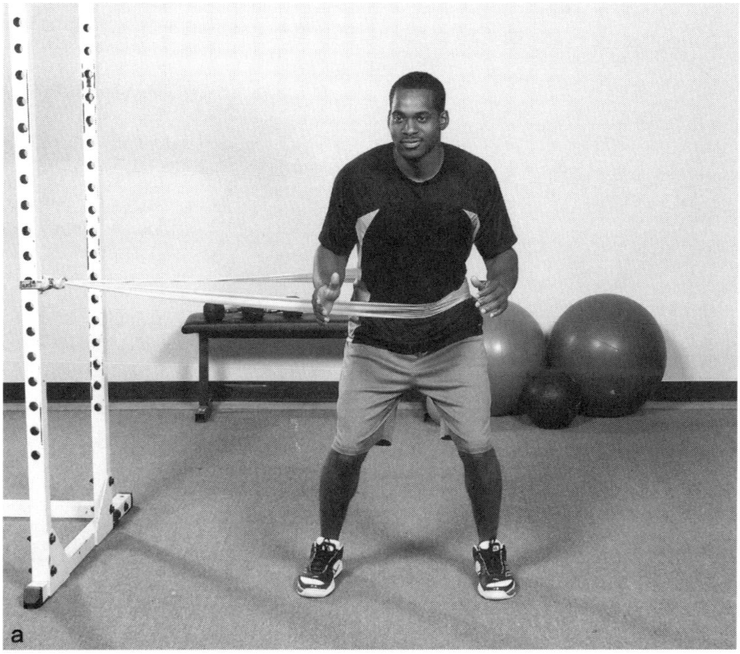

a

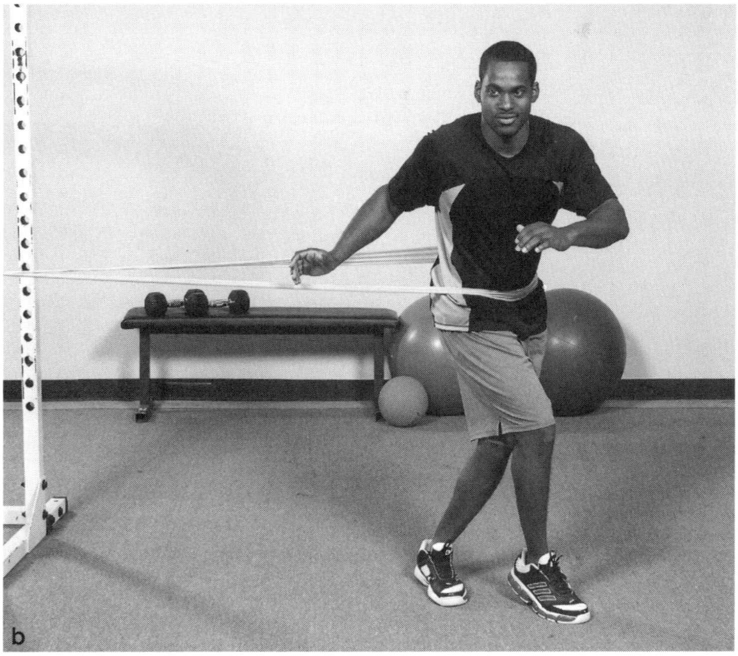

b

기타 경기의 동작들(Other athletic maneuvers)

옆으로 뛰기

(하지 근육군, 코어 근육들)

밴드의 양끝을 단단한 물체에 묶고, 옆으로 뛰기 동작을 수행하기 위하여 요구되는 움직임을 방해하지 않을 정도의 거리에서 밴드를 허리에 감고 옆으로 선다. 옆으로 점프하면서 고관절을 허리보다 더 높게 굽혀주고(a) 되돌아간다(b).

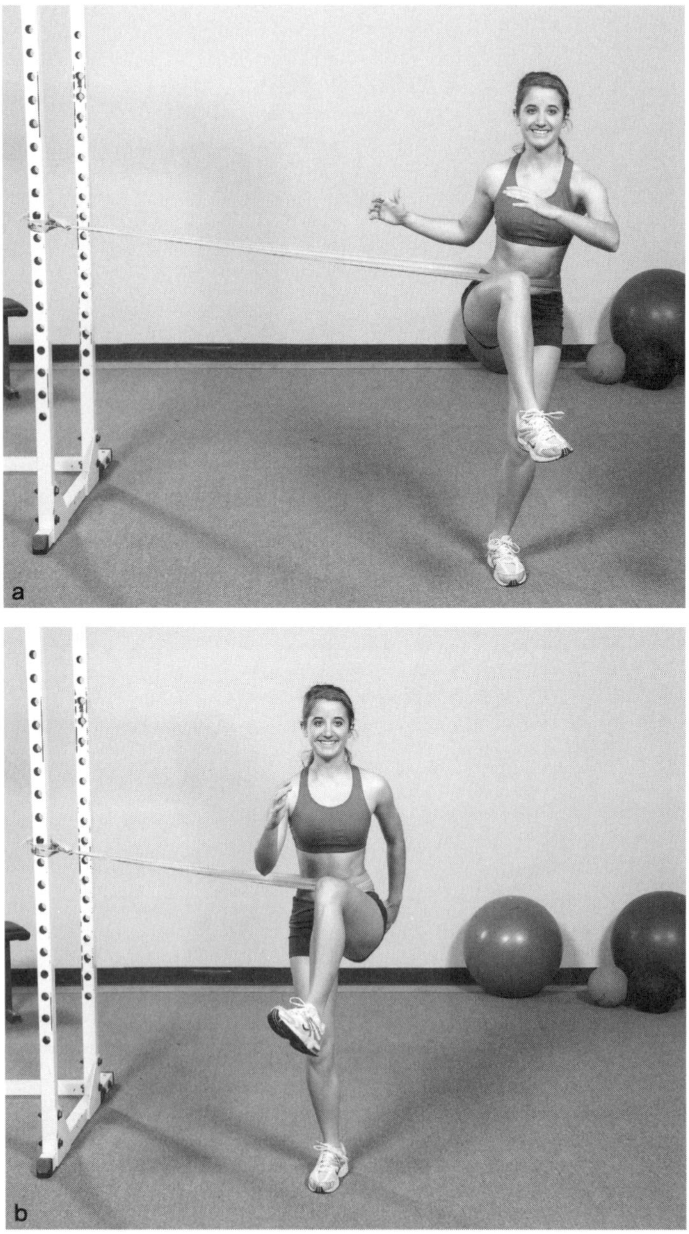

수비 흉내내기

(모든 근육군)

밴드를 고정된 물체에 묶고 허리에 감아준다(a). 공을 받아내는 수비 동작을 흉내내도록 커다란, 조절된 발딛기와 숙이기를 취한다(b). 저항의 상이한 방향을 이용한다. 예를 들어 대각선으로, 전방으로 진행하면서 옆으로 내딛는다.

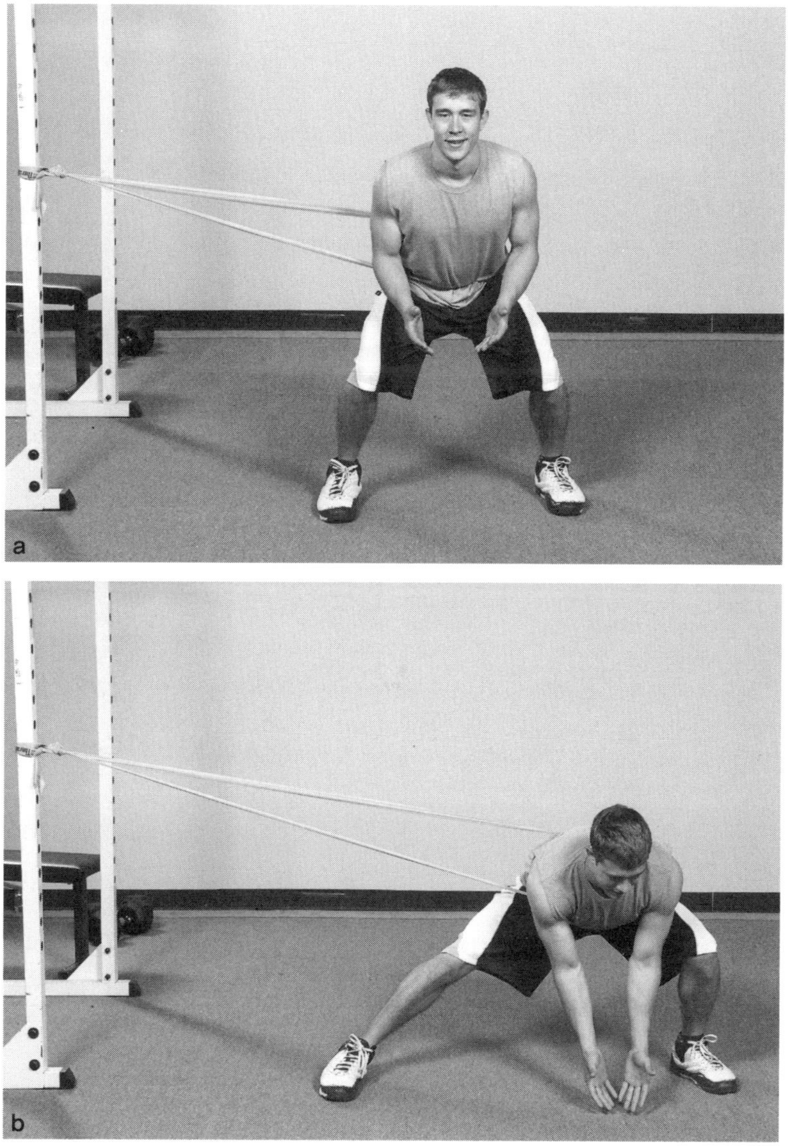

스케이팅 흉내내기

(하지 근육군, 코어 근육들)

양쪽 발목에 밴드를 걸어주고(a) 스케이팅 중 사용되는 보폭을 흉내내며, 대각선으로 그리고 전방으로 보폭을 내딛는다(b). 스케이팅 패턴을 흉내내면서 균형을 잡도록 발을 바꿔주며 속도도 변화시킨다. 체간이 지나치게 굽어지지 않도록 전방을 주시한다.

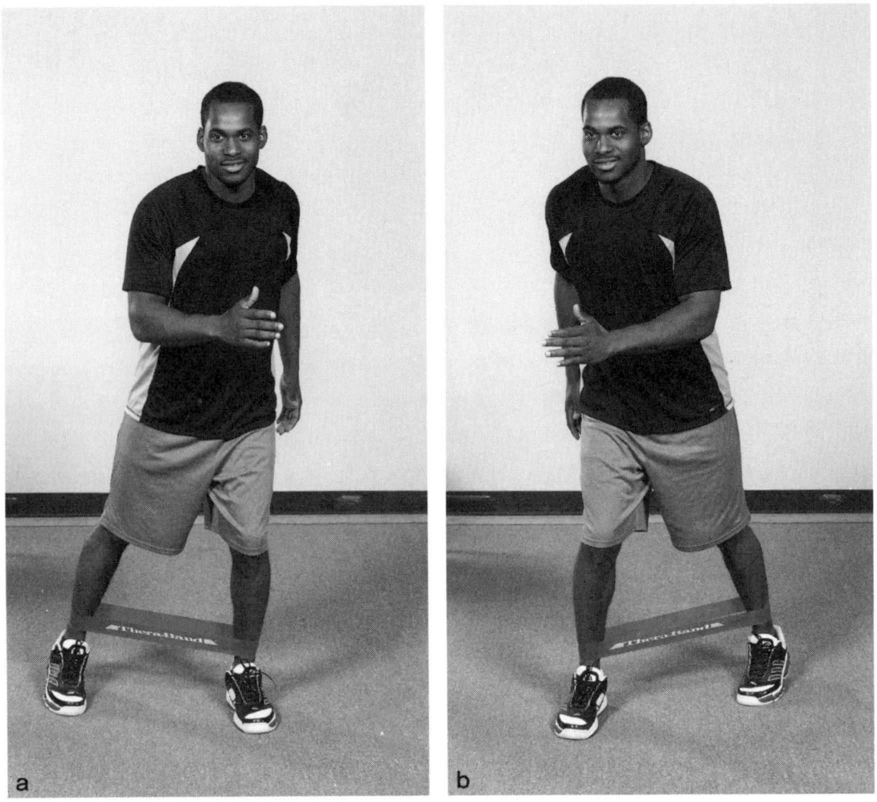

a b

PART III

프로그램 설정하기

9

기능적인 피트니스 트레이닝 프로그램

모든 피트니스 트레이닝 프로그램에서 성공에 핵심적인 것은 이용자가 그 프로그램을 발전시키거나 변화시키는 능력이다. 예컨데 유연성을 이야기해보자면 장소나 계획, 주변 상황 등에 일시적 또는 지속적 변화가 생길지라도 이용자가 그러한 능력을 갖추고 있다면 프로그램을 계속할 수 있다.

오늘날 운동선수들을 포함한 많은 사람들은 빈번하게 여행을 자주 하므로 정해진 시간을 벗어나 운동하게 되는 경우가 많고, 운동할 수 있는 장소도 항상 찾을 수 있는 건 아니다. 하지만 이 책에서 제안하는 운동들 대부분은 장소—체육관, 아늑한 리조트 호텔, 테니스 클럽 또는 가정에서—나 시간에 구애받지 않고 할 수 있는 것들이다. 더욱이 여러 움직임의 형태에 대하여 일정한 저항을 제공하므로 전신 트레이닝과 발달을 도와줄 것이다.

이 장에서는 전반적인 피트니스를 위한 한 차례의 짧은 저항 트레이닝 프로그램을 제안한다. 이 단원은 코어와 함께 상체와 하체를 목표로 한 분절로 구분된다. 탄력적 저항과 짧은 주기 기반 프로그램의 한 가지 중요한 이점은 각 운동 시기마다 관심의 초점을 전환할 수 있다는 것이다. 그러한 서킷(짧은 운동주기)은 예를 들어 서로 번갈은 날에 상체와 하체 서킷을 변화시킴으로써 상이한 날 상이한 신체 부분을 강조할 수 있다. 또한 172쪽부터 제시한 목록에서 핵심 서킷을 선택하고 그것들을 반복할 수 있는 서킷에 조합함으로써 세 부위의 주된 부위—상체, 하체 그리고 체간—를 아우르는 전신 서킷 운동을 만드는 식으로 다양하게 적용할 수 있다. 마지막으로, 이러한 운동은 탄력 밴드나 튜브를 안전하고 단단한 물체에 부착하거나 탄력 밴드를 잡아줄 수 있는 파트너와 함께 시행할 수 있다.

여행 중 트레이닝

이 장에서 다루는 운동은 여행하는 동안 운동하며 건강을 유지하길 원하는 사람들이 완벽한 선택을 할 수 있도록, 실제로 모든 장소에서 시행할 수 있도록 설계되었다. 모든 운동이 탄력 밴드, 고리, 튜브를 사용하며 번거로운 짐이 될 수 있는 발판이나 균형판은 베개, 담요, 수건 등으로 대신할 수 있도록 하였다. 이러한 약간의 변형으로 더 높은 난이도를 제공할 수 있다. 여행 중에는 운동을 위한 시간도 줄어들 것이므로, 운동 트레이닝의 15~30분 서킷을 제안한다. 여기에는 다중 관절의 트레이닝 운동도 충분하게 포함되어 있고, 다중 근육과 표적 근육군의 협조성도 제공하며, 시간상으로도 매우 효과적이다. 다중 관절 운동은 지극히 기능적이며 모든 재활치료와 운동 트레이닝 프로그램의 핵심이다.

여행 중 또는 또 다른 장소에서 피트니스 트레이닝 프로그램을 수행할 때는 몇 가지 주의사항을 유념해야 한다. 다음의 프로그램에서 운동들은 지극히 협소한 공간에서 시행하도록 고안되었으며 탄력적 저항을 위한 매우 단순하고 기본적인 부착 지점을 이용하도록 하였다. 여기서 중요한 것은 탄력적 밴드나 튜브 부착 지점이 확고한가 하는 것이다. 호텔 가구나 문짝 등은 아마도 일반적인 운동 장소에서 사용하는 물체들처럼 충분히 강하지 않을 것이다.

마지막으로, 이러한 프로그램에는 몇 가지 운동을 간단하게 추가할 수 있으므로 매우 쉽게 개인에 따른 맞춤 운동이 될 수 있다. 예를 들어 당신이 슬관절 손상의 병력을 보유한다면 이전 장들에서 제시한 사두근 등을 더욱 강화하도록 할 수 있을 것이다. 또는 당신이 테니스선수나 골프선수라면 회선근개와 견갑골 운동을 좀 더 추가할 수 있을 것이다.

피트니스를 위한 서킷 트레이닝

서킷 트레이닝에는 특히 많은 이점이 있다. 그래서 이 장에서는 프로그램 설정을 위해 서킷 트레이닝 형태를 선택한다. 여기에는 심혈관계에 스트레스를 부여하기 위하여 매우 짧은 휴식 시간을 배치한 연속적인 운동이 포함된다. 웨이트나 탄력적 저항을 사용하는 트레이닝 프로그램들의 전통적인 근력강화에 더해서, 일종의 서킷 형태에서 운동을 시행하는 것은 심혈관계 건강을 개선해준다. 서킷 트레이닝은 개별적인 근육 그룹을 운동시킬 뿐 아니라 다중 관절 운동을 통해서 신체의 보다 넓은 부위에 스트레스를 제공하므로 심혈관계를 운동시키는 것이다.

서킷 트레이닝에는 많은 변형법이 존재하며 트레이닝에 대한 반응에 영향을 주도록 조작되고 변화될 수 있는 변수들도 존재한다. 그렇지만 일반적으로는 연속적인 트레이닝의 여러 세트를 시행하되, 단지 15~20초 정도의 매우 짧은 휴식 시간으로 각 세트들을 구분짓는 것이 권장된다. 그 세트들을 시행하는 동안(12~15회 반복과 같은) 지극히 높은 강도를 이용하면 국소적인 근육의 지구력이 개선될 것이다. 그리고 잠깐의 휴식 시간과 그 높은 강도의 운동을 조합하면 심혈관계 반응을 이끌어낼 수 있다.

트레이닝의 반복 기반 체계를 사용함에 더해서, 그러한 서킷 형태는 그 자체를 너무도 훌륭한 시간 기반 트레이닝으로 만들어준다. 즉, 운동하중을 확보하기 위해 반목을 하는 것이 아니라 특정한 시간 동안 트레이닝하게 된다. 예를 들어, 15~30초에 걸친 휴식 시간과 짝을 이룬 15~30초의 시간 동안 운동하는 방식이 서킷 트레이닝에서 흔히 권장된다. 생리학적 관점에서 볼 때 15초의 휴식 시간에다 30초 운동 시간을 시행하면 15초 동안 탄력적 저항을 이용한 운동을 하고 30초의 휴식을 취하는 것보다 심혈관계에 훨씬 스트레스를 주게 될 것이다. 운동–휴식 주기를 변화시키는 것은 운동 트레이닝에서 흔한 상황이다. 테니스선수에게서, 15초의 운동과 30초의 휴식으로 이어지는 운동–휴식 주기는 테니스 시합을 할 때 접하게 되는 근육계에 대한 도전과 유사하다. 이것은 특정한 개념의 한 예이며, 서킷 트레이닝 중 이용하는 운동과 휴식의 정도를 결정할 때 반드시 고려해야 하는 한 가지 중요한 요소이다.

서킷 안에서 또 다른 변수는 운동의 순서이다. 서킷 형태를 시행하는 중, 근육군은 종종 번갈은 순서로 운동된다. 예를 들어 이어 이두근에 대한 운동을 한다고 할 때 첫 번째 근육군은 첫 번째 운동에 이어진 짧은 휴식시간 동안만 휴식을 취하는 개념이다. 하지만 실제로는 두 번째 운동이 그 근육군을 포함하지 않기 때문에 두 번째 운동 중에도 휴식을 취할 것이다. 이때 근육 지구력과 피로 반응을 훨씬 더 개선시키길 원한다면, 하나의 근육군 내부에서 두 번 또는 그 이상의 운동을 연달아서 시행할 수 있다. 또한 운동 중인 근육군이나 근육군들의 휴식 시간을 최소화함으로써 난이도를 증가시킬 수 있다. 이러한 적용법 모두가 권장되며 상이한 목표를 성취하도록 적용될 수 있다. 하나의 서킷 내부에서 단순하게 운동의 순서를 변화시키는 것 역시 하중을 변화시킬 수 있으며, 운동 중인 근육이나 근육군에 대한 요구량을 변화시킬 수 있다.

여기서 상술한 조절요소의 형태와 함께, 다음의 운동 서킷은 많은 피트니스 목표를 성취하는 훌륭한 방법이다. 다만, 새로운 장소에서 이 서킷들을 시행하기에 앞서 밴드가 확고히 고정되었는지 그리고 그 방법이 적합한가를 반드시 확인해야 한다.

상체 서킷 15

제안 용량: 각 세트와 운동 사이에 15~20초 휴식 시간을 갖고 12~15회 반복을 한 세트로 2~3 세트를 시행한다.

가슴 프레스	61쪽
옆으로 당겨 내리기	68쪽
주관절 신전*	39쪽
이두근 컬	38쪽
앉은 자세로 노젓기	66쪽

0도에서 견관절 내회전 35쪽
0도에서 견관절 외회전 36쪽

* 옆으로 당겨 내리기와 같은 높은 고정 지점을 사용한다.

상체 서킷 30

제안 용량: 각 세트와 운동 사이에 15~20초 휴식 시간을 갖고 12~15회 반복을 한 세트로 2~3세트를 시행한다.

가슴 프레스 61쪽
리버스 플라이 67쪽
전거근 펀치 37쪽
숙인 자세 노젓기 70쪽
옆으로 당겨 내리기 68쪽
주관절 신전** 39쪽
이두근 컬 38쪽
앉은 자세 노젓기 66쪽
손목의 굴전 40쪽
손목의 신전 41쪽
0도에서 견관절 내회전 35쪽
0도에서 견관절 외회전 36쪽

** 옆으로 당겨 내리기와 같은 높은 고정 지점을 사용한다.

하체 서킷 15

제안 용량: 각 세트와 운동 사이에 15~20초 휴식 시간을 갖고 12~15회 반복을 한 세트로 2~3세트를 시행한다.

쪼그리기 110쪽
한발 쪼그리기 112쪽
레그 프레스 115쪽
슬관절 굴전 52쪽
족척 굴전 56쪽
옆으로 걷기 161쪽

하체 서킷 30

제안 용량: 각 세트와 운동 사이에 15~20초 휴식 시간을 갖고 12~15회 반복을 한 세트로 2~3세트를 시행한다.

쪼그리기 110쪽
한발 쪼그리기 112쪽
고관절 외전 50쪽

레그 프레스	115쪽
고관절 신전	49쪽
클램	104쪽
역 클램	105쪽
슬관절 굴전	52쪽
족척 굴전	56쪽
족배 굴전	55쪽
옆으로 걷기	161쪽
양쪽 옆으로 측방 민첩성	162쪽

코어 서킷 15

제안 용량: 각 세트와 운동 사이에 15~20초 휴식 시간을 갖고 30초를 한 세트로 3세트를 시행한다.

복부의 크런치	86쪽
앉은 자세 등 신전	92쪽
비스듬한 컬-업	87쪽
브리지	100쪽
체간 회전***	90쪽
사이드 브리지 자세에서 편측성 노젓기	124쪽

*** 각 측면에서 두 세트만

코어 서킷 30

제안 용량: 각 세트와 운동 사이에 15~20초 휴식 시간을 갖고 30초를 한 세트로 3세트를 시행한다.

복부의 크런치	86쪽
클램	104쪽
앉은 자세 등 신전	92쪽
비스듬한 컬-업	87쪽
브리지	100쪽
체간 회전****	90쪽
사이드 브리지	94쪽
네발기기 고정운동	95쪽
사이드 브리지 자세에서 편측성 노젓기	124쪽

*** 각 측면에서 두 세트만

10

회전동작의 스포츠에 대한 프로그램

이 장에서는 사지와 체간의 회전동작 모두를 강조하는 회전동작 스포츠에서 운동선수에 대한 운동방법을 제공한다. 회전의 가속 · 감속 모두와 회전의 조절력 등이 기본운동과 스포츠 흉내내기 운동 모두에서 트레이닝된다.

가속운동 트레이닝을 과도하게 강조하는 것은 근육의 불균형을 유발할 수 있으며, 심하면 수행력 저하와 손상까지도 일으킬 수 있는 흔한 트레이닝 실수이다. ERT(탄력적 저항운동)는 중심성과 이심성으로(근육을 짧아지게 그리고 길어지게) 근육을 모두 운동시키는 데 탁월한 효과를 발휘하는 방법이다. 그러므로 회전동작 스포츠에서 요구되는 가속과 감소 근육 모두를 트레이닝해줌으로써 더 뛰어난 운동 능력을 갖추도록 해준다.

야구와 소프트볼

야구와 소프트볼 선수는 특히 던지기에서 매우 반복적인 움직임을 수행한다. 하체 움직임 패턴이 많은 스포츠들과 유사하다고 할 수 있는데, 이 두 가지 스포츠의 특정한 움직임에 적합한 몇 가지 적용법이 존재한다. 견관절과 주관절의 과사용으로 인한 손상은 야구와 소프트볼에서 특히 두드러지며, 상부 등쪽과 견부(회선근개와 견갑골 근육들) 근육을 발달시키는 것은 올바른 근육 균형을 유지하고 손상을 예방하기 위하여 무척 중요하다. 여기서 정리된 견관절과 주관절에 대한 기본적인 운동을 수행하는 것이 야구와 소프트볼 선수들에 대한 손상 예방 프로그램의 핵심적인 요소이다. 던지기 중 팔의 감속에서 상체 근육이 수행하는 중요한 역할에 비추어서, 모든 ERT에서처럼 던지기 동작의 짧아짐과 길어짐 시기 모두를 강조하는 운동을 수행하도록 반드시 철저한 관리가 이루어져야 한다.

야구선수의 한 가지 특수한 움직임은 이 장에서 포함한 투수의 언더핸드 던지기가 될 것이다. 이러한 운동은 풍차 형태의 투구(pitching) 동작 중 팔을 앞으로 가속시키는 근육들에 과부하를 준다. 그러므로 이러한 운동을 시행할 때는 던지기의 팔에서 기능을 최적화하면서도 보호될 수 있도록 완벽한 트레이닝 방식을 수행하기 위하여 반드시 회선근개 기본 운동과 짝을 이루어야 한다.

기본 운동

스포츠 흉내내기 운동

배팅 흉내내기

(체간 회전근, 둔부근, 사두근, 종아리 근육들)

밴드의 한끝을 고정된 물체의 가슴 높이에 묶어주고 다른 끝을 배트에 묶어준다. 배트를 잡고 배팅 자세를 취하면서 볼을 정상적으로 쳐내는 지점 넘어까지 스윙을 흉내낸다.

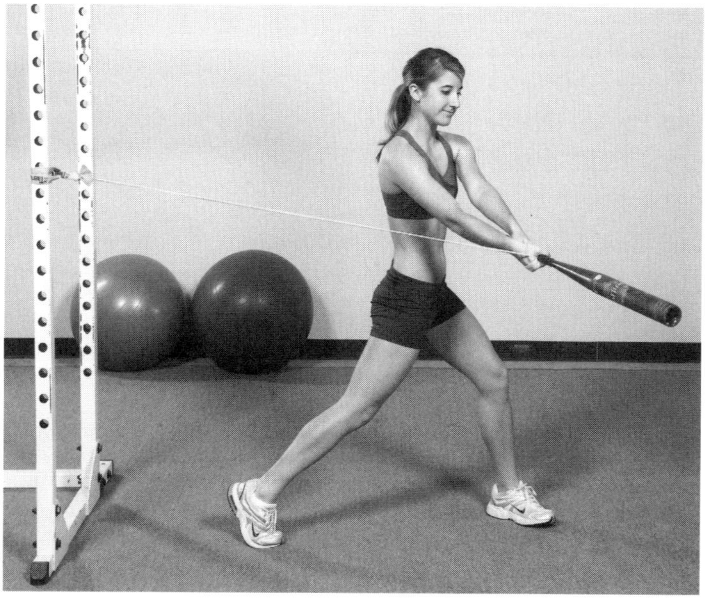

글러브 끼고 옆으로 런지

(모든 근육군)

밴드의 양끝을 고정된 물체의 허리 높이에 묶고 중간을 허리에 감아준다. 밴드 부착 지점에서부터 먼 쪽으로 조절된 큰 스텝으로 뛰면서 공을 받는 동작을 흉내내도록 숙여준다. 천천히 시작 자세로 되돌아온다.

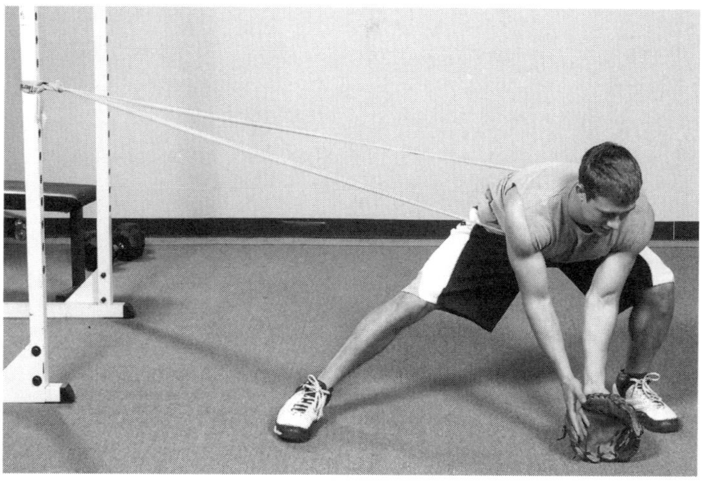

공을 쥐고 던지기 흉내내기

(모든 근육군)

밴드의 한끝을 고정된 물체의 어깨 높이에 묶고 다른 끝을 던지는 손에 걸어준다. 부착 지점을 등지고 서서 볼을 쥐고 던지기 동작을 수행하며, 던지기에서 사용되는 근육들에 천천히 과부하를 주도록 밴드의 저항을 이용해서 전체 동작을 진행한다.

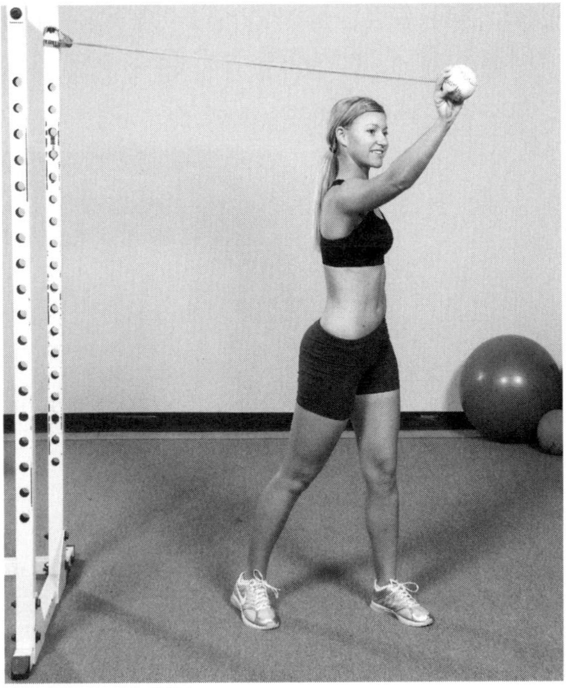

언더핸드 풍차 흉내내기

(모든 근육군)

밴드의 한끝을 단단한 물체의 허리 높이에 묶고, 다른 끝을 볼을 쥔 손에 걸어준다. 바로 어깨높이 아래까지 팔이 뒤로 가도록 던지기 자세를 취한다. 정상적인 던지기 기전에서처럼 한 발 내디디며, 손이 몸의 전면에 오도록 한다(통상적인 던지기 지점을 넘어서도록). 천천히 시작 자세로 되돌아간다.

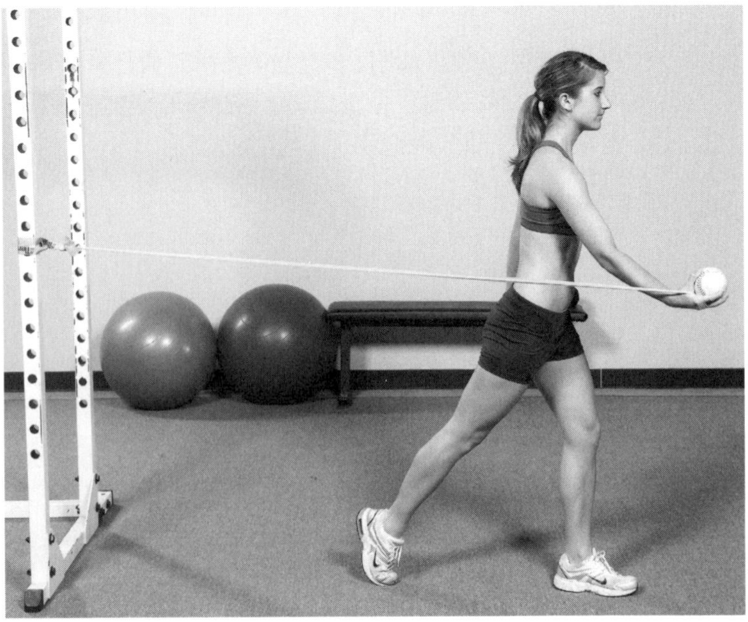

테니스

테니스 경기는 독특한 신체 움직임을 요구한다. 예컨대 다중 방향의 하체 움직임, 크고, 반복적이며 강력한 체간 회전 그리고 회선근개와 견갑골 근육들에 대한 반복적인 스트레스 등이다. 던지기 스포츠의 운동선수처럼 테니스선수들은 종종 상체의 전면 근육(가속작용의 근육)들과 보다 작고 종종 견관절을 감소시키며 고정작용하는 견관절 및 견갑골 부위의 뒤쪽에서 과도하게 작용하는 근육들 사이의 불균형을 보유하게 된다. 그러므로 회선근개와 견갑골 주변 근육들의 근력과 지구력을 증진시키도록 구성된 기본 운동이 테니스선수의 트레이닝 프로그램에서 지극히 중요한 부분이 되며 여기서 더욱 강조될 것이다.

이러한 운동들 대부분은 신체에 대하여 직각으로 놓인 상지 자세(90도)에서 시행된다. 이 자세는 어깨가 서브 중 받게 되는 위치를 흉내내며, 테니스에서 요구하는 정확한 자세와 방식에서 그 근육들의 기능을 수행하도록 준비시킨다.

테니스는 또한 주관절과 손목에 심각하고 반복적인 스트레스를 주는 스포츠이다. 그러므로 주관절과 손목 관절을 지나가는 고정작용 근육들을 강화시키기 위한 기본 운동도 제공된다. 고정작용을 위한 적합한 근력 발달을 보장하도록 여러 방향에서 손목관절을 트레이닝할 것이다. 테니스선수들은 우세손 쪽이 더 강력한 쥐기 근력을 보유하며, 손목과 전와 근육에서 현저하게 더 강한 근력을 보유한다. 따라서 여기 제시하는 프로그램에 따른 운동은 테니스선수들에게서 빈번한 손목과 주관절 손상 예방 차원에서도 중요하다.

추가로, 테니스가 하체에 가하는 난이도는 모든 방향에서의 움직임 트레이닝을 요구한다. 테니스선수는 각 지점에서 평균 네 차례나 다섯 차례의 방향 변화를 만든다. 이것은 가속작용과 감속작용 등과 함께 상당히 많은 외측 움직임을 요구한다. ERT는 선수들의 이에 대한 트레이닝을 돕기 위해 유사한 하중부하를 제공한다.

이러한 프로그램에 대한 기본운동과 스포츠 흉내내기 운동을 180쪽에 정리하였다.

테니스(Tennis)

기본 운동

스포츠 흉내내기 운동

라켓 잡고 직각 자세의 포핸드 저항 준 움직임

(모든 근육군)

밴드의 끝 부분을 단단한 물체의 허리 높이에 묶고, 밴드의 중간 부분을 허리춤에 걸어준다. 직각 기립 자세를 이용해서 준비 자세와 스텝으로 서며, 포핸드 스트로크를 흉낸낸다. 천천히 시작 자세로 복귀한다.

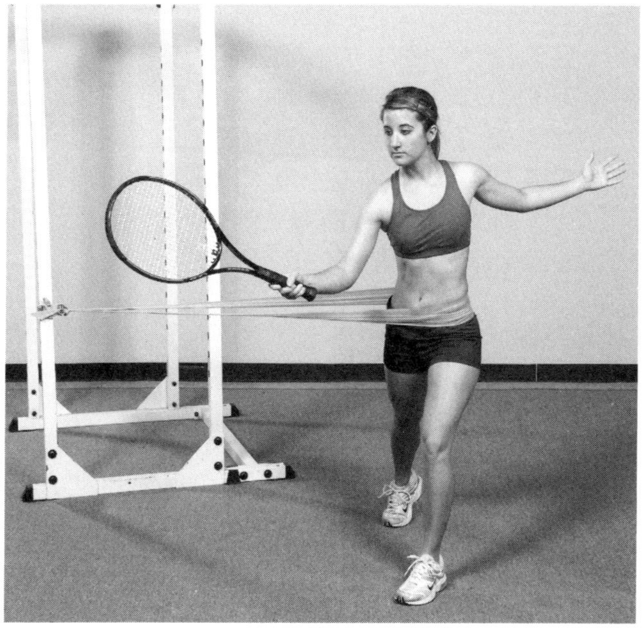

라켓 잡고 회전

(복사근, 코어 근육들)

밴드의 한끝을 단단한 물체에 묶고 다른 끝을 양손으로 잡은 채 옆으로 선다. 라켓이 전면에 오도록 양손으로 잡고 복부 근육을 긴장시킨다. 주관절을 신전한 채 유지하며 한쪽으로 회전한다. 시작 자세로 천천히 되돌아온다.

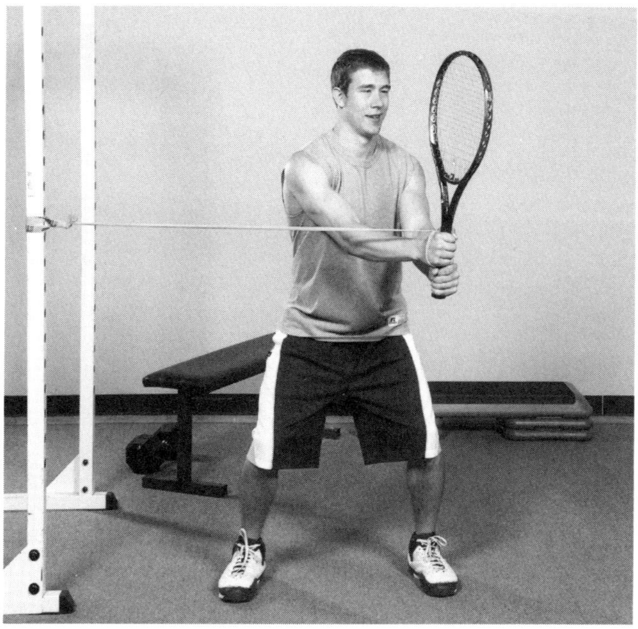

라켓 잡고 수평 외전(높은 백핸드)

(후방 삼각근, 회선근개, 견갑골 근육들)

밴드의 한끝을 고정된 물체의 어깨보다 높은 지점에 묶어준다. 부착 지점을 등지고 서서 밴드의 다른 끝 부분을 잡고 높은 한 손 백핸드를 흉내내도록 팔의 자세를 취한다. 다른 팔은 그대로 유지한 채, 라켓을 잡은 손을 밴드의 저항에 대항해서 전방 바깥쪽으로 움직여준다. 천천히 되돌아온다.

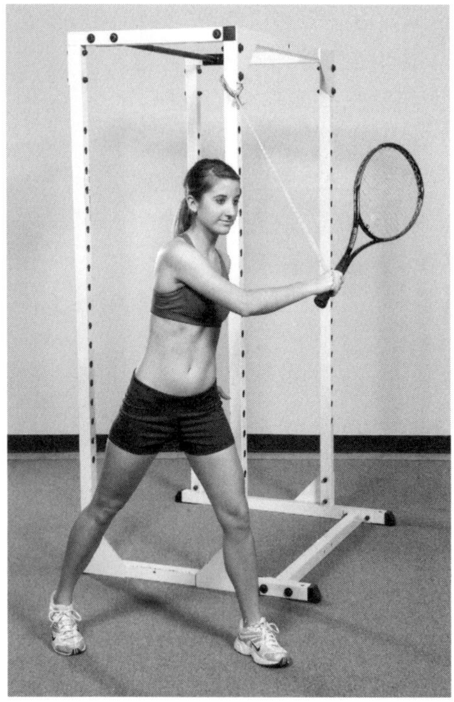

배구

배구는 블로킹, 세트, 스파이크, 범프를 포함하는 특정한 상체 움직임을 비롯하여 이와 짝을 이루는 지극히 반복적이며 부담을 주는 하체 런지 자세와 점프하기 등을 요구한다. 견관절 회전의 뛰어난 조절력이 요구되며, 특히 서브와 스파이크의 동작들은 팔을 머리 위로 올린 자세(90도 이상)의 견관절에서 요구된다. 근육의 균형은 배구선수들에게 중대한 문제이므로, 균형과 안정을 위하여 상부 등과 견관절 부위 근육들을 발달시켜야 한다.

배구선수들에게서 보고되는 한 가지 치명적인 손상은 슬개골 건초염이다. 이러한 손상은 배구시합에서 빼놓을 수 없는 반복된 점프 움직임에서 발생한다. 이러한 손상의 예방과 치료를 위하여 이완된 근육의 길어짐, 즉 이심적 작용에 초점을 맞춘 사두근 운동이 필요하다. 특히 천천히 내려감이나 길어짐 시기를 강조하는 쪼그리기와 런지 같은 움직임은 배구선수를 위한 하체 트레이닝 프로그램의 핵심 요소이다.

기본적인 운동

스포츠 흉내내기 운동

서브 흉내내기

(모든 근육군)

밴드나 튜브의 한끝을 발로 밟고 다른 끝은 밴드가 손등으로 지나게 하여 서브하는 손으로 잡는다. 서브 동작의 시작 자세에서 밴드의 가벼운 저항이 존재할 수 있도록 자세를 조절한다. 한 발 내디디며 밴드의 저항에 대항해서 서브동작을 시행한다. 이어서 시작 자세로 조절하며 되돌아간다.

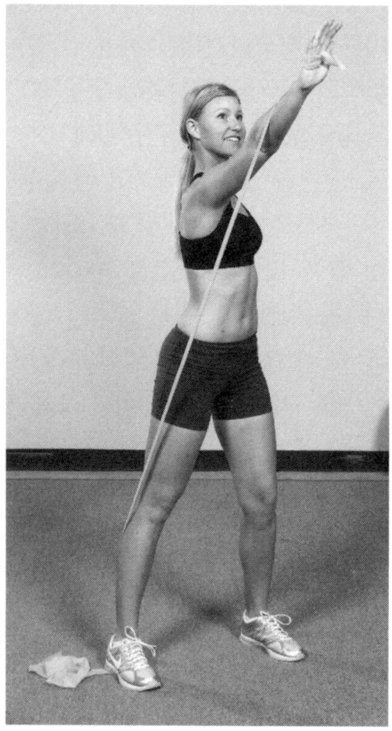

머리 위로 블로킹 흉내내기

(모든 근육군)

고리를 만든 밴드를 양 손목에 감아준다. 양팔을 머리위로 올리며 양손을 벌려주고, 양손을 옆으로 뒤로 그리고 대각선으로 움직이며 15초에서 20초 만에 되돌아온다. 팔꿈치를 약간 굽힌 자세를 유지한다. 이러한 운동을 여러 차례 반복한다.

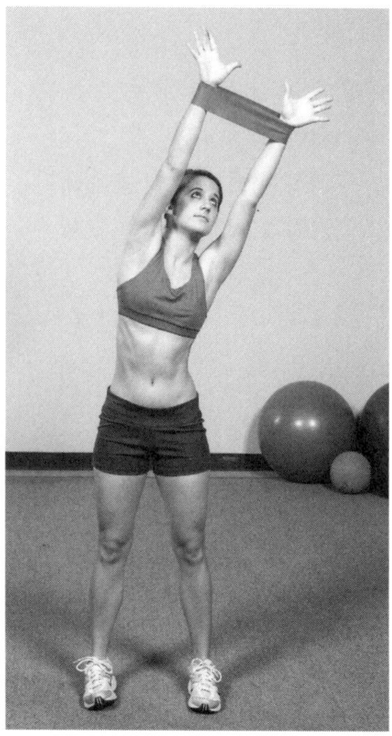

범핑과 함께 몬스터 보행
(모든 근육군)

고리로 된 밴드를 발목에 걸어준다. 볼을 반복적으로 범프하며 따라가고, 밴드의 저항에 대항해서 다리를 움직임이며 조절해간다. 한 가지 변형법으로, 이러한 훈련을 파트너와 함께 공을 주고받으며(범프로) 시행한다.

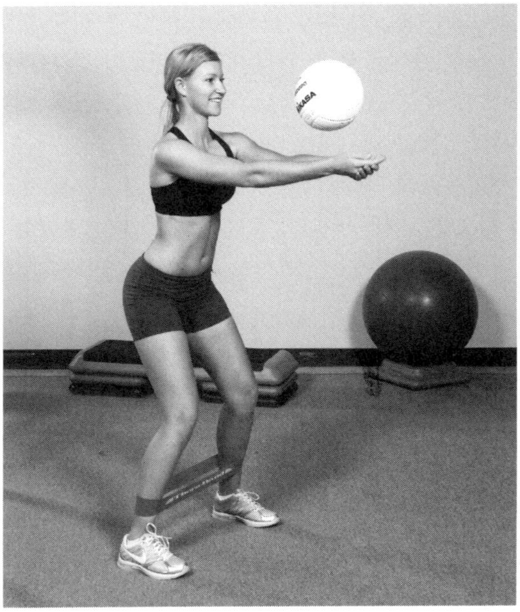

골프

골퍼들은 통상 손목, 손, 허리 등에 손상이 생긴다. 그러므로 손목관절과 허리의 고정작용을 증진시키는 운동이 골퍼에 대한 트레이닝 프로그램의 핵심이다. 또한 골프 스윙에서 파워를 만들 때는 핵심 역할을 수행하는 양 하지와 고관절로부터의 도움과 함께 상당히 큰 정도의 체간 회전이 이용된다. 그러므로 스윙 중 파워를 만들어내도록 하지 근력과 고관절 파워를 개선시키는 운동이 필요하다. 허리와 복부 근력에 대한 균형 잡힌 프로그램은 회전의 움직임이 우세한 움직임과 척추 고정을 위해 권장된다. 견관절이 골프 스윙에서 중요한 역할을 수행하고 이러한 근육들이 골프 스윙 전반에서 중요한 안정작용을 제공하기 때문에 회선근개 근력을 증대시키기 위한 운동 역시 필요하다.

탄력적 저항은 기본 운동에 더해서, 골프 스윙의 여러 시기를 최적화된 상태로 흉내낼 수 있게 해준다. 운동 중 스폰지 바닥이나 안정성 트레이너를 이용하는 균형강화 훈련과 함께, 이러한 흉내내기 훈련을 시행하면 연령과 능력 수준을 불문하고 모든 골퍼가 트레이닝의 새로운 차원을 접할 수 있을 것이다.

기본 운동

스포츠 흉내내기 운동

클럽 잡고 골프 스윙 가속동작

(모든 근육군)

밴드의 한끝을 단단한 물체의 어깨 높이에 묶고 골프 스윙 자세를 잡는다. 골프 클럽과 밴드 모두를 양손으로 잡는다. 테이크 백 자세에서 타점까지 밴드의 저항에 대항해서 가속동작을 한다. 천천히 되돌아간다.

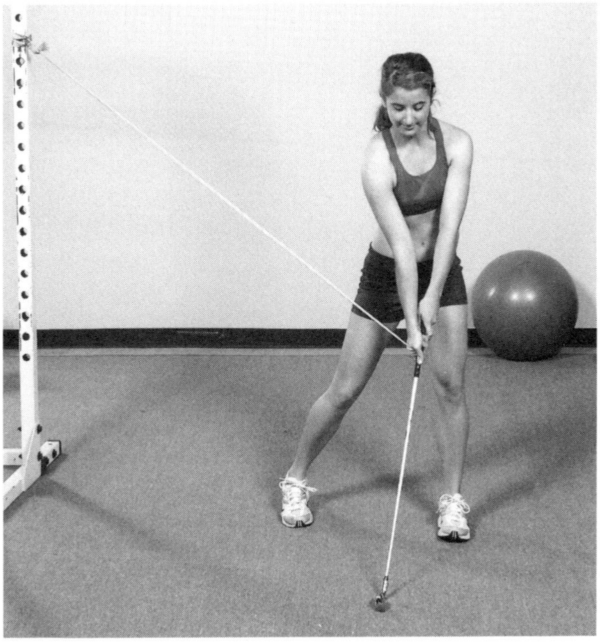

클럽 잡고 저항 준 테이크 백 골프 스윙

(모든 근육군)

밴드의 한끝을 단단한 물체의 바닥 근처에 묶어준다. 클럽과 밴드의 다른 끝부분을 양손으로 잡는다. 스윙의 시작 자세를 취하며, 밴드의 저항에 대항해서 팔과 클럽을 스윙의 테이크 백 자세로 가져간다. 천천히 시작 자세로 복귀한다.

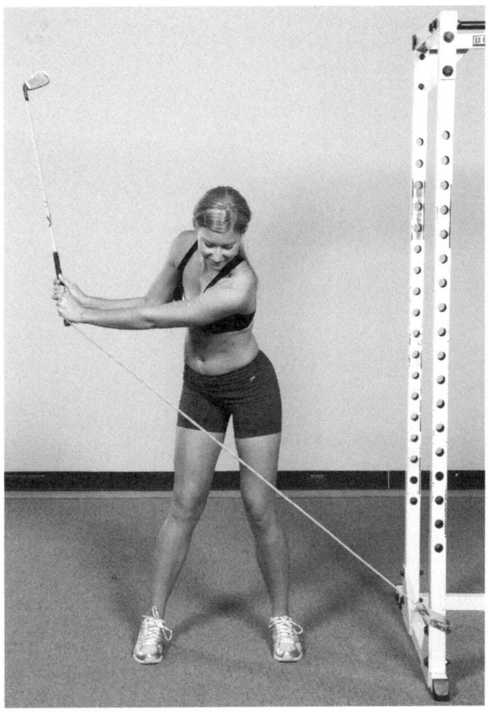

11

근력과 파워 스포츠에 대한 프로그램

탄력적 저항 트레이닝(ERT)은 근력과 파워 스포츠에 대한 트레이닝 프로그램에서 상당한 부분을 차지한다. 이 단원에서 설명하는 기타 스포츠 특정적 프로그램과 비슷하게, 근력과 파워 스포츠에 관여된 선수들에 대한 우리의 프로그램도 최적 수행력을 위한 안정적인 기반을 확립한다. 또한 그들이 선택한 스포츠에서 요구되는 특정한 기능을 위하여 근육들을 훈련시키는 특정한 운동들을 특색으로 한다. 근력과 파워 스포츠는 신체의 주요 근육군을 훈련시키는 데 무거운 저항을 요구한다. 이에 ERT는 안전하고 빠르며 기능적으로 운동을 수행할 수 있도록 운동선수들을 도와준다.

일반적으로 근력과 파워 스포츠에 대한 트레이닝은 다음 장의 지구력 스포츠에서 상세하게 설명할 특수화된 프로그램들보다 훨씬 적은 반복횟수와 훨씬 높은 하중을 이용한다. 또한 이전 장에서 설명한 회전동작의 스포츠에 대한 프로그램에서보다 훨씬 높은 저항의 기반과 적은 반복횟수를 사용한다.

ERT와 함께, 훨씬 큰 피로 반응을 성취하도록 보다 적은 반복 기반과 높은 하중을 사용하기 위하여 운동의 저항수준을 조심스럽게 측정하고 안전하게 변화시키기가 훨씬 쉬워질 것이다.

미식축구

미식축구는 일종의 충돌 스포츠로 뇌진탕과 골절부터 건초염과 근육좌상 같은 과사용 손상까지 손상의 폭이 무척 넓고 다양하다. 또한 맡고 있는 위치에 따라 요구되는 운동과 트레이닝이 매우 다르다. 예를 들어 쿼터백은 다양한 방향에서 동작을 만들어야 하며, 충격을 흡수하고, 야구나 테니스선수의 던지기와 유사한 반복적인 던지기 움직임의 스트레스를 이겨내며 상당한 회전 움직임을 수행해야 한다. 이러한 광범위한 요구는 미식축구선수에 대한 트레이닝 프로그램의 설계를 지극히 어렵게 만든다.

맡은 위치에 관계없이, 거의 모든 미식축구선수들에게 요구되는 두가지 사항은 다중 방향에서의 폭발적인 힘과 상당한 상체 근력이다. 상체의 돌진과 같은 특정한 운동은 측면의 그리고 역방향 움직임의 과부하에서처럼 많은 자세로 적용되며, 이는 탄력의 강도를 다양화함으로서 각 선수에 적합하게 맞출 수 있다. 우리의 미식축구 프로그램에서 대부분의 운동은 단일한 근육이나 근육군에 집중하기보다 특히 하체의 다양한 근육군을 운동시킨다.

그렇지만 특정한 위치를 맞고 있는 미식 축구선수는 몇 가지 선택적인 개별화된 근육군 운동을 반드시 시행해야 한다. 쿼터백은 트레이닝 프로그램에 어느 정도의 회선근개와 견갑골 운동을 포함해야 하며, 볼을 나르거나 다루는 선수는 손목과 전완 운동을 반드시 포함해야 한다.

기본 운동

가슴 프레스	61쪽
쪼그리기	110쪽
런지	108쪽
견관절 몬스터 보행	83쪽
스캡션	34쪽
옆으로 당겨 내리기	68쪽

스포츠 흉내내기 운동

저항 준 뒤로 달리기	135쪽
저항 중 카리오카	163쪽
세 지점 자세의 폭발적 출발	191쪽
전신 신전	191쪽
립 컬	192쪽

세 지점 자세의 폭발적 출발

(모든 근육군)

밴드의 양끝을 단단한 물체의 바닥 근처에 묶고, 밴드의 중간 부분을 허리를 걸어준다. 세 지점 출발 자세로 시작한다. 그 자세에서 폭발적으로 출발하며 한 발 앞으로 나간다.

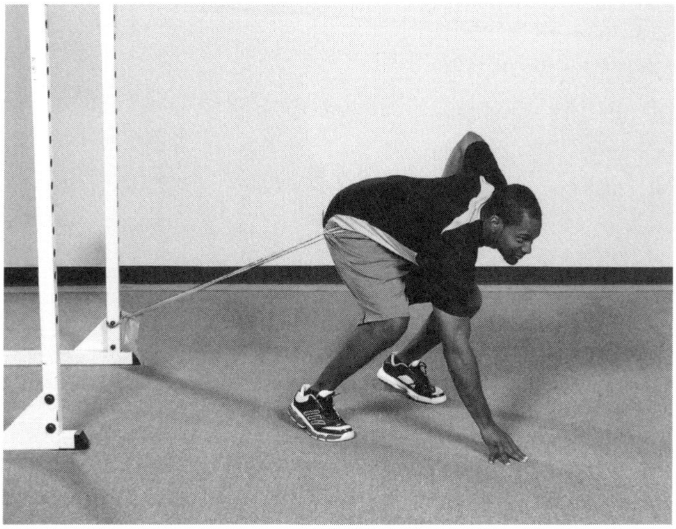

전신 신전

(모든 근육군)

대퇴부 뒤쪽 밴드를 걸어주고, 밴드의 양끝을 어깨 높이에서 양손으로 잡는다. 고관절과 슬관절을 굽히며 구부정한 출발 자세를 취한다. 앞으로 양팔을 뻗어주며 하체의 구부정한 자세를 벗어나 움직인다.

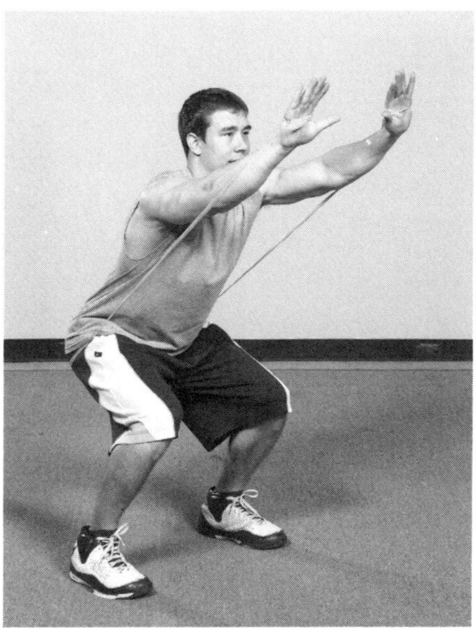

립 컬

(모든 근육군)

밴드의 한끝을 고정된 물체의 허리 높이에 묶고 등을 돌리고 서서 다른 끝 부분을 한 손으로 잡는다. 잡고 있는 손과 반대쪽 발을 한 발 앞으로 내디디며 수비의 라인맨이 사용하는 것과 같은 립 형태 동작에서 신체를 가로질러 팔을 위로 움직여 준다. 팔을 바꿔 시행한다.

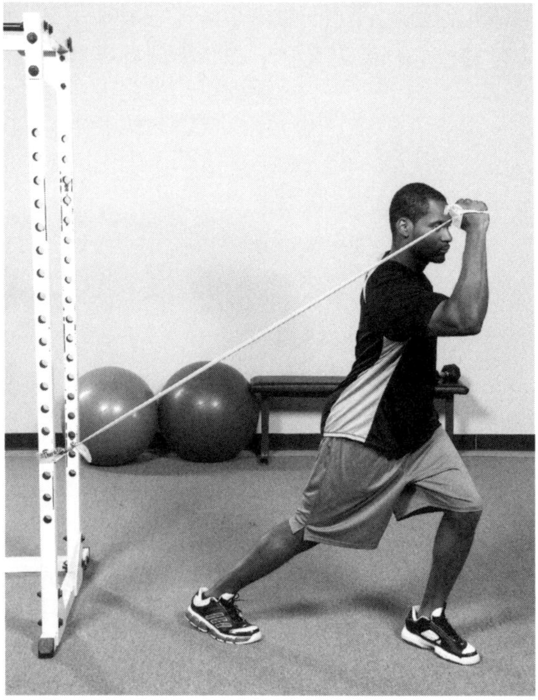

하키

인간 근육계에 대하여 하키가 가하는 어려움은 균형감과 민첩성이라는 핵심요소와 함께, 폭발적인 파워와 지구력에 대한 요구가 있다. 하키가 단단하고 미끄러운 표면 위에서 이루어진다는 사실은 기본의 그리고 스포츠의 특정 운동 프로그램을 설계하는 데 독특한 어려움을 가중시킨다. 미식축구에서처럼 하키에서 손상은 다른 선수와의 접촉, 얼음, 경기장을 막아주는 펜스 등과의 접촉 등으로 무척 다양하다. 하체에서 발생하는 서혜부 좌상과 인대손상처럼 견관절 탈골과 같은 상체 손상도 흔하다. 전신 파워와 폭발적인 근력이 요구되기 때문에, 미식축구처럼 하키에 대한 대부분의 기본 운동은 커다란 근육군 내부에서 근력발달을 도와주는 다중의 관절 움직임 패턴을 강조한다. 그렇지만 이 스포츠 흉내내기 운동은 지극히 특정적이며 오로지 하키선수에게만 속한다.

하키선수는 서혜부 손상을 최소화하고 예방하도록 고관절 외부와 서혜부의 내전/외전 근육구조에서 균형 잡힌 근력을 반드시 보유해야 한다. 서혜부에서 근력강화의 스포츠 특정적 적용은 위험을 줄여주며 수행력을 최적화하도록 고관절 외부 근육들의 부가적인 트레이닝을 통해서 반드시 균형을 이루어야 한다. 하키는 또한 스케이팅에서 사용된 근육 길어짐 움직임에서 상당한 조절력을 요구한다. 이것은 이심적 또는 근육 길어짐의 수축이 탄력적 저항을 함께하는 운동과 스케이팅 특정 훈련에서 반드시 강조되어야 한다는 것을 의미한다. 스케이트를 타는 것과 모든 방향에서 움직이는 것에 대한 요구는 탄력적 저항 트레이닝이 단순하게 한 방향으로 이루어지기보다 모든 방향에서 생겨야 한다는 것을 의미한다.

모든 선수가 경기 중 스틱을 사용하므로 테니스선수나 골퍼에게 필요한 정도만치 손목과 전완의 운동이 요구된다. 따라서 손목과 전완의 근력을 최적의 수행력을 위하여 필요한 만큼 만들어야 한다.

이 프로그램의 기본 운동과 스포츠 흉내내기 운동을 194쪽에 정리했다.

하키(Hockey)

기본 운동

스포츠 흉내내기 운동

스틱 잡고 스케이팅 걸음

(모든 하지 근육들)

밴드를 고리로 만들어 하퇴에 걸어주거나 양쪽 발목으로 튜브를 고정할 수 있도록 하지 띠를 사용한다. 앞으로 그리고 대각선으로 걸어주며, 양발을 낮게 유지하며 스케이트를 탈 때 사용하는 걸음을 흉내내면서 팔을 흔들어 준다.

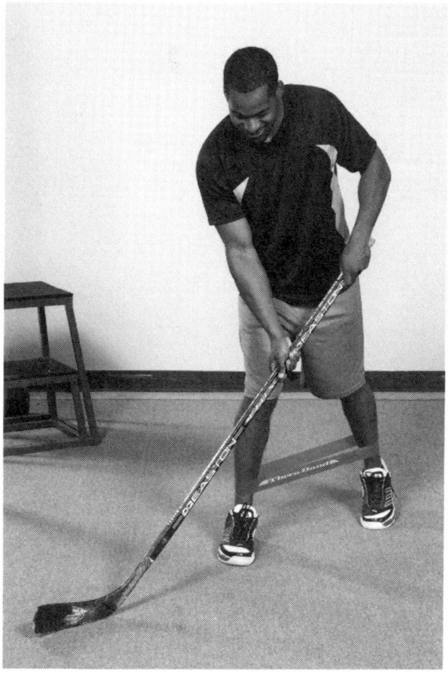

스틱 잡고 저항 준 미끄러짐과 걸음

(고관절 외전근, 고관절 내전근)

미끄러운 표면에 선다. 밴드를 다리 아래에 걸어주거나 발목을 고정할 수 있도록 하지 띠를 이용한다. 스틱을 잡고 똑바로 선 자세를 유지하면서 측면으로 한 쪽 다리를 미끄러뜨린다.

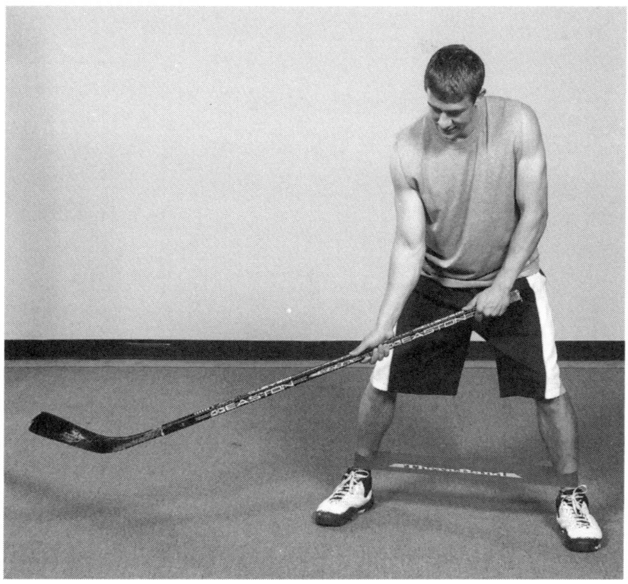

스틱 잡고 저항 준 슬랩 샷 테이크 백

(모든 근육군)

밴드의 한끝을 하키스틱에 그리고 다른 끝은 고정된 물체의 바닥 가까이에 묶어준다. 스틱을 밴드의 저항에 대항해서 위로, 고정부에서 먼 쪽으로 당겨올린다.

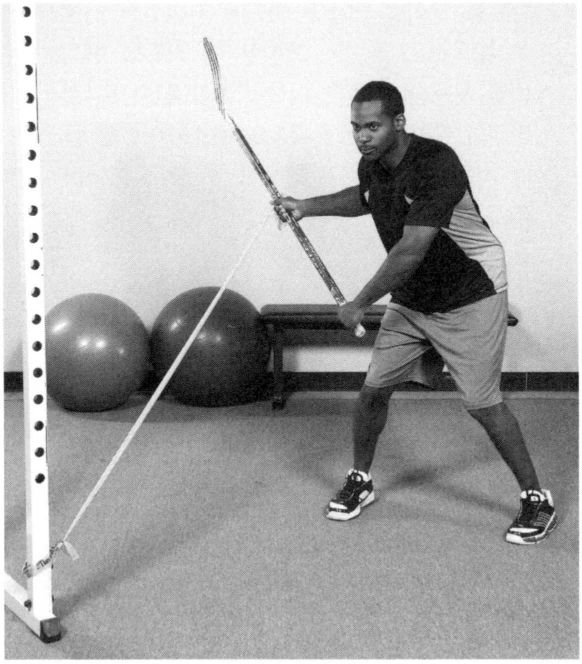

스틱 잡고 저항 준 슬랩 샷 폴로우-뜨로우

(모든 근육군)

밴드의 한끝을 하키스틱에 그리고 다른 끝은 바닥에서 6인치 떨어진 단단한 물체에 묶어준다. 스틱을 앞으로 하여 퍽을 치고 슬랩 샷의 최종 자세를 흉내내도록 앞으로 움직인다.

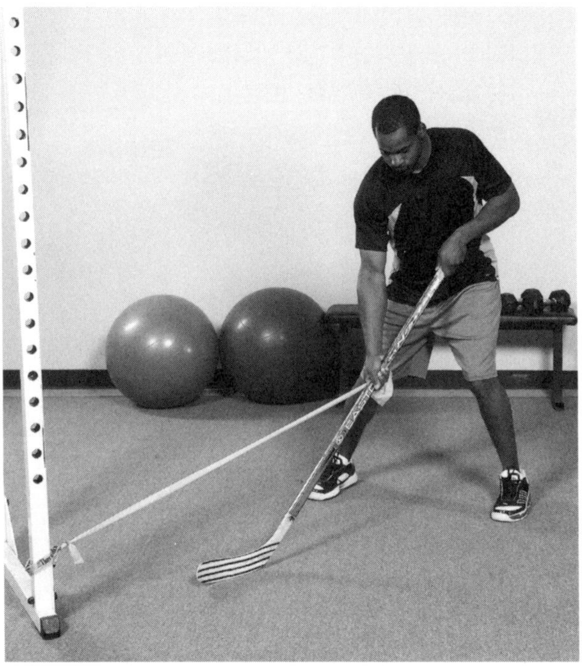

스틱 잡고 손목 샷

(모든 근육군)

밴드의 한끝은 하키스틱에 그리고 다른 끝은 고정된 물체의 고관절 높이에 묶어준다. 손목 샷의 최종 위치와 공을 치는 것을 흉내내도록 스틱을 앞으로 움직인다.

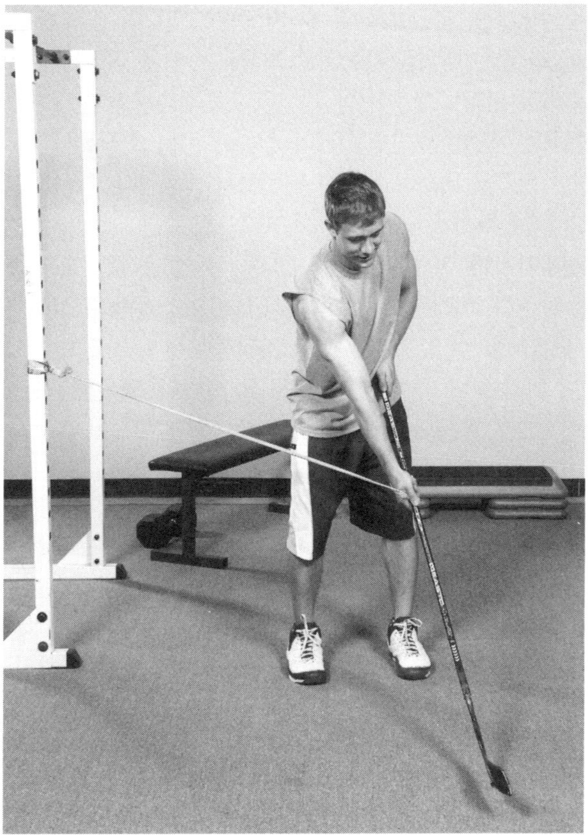

스키 타기

스키선수는 하지의 뛰어난 균형감, 근육 근력, 지구력을 요구한다. 상체 신전과 앞으로 내밀기 역시 필요하므로 광배근과 삼두근을 발달시켜야 한다. 스키와 스키 결합 기술에서 발전과 진보가 이뤄졌음에도 슬관절 손상이 스키 손상의 대부분을 구성한다(50%까지). 사두근과 고관절 근육의 근력강화는 슬관절을 안정시키도록 도와주며 스키 손상을 줄여준다. 견관절 탈골과 상체 골절과 같은 넘어짐으로 인한 외상성 손상을 피하기 위하여 균형감 트레이닝도 반드시 포함되어야 한다.

스키선수의 근육은 관절들을 안정시키며 신체 위치를 최적화시키도록 방향전환과 기타 조절 같은 특정한 동작을 위하여 복잡한 패턴에서 작용한다. 스키선수는 내전근(서혜부) 및 장딴지 근육들과 함께 특히 둔부근, 사두근 그리고 슬괵근에 의존하게 된다. 이러한 근육들의 작용은 스키선수가 매우 제한된 (스키) 받침을 이용하는 동안에도 중력 중심의 적절한 조절을 유지하도록 해준다. 이러한 프로그램에서 대부분의 운동은 상급 스키선수에 적합하도록 보다 어렵게 만들어질 수 있으며, 뛰어난 스키선수가 되길 원하는 사람들은 운동에 대한 조절력을 더하기 위해 양발 아래에 균형판을 놓아 난이도를 높일 수 있다. 단순하게 균형판을 추가한 것만으로도 운동의 난이도와 그 운동 중 요구되는 안정작용 근육의 수축횟수를 현저하게 증가시킨다.

근육 근력과 지구력을 증가시키기 위한 프로그램은 초심자 및 높은 수준의 스키선수 모두와 일하는 훌륭한 코치와 의사들이 널리 권장한다. 사두근, 슬괵근 그리고 둔부근 등의 근력을 강화시키도록 다음의 수정된 운동을 사용함으로써 어려운 상황에 직면했을 때 신체 동작을 조절하고 하중을 흡수하는 것과 함께 많은 스포츠 요구사항에 대하여 준비할 수 있게 될 것이다. 이러한 운동의 균형감과 이심적인 요소들에 집중하는 것은 매우 중요하다.

기본 운동

고관절 굴전	48쪽
고관절 신전	49쪽
고관절 외전	50쪽
런지	108쪽
한발 쪼그리기	112쪽
옆으로 당겨 내리기	68쪽
주관절 신전	39쪽
양쪽 옆으로 측방 민첩성	162쪽

스포츠 흉내내기 운동

턱(Tuck) 쪼그리기	199쪽
벤치에서 균형 잡고 쪼그리기	199쪽
양발 저항 준 쪼그리기	200쪽

턱(Tuck) 쪼그리기

(고관절 신전근, 사두근, 종아리근육들)

긴 밴드의 중간 부분을 허리에 감아주고 엉거주춤 숙인 자세(Tuck)를 취한다. 밴드의 양끝을 발로 밟는다. 미니-스쿼트(약간 쪼그리기)를 시행하는 동안 그 자세를 유지한다.

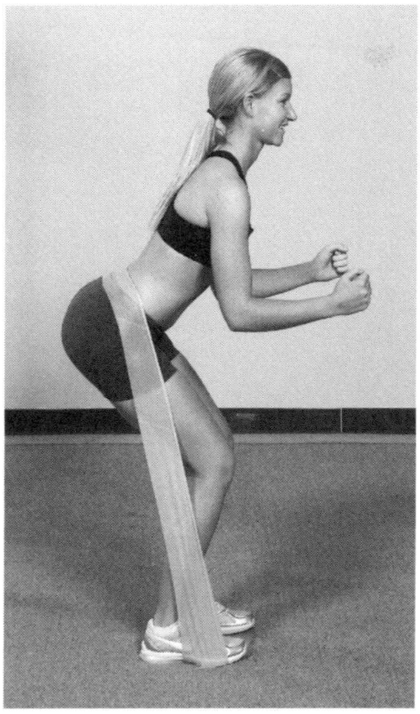

벤치에서 균형 잡고 쪼그리기

(모든 근육군)

밴드나 튜브의 한끝을 발로 밟고 선다. 밴드의 다른 끝을 잡아 허리 수준까지 당겨준다. 다른 쪽 발은 뒤쪽의 벤치 위에 올려놓는다. 무릎을 45도에서 60도까지 굽히면서 한 발 쪼그리기를 시행한다. 똑바로 선 자세를 유지하며 시선은 전방을 유지한다.

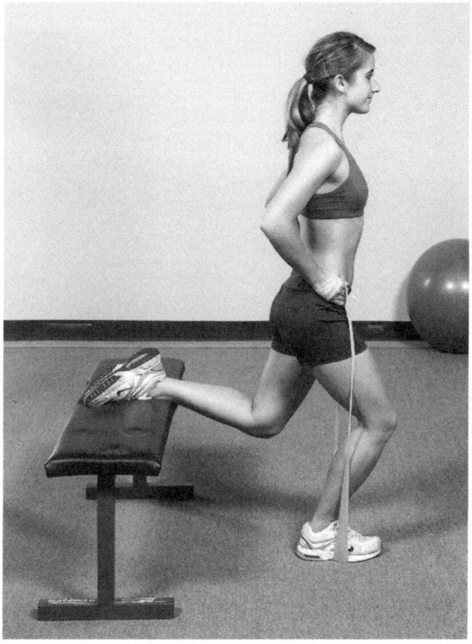

양발 저항 준 쪼그리기
(고관절 신전근, 사두근, 종아리 근육들)

밴드의 중간을 밟고 선다. 밴드의 양 끝부분을 잡아 양어깨 위로 걸어준다. 전방을 주시하며 부분적인 쪼그리기를 수행하고 앞으로 몸을 숙이지 않는다. 시작 자세로 천천히 되돌아온다.

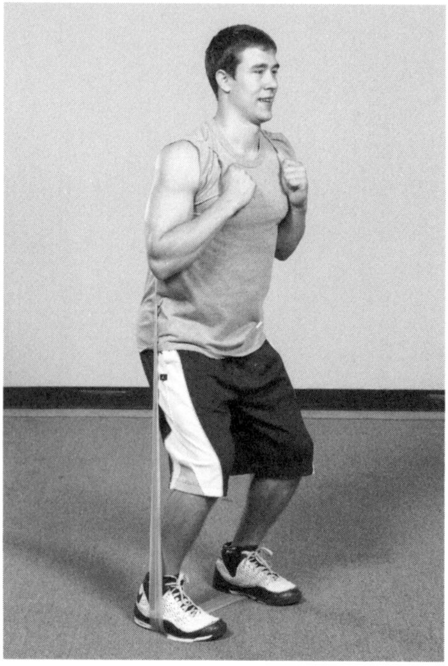

농구

농구란 스포츠는 심혈관계와 근육 건강에서 지극히 높은 수준을 요구한다. 또한 근육 지구력과 상당한 근력 및 파워의 조합 역시 요구하는 반복된, 다중 방향의 움직임이라는 특성이 있다. 리바운딩 중 상지 근력이 필수적임에도 농구에 대한 근력강화 트레이닝은 하체에 집중되곤 하며 힘이 넘치는 움직임과 가로채기를 최적화하도록 코어 운동에도 집중하는 경향이 있다.

농구에서 가장 일반적인 손상 중 한 가지는 발목 염좌이다. 탄력적 저항 트레이닝은 족관절을 고정시키며 보호하는 근육을 강화시키는 데 최적화된 수단으로, 모든 농구선수의 근력강화와 컨디셔닝 프로그램의 핵심 부분이 되어야 한다. 대부분의 족관절 손상이 족관절의 내반 또는 안으로 접질림이기 때문에, 외반(외회전)을 사용해서 족관절의 외측에서 근육들을 강화시키는 운동이 중요하다.

농구선수에서 손상 예방의 또 다른 초점은 슬관절이다. 광범위한 연구에서 슬과절 손상을 예방하기 위하여는 코어 그리고 하체 근력과 균형감이 중요하다고 밝혀졌다. 전십자인대 손상도 흔하다. 균형감 훈련과 함께 코어 근력과 하체 근력을 강조하는 예방적인 조건형성 프로그램은 손상 위험을 최소화할 수 있도록 권장된다. 이러한 프로그램에서 기본 운동은 하지를 안정화시키도록 그리고 착지와 가로채기 동작 중 근육성 받침을 제공하기 위하여 사두근, 슬괵근, 고관절 외전근 근력을 증가시키도록 고안된다. 한 발 쪼그리기 능력을 통해 농구선수들을 감별검사함으로써 필요한 여분의 컨디셔닝의 정도를 알아볼 수 있다.

기본 운동

스포츠 흉내내기 운동

농구공 잡고 스텝-미끄러짐

(코어 근육들, 고관절 굴전근, 고관절 외전근, 사두근)

발목 주변에 밴드를 감고 시작한다. 체스트 패스 자세에서 양손으로 농구공을 잡고, 발을 옆으로 내디디며 밴드에서 더 많은 장력을 만들어준다. 밴드 자체에서 약간의 장력을 유지하는 동안 그 밴드의 저항에 대항해서 여러 방향에서 옆으로 내딛기를 반복한다. 파트너와 함께하거나 벽의 반동을 이용한 운동도 할 수 있다. 농구 경기에서 보이는 움직임과 패싱 움직임을 흉내내도록 농구공을 위쪽 앞으로 반복하여 패스한다.

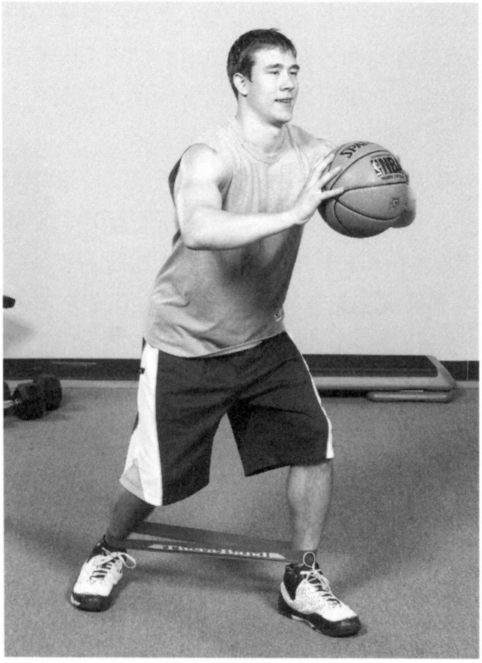

12

지구력 스포츠에 대한 프로그램

지구력 스포츠에서 운동선수는 지구력을 증강시키기 위해 연습하는 동안 과사용 손상의 함정에 빠지지 말아야 할 필요가 있다. 높은 하중 부하와 적은 반복횟수를 보유한 한 가지 운동 프로그램은 이러한 선수들을 충분하게 준비시킬 수 없을 것이며, 아마도 손상 위험성만 더 높여줄 것이다. 그러므로 보다 많은 반복횟수의 트레이닝 움직임을 위하여 탄력적 저항 트레이닝을 이용하는 것이 훨씬 더 선호된다. 전형적으로, 지구력 스포츠에서 운동선수는 그 스포츠 동작을 수행하는 근육들에서 지구력을 발달시키도록 그리고 짝을 이루는 덜 발달되고 균형이 부족한 근육들을 운동시키도록 근육성 균형성을 제공하기 위한 보완적인 운동 프로그램을 요구한다. 그러므로 그 스포츠 동작을 시행하는 근육들에 대항해서 운동해야 할 것이다.

핵심 근육의 발달이 스포츠 자체의 수행력에서부터 생겨나는 달리기와 사이클링 같은 스포츠에서, 탄력적 저항 트레이닝은 손상 예방과 전반적인 근육의 건강을 위한 근육 안정작용을 위한 트레이닝 방법을 제공한다. 달리기 선수를 예로 들자면, 상체 운동이 달리기에 거의 속력을 높여주지 못하거나 수행력 시간을 감소시킬지라도, 자세와 전반적인 형태를 개선시키기 위해 약간의 상체 운동이 시행될 것이다.

이 장에서 소개하는 운동은 밴드와 튜브와 함께 그리고 여러 세트 트레이닝 형태(각 세트당 15~25회 또는 시간 설정에서 20~30초를 한 세트로 하는)와 함께 낮은 저항수준을 이용하는 것들이다. 이 운동 프로그램을 시행함으로써 근육 지구력과 근력강화의 강력한 기반을 확립할 수 있을 것이다.

축구(Soccer)

축구에서 선천적인 다중 방향의 움직임과 가로채기 패턴은 하체와 코어에 많은 요구를 한다. 받쳐주고 있는 다리의 근력과 균형감은 흔히 간과되는데, 이것은 발차기를 하는 발이 공을 잘 차내도록 하기 위하여 필수적이다. 하체 동작의 상당한 범위가 요구되며, 축구선수들에게 하체의 유연성은 더 관심을 두어야 할 핵심 부위이다. 근육의 좌상과 건초염은 축구선수에게서 아주 흔하다. 두 관절 근육(이러한 경우에 서혜부, 사두근과 슬괵근을 포함해서 슬관절과 고관절을 지나는 근육들)은 단지 트레이닝의 중심성(근육이 짧아지는 운동) 시기만이 아니라, 이심성(길어지는) 시기에도 큰 역할을 수행한다. 그러므로 사두근과 슬괵근 모두가 적절한 근육 균형을 확보하도록 하는 것이 중요하다.

권장된 기본 운동 움직임에 더해서, 탄력성 저항을 이용하는 대각선 패턴과 실제적인 공차기 동작도 반드시 시행되어야 한다. 그리고 비록 축구에서는 양손이 공을 잡도록 사용되지는 않지만(골키퍼만 제외하고), 여러 가지 상체 저항 운동이 필요하다. 기본 근력강화를 위하여 두 손의 머리 위 공 던지기와 같은 기능적인 패턴을 시행하는 동안 탄력적인 저항을 활용하는 방법이 권장된다. 이와 함께 여러 스포츠 특정적인 움직임들도 권장된다. 고관절 회전은 단지 공차기와 안정작용만을 위한 것이 아니라, 가로채기와 다중 방향이라는 요구에 대하여도 특히 중요하다.

오랜 시간의 달리기와 매우 짧은 휴식 시간을 갖는 축구의 특성상 근육의 지구력이 가장 중요하다. 높은 반복횟수 기반의 트레이닝 여러 세트가 권장된다.

기본 운동

족배 굴전	55쪽
족척 굴전	56쪽
내반	57쪽
외반	58쪽
몬스터 걷기	113쪽
막힌 체인의 고관절 회전	107쪽
런지	108쪽
쪼그리기	110쪽
슬관절 굴전	52쪽
옆으로 당겨 내리기	68쪽
체간 회전	90쪽
상반적인 팔과 다리의 동작	138쪽

스포츠 흉내내기 운동

축구공과 함께 고관절 외전

(고관절 외전근, 굴전근)

밴드를 고리로 만들어서 발목에 감거나 하지 스트렙을 사용한다. 시작 자세에서 축구공을 바깥쪽 앞에 놓는다. 볼에 가깝게 놓인 발을 볼 쪽으로 하여 앞으로 런지 자세를 취한다.

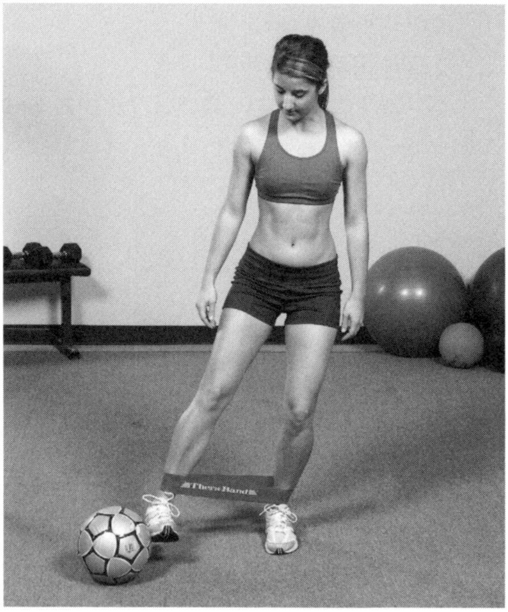

축구공과 함께 고관절 내전

(코어 근육들, 고관절 내전근)

밴드의 양 끝부분을 단단한 물체의 바닥에서 몇 인치 떨어진 높이에 묶어준다. 묶어준 지점 바로 옆에 서며, 부착 지점에 가까운 발에 밴드의 중간을 묶어준다. 반대쪽 발로 체중을 받치며, 몸 가운데로 축구공을 몰아본다.

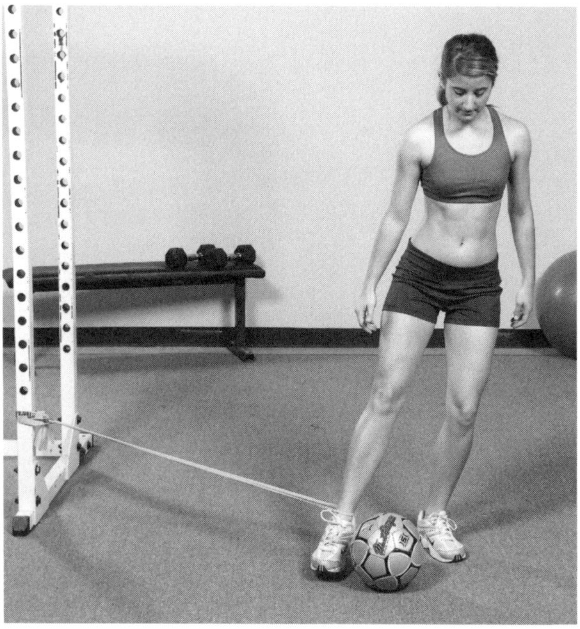

축구공과 함께 대각선 킥

(모든 근육군)

뒤에 있는 단단한 물체의 발목 높이에 묶고, 다른 끝은 공차는 발의 족관절 근처에 묶어준다. 부착 지점을 등지고 선다. 공차는 발을 뒤로 들어주는 것으로 시작하며 밴드에서 가벼운 장력을 유지한다. 공차기 동작을 흉내낸다. 천천히 되돌아간다.

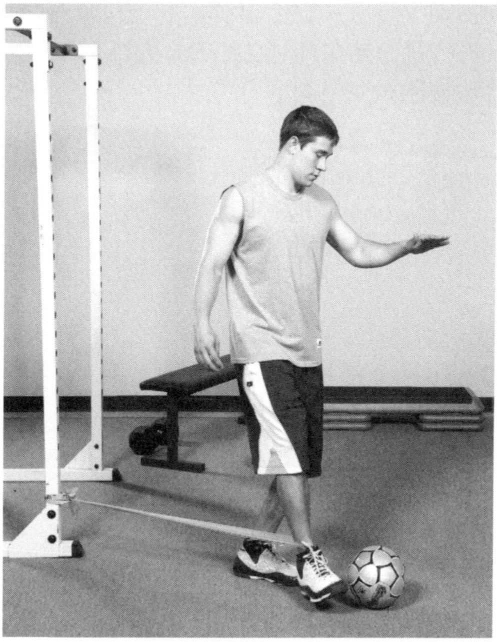

조절된 공차기 안정작용

(둔부근, 슬괵근)

밴드의 한끝을 고정된 물체의 허리 높이에 묶고 다른 끝은 체중을 받치지 않는 발의 발목 바로 위에 묶은 채 한 발로 선다. 확고하고 균형 잡인 자세를 유지한다. 천천히 무릎을 올려주며 밴드의 저항에 대항해서 슬관절을 90도에서 100도로 굴전시켰다가 천천히 되돌아간다.

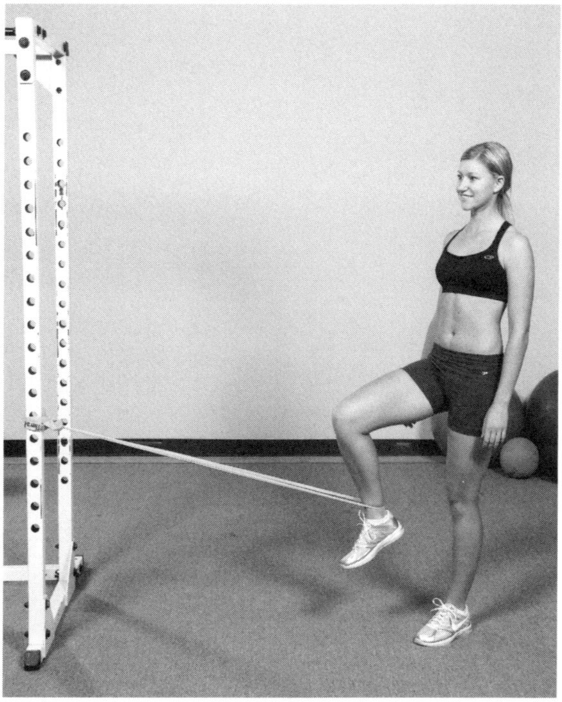

축구공과 함께 드로인 흉내내기와 머리 위 패스하기

(견관절 신전근, 광배근, 코어 근육들, 고관절 굴전근)

밴드의 양끝을 고정된 물체의 눈 높이에 묶어준다. 부착 지점을 등지고 양팔을 머리 위로 하여 양손으로 공과 밴드를 잡고 선다. 축구의 드로인 패턴을 흉내내며 체간과 고관절을 약간 전방으로 굽혀준다.

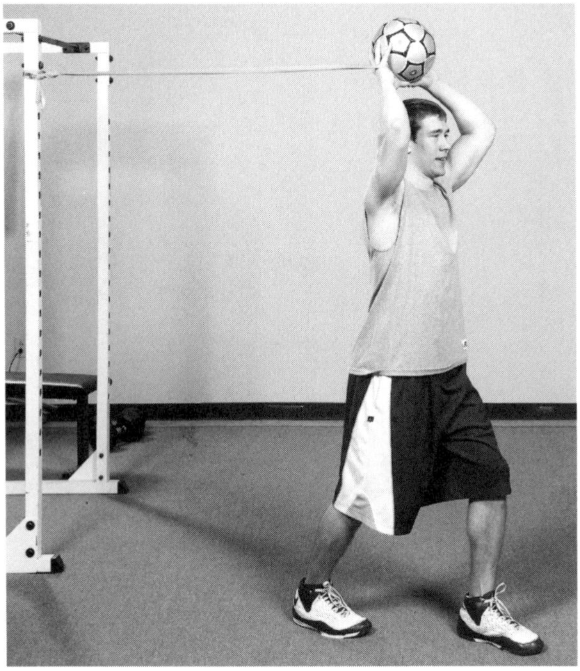

수영

수영선수는 뛰어난 수행력과 피트니스를 위하여 높은 반복횟수가 요구되기 때문에 견관절에서 과사용 손상이 나타나는 일이 많다. 연구에 따르면 수영선수는 내회전근(추진을 위하여 사용되는 근육들)의 과도한 발달과 견관절 뒤쪽 근육들과 견갑골 주변(회선근개와 견갑골 근육들)의 부족한 발달 정도로 인해 견관절 운동역학에서 불균형이 일어남이 확인되었다. 수영 중 회선근개에 대한 반복적인 스트레스와 팔을 머리 위로 올리는 자세는 견관절과 회선근개를 피로와 손상에 각별히 취약하게 만든다. 수영의 완전 팔 당기기(pull-through) 시기를 떠맡는 근육들을 강화시키는 것은 수행력을 강화하도록 도와주고, 회선근개와 등 위쪽 근육들에 집중한 운동은 근육의 균형을 개선시켜 손상을 예방하도록 도와준다.

네 가지 주요한 스트로크에서 수영선수의 경합은 자유형에서 트레이닝의 대부분을 구성한다. 동일한 패턴을 더욱더 사용하는 것은 더욱 심한 불균형을 일으킨다. 근육 불균형을 극대화하기 위하여 많은 수영선수들은 수영동작의 움직임 패턴을 흉내내는 땅 위에서의 트레이닝 프로그램을 이용하며, 이미 강력한 추진력의 근육들을 수행력에서 더욱더 증기시키도록 트레이닝한다. 그런데 수영에서 필요한 모든 상체 운동과 체간 안정작용에 더해서, 발차기의 다양한 형태를 위해서 고관절과 슬관절을 굴전시키고 신전시키는 근육들에서 근육 작용의 높은 수준이 요구된다. 이 장에서 정리한 운동들은 근육 불균형을 완화하도록 그리고 보다 좋은 수행력을 위하여 필요한 일부 근육들을 강화시키도록 도와줄 것이다. 매우 높은 수준의 반복 기반과 여러 차례의 세트는 이러한 스포츠에 요구되는 지구력을 높여줄 것이다.

기본 운동

90도에서 견관절 외회전	80쪽
0도에서 견관절 외회전	36쪽
어깨를 뒤로 당김과 함께 견관절 외회전	78쪽
앉은 자세로 노젓기	66쪽
리버스 플라이	67쪽
세라밴드 킥	117쪽
고관절 굴전	48쪽
고관절 신전	49쪽
이두근 컬(변형법)	38쪽

스포츠 흉내내기 운동

수영의 완전 팔 당기기	153쪽
주관절 신전	39쪽
90도에서 견관절 내회전	79쪽

달리기

달리기 선수에 대해서는 권장되는 스포츠 흉내내기 운동이 없다. 달리기 자체가 스포츠 수행력을 위하여 사용되는 근육들을 운동시키기 때문이다. 달리기 선수의 기본 트레이닝 요구에 맞추는 한 가지 뛰어난 방법이 탄력적 저항의 트레이닝이다. 수영이나 기타 지구력 스포츠와 비슷하게, 달리기는 최적의 수행력과 손상 예방을 위하여 예외적으로 뛰어난 근육의 지구력을 요구한다. 그리고 달리기는 안정적인 골반과 척추의 자세를 요구한다. 그러므로 달리기 선수에 대하여 코어 안정성과 고관절 근력을 개선시키기 위한 보충적인 운동이 권장된다. 대부분의 달리기가 곧장 앞으로 진행하므로, 달리기 선수는 복부와 허리 근육을 위한 운동에서와 함께, 고관절의 안정성과 근력을 증가시키기 위한 옆으로의 운동에서 도움을 받는다.

탄력적 저항 트레이닝은 상당히 낮은 저항 수준과 높은 반복횟수 기반을 이용하여 국소적인 근 지구력과 함께 사두근과 슬괵근 근력을 개선시킬 수 있다. 족관절 근력강화 운동은 족관절 염좌를 예방하기 위하여 그리고 오솔길처럼 울퉁불퉁한 표면을 달릴 때 발목을 더욱 잘 받치기 위하여 권장된다. 세라밴드 발차기와 고관절 외전 같은 운동은 고관절 안정성을 개선시키도록 그리고 골반을 안정시키도록 도와준다.

마지막으로, 장거리 달리기 선수에게는 트레이닝이나 지극히 먼 거리 달리기 도중에 잘못된 자세나 피로 그리고 상부 등과 견갑골 부위에서 불편감 등이 발생할 수 있기 때문에 상부 등과 견갑골 근육에 대한 탄력적 저항 운동이 도움이 될 것이다.

기본 운동

사이클링

먼저, 우리는 사이클선수가 탄력적 저항 트레이닝을 많이 이용할 필요가 있다고는 생각하지 않는다. 그 스포츠 자체가 반복적인 움직임 패턴에서부터 사두근과 장딴지 근육의 환상적인 발달을 만들기 때문이다. 그렇지만 ERT는 사이클 선수들에게 지극히 도움이 될 수 있도록 보충적인 근육들을 발달시켜준다. 예를 들어 드롭에서 주어진 자세에서, 사이클선수는 반드시 체간 굴전 자세에서 오랜 시간 동안 견뎌야 하기에 허리에 스트레스를 주게 된다. 또 상지로 받치며 앞으로 숙이는 것은 등 상부와 승모근에 긴장을 유발한다. ERT는 사이클선수들이 이러한 근육들을 운동시키도록 훌륭한 보조적 트레이닝을 제공하며, 자전거 타는 자세와 전반적인 근력 발달에 도움을 준다. 사이클링에서 사용되는 근육들이 그 스포츠 자체에서 과도하게 훈련되기 때문에, 그 운동을 흉내내는 운동은 없다. 대신 고관절 고정근들과 함께 견갑골과 허리 근육들을 운동시키도록 고안된 기본 운동 프로그램으로 하체 발달에 무한한 자극을 제공한다.

사이클선수들에게는 각 세트당 15~25회 또는 20~30초의 시간 설정 세트 등과 함께 여러 세트의 트레이닝을 권장한다.

기본 운동

전거근 펀치	37쪽
어깨 움츠리기	69쪽
앉은 자세로 노젓기	66쪽
브리지	100쪽
네발기기 고정운동	95쪽
옆으로 당겨 내리기	68쪽
세라밴드 킥	117쪽
고관절 신전	49쪽

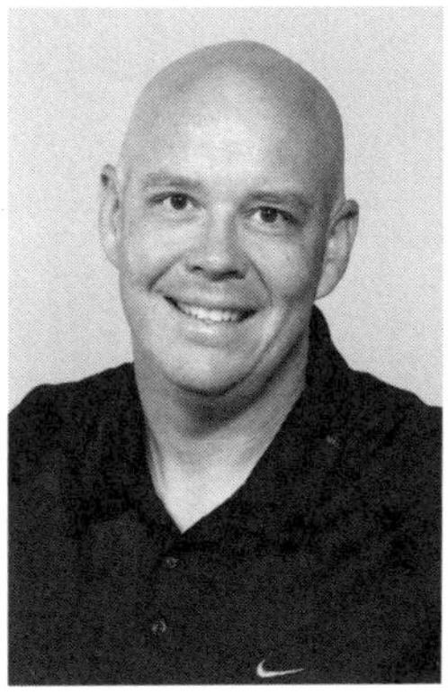

PhD, PT, ATC, CSCS, Pill Page는 물리치료사이자 선수 트레이너이며 자격을 갖춘 근력과 컨디셔닝 전문가이다. 또한 세라밴드 학회의 회장이기도 하다.

Page는 NFL의 뉴올리언스 세인트와 시애틀 씨호크 팀에서 그리고 튜란 대학과 LSU의 운동 팀에서 근무했다. 탄력적 저항의 과학적이고 임상적인 사용에 대하여 국제적으로 강의했으며 현재 30개국이 넘는 나라에서 이루어지는 탄력적 저항에 대한 교육과정을 개발했다.

국립 운동선수 트레이너 연합(NATA)에서 자격을 획득했으며 1991년에 NATA의 Otho Davis의 대학원생 장학금을 받았다. 『탄력적 저항의 과학적이고 임상적 적용』의 공동 저자이며 그 외에 두 권의 공동 저작물이 있다.

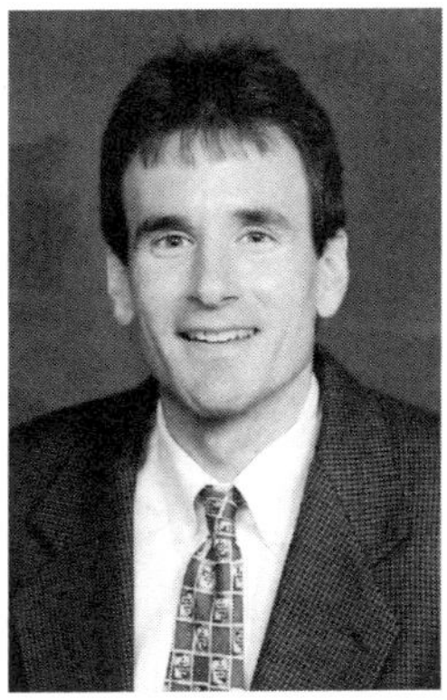

DPT, MS, SCS,OCS, CSCS, Todd S. Ellenbecker는 애리조나 주 스코트달에 있는 물리치료 연합 스코트달 스포츠 클리닉의 진료 원장이며 ATP 월드 투어를 위한 스포츠의학의 감독이다. 자격 있는 물리치료사로서, 18년을 물리치료 분야에서 근무하며 연구했다.

Ellenbecker는 스포츠 의학 전문가이자 정형외과의학 전문가로서 미국물리치료사 협회(APTA)로부터 자격을 획득했다. 1999년에는 APTA의 스포츠 물리치료 임상 교육상을 받았다. 그는 APTA의 견관절 특수 관심 그룹의 회장이었으며 스포츠의학의 미국판 저널과 정형의학 및 스포츠 물리치료 학술지의 원고 검토위원이다.

Ellenbecker는 미국 스포츠의학대학(ACSM)의 임원이며 국립 근력 및 컨디셔닝 연합회(NSCA)에서 자격을 획득한 근력과 컨디셔닝 전문가이다. 2003년에, NSCA로부터 올해의 스포츠의학 교수라는 명칭을 받았다. 그는 또한 전 미국 테니스 협회(USTA)의 국립 스포츠 과학 위원회의 회장직을 맡고 있다.

현재 부인 Gail과 함께 애리조나 주 스코트달에서 살고 있다.

역자에 대하여

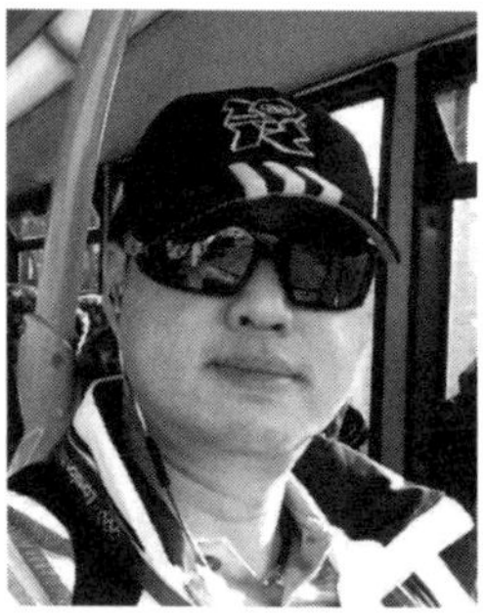

역자 이제훈

한국체육대학 대학원 졸업(석사)

삼육대학교 대학원 졸업(이학박사)

現 대한체육회 태릉선수촌 훈련기획팀

現 Thera-band Academy International Instructor

現 대한물리치료협회 학술이사

現 대한스포츠물리치료학회 이사

現 대한선수트레이너협회 교육위원

1996애틀랜타, 2000시드니, 2004아테네, 2008베이징, 2010벤쿠버 동계올림픽, 2012런던올림픽 대한민국 선수단 본부 임원(의무)

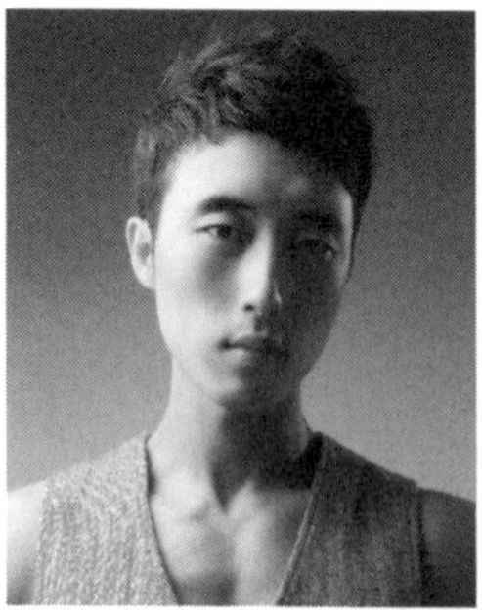

역자 강 준

다듬체 퍼스널트레이닝 스튜디오 CEO

2014 PLAN KOREA 혁신 퍼스널트레이너 선정

CPT, CES, PES, FMS, F.T Master

Thera-Band Academy (Band & Rehabilitation)

Korea Personal Trainer Master 협회장

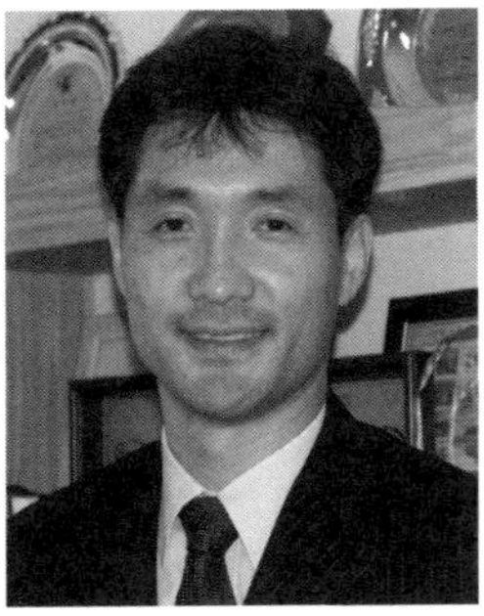

감수 **한상완**

고려대학교 대학원 졸업(이학박사)

現 광주보건대학교 물리치료학과 교수

現 한국세라밴드 아카데미 학술위원장

現 Thera-band Academy International Instructor

現 대한임상전기생리학회지 편집위원장

現 한국코칭능력개발학회지 편집위원

前 중국 필드하키 국가대표팀 의료 자문역

前 하늘스포츠의학클리닉 과장

前 남서울대학교, 신성대학교 겸임교수

前 국민대학교, 고려대학교 대학원 외래교수

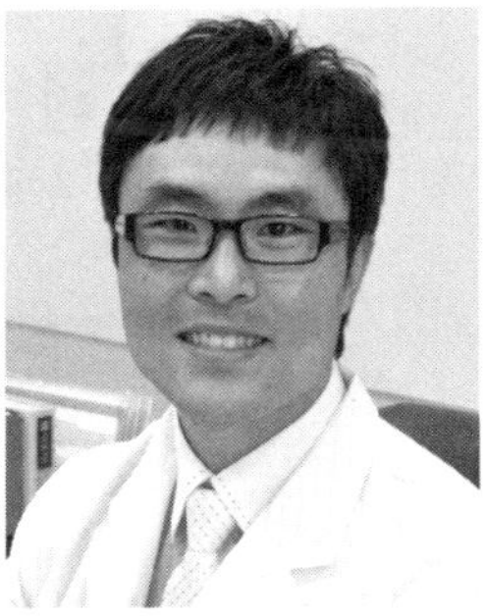

감수 **박일봉**

부산대학교 의학전문대학원 재활의학 박사

부산가톨릭대학교 물리치료학과 학사

동아대학교 대학원 스포츠의학 박사

동아대학교 대학원 운동생리학 석사

동아대학교 스포츠과학대학 외래교수

現 KFTA(Korea Functional Training Academy) 총괄 사무국장

現 미국 국가공인(NCCA 인증) NASM Master Instructor

現 PowerPlate, TRX, Trigger Point, freeFORM Master Instructor

現 근막경선해부학 특강 강사

現 KFLA(Korea Fitness Leader Association) 협회장

現 F.I.T 운동센터 CEO

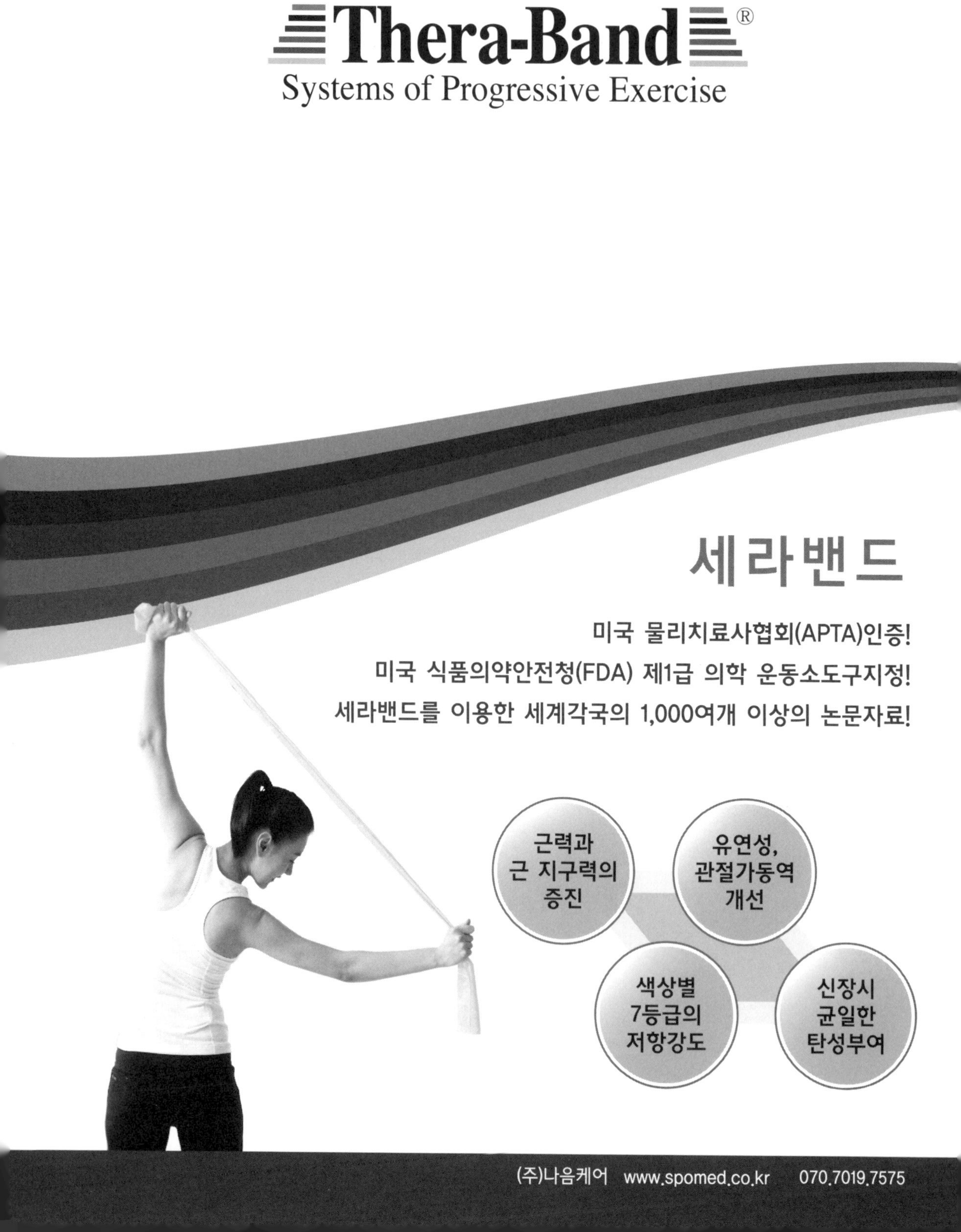
Thera-Band®
Systems of Progressive Exercise
세라밴드
미국 물리치료사협회(APTA)인증!
미국 식품의약안전청(FDA) 제1급 의학 운동소도구지정!
세라밴드를 이용한 세계각국의 1,000여개 이상의 논문자료!
근력과 근 지구력의 증진
유연성, 관절가동역 개선
색상별 7등급의 저항강도
신장시 균일한 탄성부여
(주)나음케어 www.spomed.co.kr 070.7019.7575

Page, Phillip, 1967-
Strength band training / Phil Page, Todd Ellenbecker. -- 2nd ed.
p. cm.
ISBN-13: 978-0-7360-9037-7 (softcover)
ISBN-10: 0-7360-9037-1 (softcover)
1. Isometric exrcise. I. Ellenbecker, Todd S., 1962-II. Title.
RA781.2.P34 2011
613.7' 149--dc22
2010030751
ISBN-10: 0-7360-9037-1 (print)
ISBN-13: 978-0-7360-9037-7 (print)

근력강화를 위한 세라밴드 운동법

2014년 6월 5일 초판 1쇄 발행

지은이 | Phil Page, Todd Ellenbecker
옮긴이 | 이제훈, 강 준
감 수 | 한상완, 박일봉
펴낸이 | 권영두
펴낸곳 | 대성의학사
주소 | 서울특별시 중구 을지로 126-1 (을지로3가, 3층)
전화 | 02) 2279-3444
팩스 | 02) 2285-0108
출판등록 | 2009년 06월 22일(제301-2013-095호)
홈페이지 | www.medibook.co.kr

값 18,000원
ISBN 978-89-97436-16-3 93690